全国中医药行业高等教育“十三五”规划教材

全国高等中医药院校规划教材（第十版）

中医哲学基础

（供中医学、中药学、针灸推拿学、中西医临床医学等专业用）

主　编

张其成（北京中医药大学）

副主编

贾成祥（河南中医药大学）　郑　洪（浙江中医药大学）

臧守虎（山东中医药大学）　谷建军（辽宁中医药大学）

李　俊（山西中医学院）　胡　真（湖北中医药大学）

编　委（按姓氏笔画排序）

王　新（长春中医药大学）　王小丁（南京中医药大学）

王珍喜（云南中医学院）　朱向东（甘肃中医药大学）

杨云松（黑龙江中医药大学）　张孙彪（福建中医药大学）

林家虎（安徽中医药大学）　段晓华（北京中医药大学）

倪祥惠（贵阳中医学院）　彭卫华（上海中医药大学）

谢雪姣（湖南中医药大学）　熊德梁（江西中医药大学）

学术秘书

裘　梧（北京中医药大学）

中国中医药出版社

·北　京·

图书在版编目（CIP）数据

中医哲学基础 / 张其成主编. — 北京：中国中医药出版社，2016.11（2025.8 重印）

全国中医药行业高等教育“十三五”规划教材

ISBN 978-7-5132-3491-7

Ⅰ.①中…　Ⅱ.①张…　Ⅲ.①中医学-医学哲学-中医药院校-教材

Ⅳ.①R2-05

中国版本图书馆 CIP 数据核字（2016）第 150717 号

中国中医药出版社出版

北京经济技术开发区科创十三街 31 号院二区 8 号楼

邮政编码　100176

传真　010-64405721

保定市中画美凯印刷有限公司印刷

各地新华书店经销

开本 850×1168　1/16　印张 14.5　字数 352 千字

2016 年 11 月第 1 版　2025 年 8 月第 9 次印刷

书号　ISBN 978-7-5132-3491-7

定价　41.00 元

网址　www.cptcm.com

服务热线　010-64405510

购书热线　010-89535836

维权打假　010-64405753

微信服务号　zgzyycbs

微商城网址　https://kdt.im/LIdUGr

官方微博　http://e.weibo.com/cptcm

天猫旗舰店网址　https://zgzyycbs.tmall.com

如有印装质量问题请与本社出版部联系（010-64405510）

全国中医药行业高等教育“十三五”规划教材

全国高等中医药院校规划教材（第十版）

专家指导委员会

编审专家组

前 言

为落实《国家中长期教育改革和发展规划纲要（2010-2020年）》《关于医教协同深化临床医学人才培养改革的意见》，适应新形势下我国中医药行业高等教育教学改革和中医药人才培养的需要，国家中医药管理局教材建设工作委员会办公室（以下简称“教材办”）、中国中医药出版社在国家中医药管理局领导下，在全国中医药行业高等教育规划教材专家指导委员会指导下，总结全国中医药行业历版教材特别是新世纪以来全国高等中医药院校规划教材建设的经验，制定了“‘十三五’中医药教材改革工作方案”和“‘十三五’中医药行业本科规划教材建设工作总体方案”，全面组织和规划了全国中医药行业高等教育“十三五”规划教材。鉴于由全国中医药行业主管部门主持编写的全国高等中医药院校规划教材目前已出版九版，为体现其系统性和传承性，本套教材在中国中医药教育史上称为第十版。

本套教材规划过程中，教材办认真听取了教育部中医学、中药学等专业教学指导委员会相关专家的意见，结合中医药教育教学一线教师的反馈意见，加强顶层设计和组织管理，在新世纪以来三版优秀教材的基础上，进一步明确了“正本清源，突出中医药特色，弘扬中医药优势，优化知识结构，做好基础课程和专业核心课程衔接”的建设目标，旨在适应新时期中医药教育事业发展和教学手段变革的需要，彰显现代中医药教育理念，在继承中创新，在发展中提高，打造符合中医药教育教学规律的经典教材。

本套教材建设过程中，教材办还聘请中医学、中药学、针灸推拿学三个专业德高望重的专家组成编审专家组，请他们参与主编确定，列席编写会议和定稿会议，对编写过程中遇到的问题提出指导性意见，参加教材间内容统筹、审读稿件等。

本套教材具有以下特点：

1. 加强顶层设计，强化中医经典地位

针对中医药人才成长的规律，正本清源，突出中医思维方式，体现中医药学科的人文特色和“读经典，做临床”的实践特点，突出中医理论在中医药教育教学和实践工作中的核心地位，与执业中医（药）师资格考试、中医住院医师规范化培训等工作对接，更具有针对性和实践性。

2. 精选编写队伍，汇集权威专家智慧

主编遴选严格按照程序进行，经过院校推荐、国家中医药管理局教材建设专家指导委员会专家评审、编审专家组认可后确定，确保公开、公平、公正。编委优先吸纳教学名师、学科带头人和一线优秀教师，集中了全国范围内各高等中医药院校的权威专家，确保了编写队伍的水平，体现了中医药行业规划教材的整体优势。

3. 突出精品意识，完善学科知识体系

结合教学实践环节的反馈意见，精心组织编写队伍进行编写大纲和样稿的讨论，要求每门教材立足专业需求，在保持内容稳定性、先进性、适用性的基础上，根据其在整个中医知识体系中的地位、学生知识结构和课程开设时间，突出本学科的教学重点，努力处理好继承与创新、理论与实践、基础与临床的关系。

4. 尝试形式创新，注重实践技能培养

为提升对学生实践技能的培养，配合高等中医药院校数字化教学的发展，更好地服务于中医药教学改革，本套教材在传承历版教材基本知识、基本理论、基本技能主体框架的基础上，将数字化作为重点建设目标，在中医药行业教育云平台的总体构架下，借助网络信息技术，为广大师生提供了丰富的教学资源和广阔的互动空间。

本套教材的建设，得到国家中医药管理局领导的指导与大力支持，凝聚了全国中医药行业高等教育工作者的集体智慧，体现了全国中医药行业齐心协力、求真务实的工作作风，代表了全国中医药行业为“十三五”期间中医药事业发展和人才培养所做的共同努力，谨向有关单位和个人致以衷心的感谢！希望本套教材的出版，能够对全国中医药行业高等教育教学的发展和中医药人才的培养产生积极的推动作用。

需要说明的是，尽管所有组织者与编写者竭尽心智，精益求精，本套教材仍有一定的提升空间，敬请各高等中医药院校广大师生提出宝贵意见和建议，以便今后修订和提高。

国家中医药管理局教材建设工作委员会办公室

中国中医药出版社

2016 年 6 月

编写说明

中医哲学是研究中医生命观和方法论的学问，是对中医学本质问题、终极问题、最普遍问题、最基本问题的反思，是中医核心价值和思维方式的集中体现。中医哲学是中医学的思想指导基础，是决定中医学的本质特征、特色优势的根本所在。中医哲学课程对于中医院校中医人才思维方式的培养具有重要作用。中医哲学是深入学习、研究中医学的重要理论基础，本课程的开设可以使中医院校各专业人才深化理解中医学的哲学基础、文化来源，把握中医学的优势特色、本质特征、核心价值与思维方式，拓宽学生对中医文化的认识，掌握中医学的原创思维，提高中医人才专业素养及人才培养质量，促进中医学的传承和创新。

本教材立足于全国中医药行业高等教育“十三五”规划教材的编写宗旨，致力于中医药院校中医人才培养的需要，以辩证唯物主义和历史唯物主义为指导思想，以科学性、先进性、启发性、实用性为编写原则，力求客观地阐述中医学的文化源流、哲学观念、思维方式和历史发展脉络，力求反映当今中医哲学研究的最新成果和最高水平，为解决中医理论、临床、科研的重大问题提供理论武器和哲学指导，为中医学的未来发展探明方向。

本教材编写充分吸收新世纪全国高等中医药院校七年制规划教材和相关教材的优点，在构架和内容上做了适当调整。首先，教材的总体构架将上、下两篇共 11 章调整为 5 章，各章内容均紧密围绕中医哲学这一主题展开阐述，使层次更加分明，主题更加明确，内容更加凝炼。其次，教材增加了部分新的教学内容和研究成果，例如在论述中国传统哲学思想内容、基本概念时，着重强调其与中医哲学之间的关联，以加深学生对中医学与中国传统哲学之间源远流长相互作用关系的认识。除此之外，新增加了“中医哲学源流”的内容，以弥补之前之不足，以利于学生对中医哲学的全面理解。本版教材中医哲学基本范畴、中医哲学生命观和中医哲学思维方法等章节增加了一些新的内容，丰富了中医哲学的内涵。

第一章为导论，简要介绍中国哲学与中医哲学界定、中医哲学的特征、中医哲学研究的主要内容及其意义；第二章中国哲学与中医哲学主要介绍中国传统哲学中易、儒、道、佛各家哲学思想及其对中医哲学的影响；第三章中医哲学源流主要介绍从汉代到明清时期的中医哲学思想，以各个时期具有代表性的医学著作或著名医家的医学哲学思想为主，厘清中医哲学思想的历史发展脉络；第四章中医哲学基本范畴主要介绍中医哲学中道、气、阴阳、五行 4 个基本范畴的内涵及其相互关系；第五章中医哲学生命观从天人观、形神观、诊疗观、养生观 4 个方面逐一探讨中医哲学独特的生命哲学思想；第六章中医哲学思维方法着重探讨中医学中的象数思维及其特征，追溯中医哲学思维特征和源流，并努力对其做出客观、全面的评价。

教材编写中注重吸收新的观点，采用新的方法，尽量避免简单套用西方哲学和科学哲学（医学哲学）的观点和方法，力图从中医学原有的概念范畴出发，从中国哲学角度探讨中医学一般理论问题，探讨中医学与中国哲学的关系，探讨中医学的哲学内涵与思维方法，提出了一些新的观点，突出中医学是一门以道统术、以术载道、道术合一的知识体系。

本教材是在18所中医药院校的共同努力下完成的。主编提出编写大纲、总体思路和基本观点，确定编写分工，并进行统稿、审定。第一章由张其成、胡真、段晓华编写，第二章由李俊、王小丁、王新编写，第三章由谷建军、张孙彪、林家虎、杨云松编写，第四章由贾成祥、倪祥惠、王珍喜编写，第五章由郑洪、熊德梁、谢雪姣编写，第六章由臧守虎、彭卫华、朱向东、段晓华编写。胡真、段晓华、裘梧、周晓菲、邱浩、熊益亮等参与了部分章节的校审工作。

本教材从策划到出版，始终得到中国中医药出版社编辑的大力支持，特别是韩燕编审全程参与、指导编写工作，在此一并致谢。

为了能够编写出高质量的教材，所有编写人员均付出了辛勤努力，若有不当之处，敬请专家、读者不吝赐教。

《中医哲学基础》编委会

2016年6月

目 录

第一章　导　论

第一节　中国哲学

一、哲学的概念

哲学是智慧之学。在古希腊，哲学原词的意思是“爱智慧”：Philein（爱）+ Sophia（智）。哲学是对世界最普遍、最基本问题的研究，包括自然界、社会和人类思维的本质、本源、根本关系及其发展的最一般规律。

哲学是文化的核心和灵魂，是时代的思想精华。“任何一个文化体系都有它的哲学；否则，它便不成其为文化体系。”（牟宗三《中国哲学的特质》）

二、中国哲学的思想体系

中国哲学是中华文化的灵魂，是中华民族几千年的精神创造，是中华民族精神的集中表现。早在夏商以前，中国先民们就有了原始宗教信仰、结合农时的天文观测，并产生了对天地万物由来思考的神话传说，这些标志着中国哲学的萌芽。到了商周之际，随着《周易》古经的问世，箕子“五行”观念推衍，文王敬天法祖，周公崇德与礼乐政教的树立，中国哲学开始形成。到了春秋战国时代，中国哲学出现了一个震古烁今的高峰，在世界文化“轴心期”时代，诸子百家的哲学绚丽多彩。他们从不同的角度探索“天道”与“人道”，百家争鸣，百花齐放，出现了富有原创性的学术思想，相成了形态各异的哲学体系。汉初崇尚黄老之学，到西汉中期提出“罢黜百家，独尊儒术”，儒学完成了经学化的第一次改造。不久，佛教传入中土，成为固有学术思想重组重建的生力军，中国哲学的发展开始出现新的局面。魏晋南北朝时期，社会动荡，玄学蔚然。儒、释、道三家首次交锋，各种学说相斥相融。隋唐时期，佛学昌盛，禅宗广为流传，三教势均力敌，形成鼎立局面。宋明以降，三教合一成为主流。儒家汲取道、佛两家思想，创立新的儒学形态——理学，中国传统哲学思想体系臻于成熟。明清之时，经世致用之学被极力提倡，实学、朴学思潮遍及全国。

从中国哲学的发展过程可以看出，历代哲学家、思想家不断探求、不断发展，引领着各时代的学术潮流，如先秦子学、两汉经学、魏晋玄学、隋唐佛学、宋明理学、清代朴学等。这些各自时代的主导思潮，代表了各时代的总体哲学特色，构成了中国哲学思想的一条清晰主线。中国哲学发展主线清晰，每个时代各家各派思想相互争鸣、相互促进、相互融合，不断创新，丰富完善了中国哲学多彩而完备的思想体系。

NOTE

三、中国哲学的特点

虽然哲学一词是从西方翻译而来的，中国哲学史作为一门独立的学科确立只有近百年的历史，但中国哲学从商周之际形成至今已有三千年的历史。中国哲学是一种不同于西方哲学的特殊形态的哲学，那些贬低或否定中国哲学的论点是站不住脚的，是西方文化中心主义或者是西方文化霸权主义的体现。如同文化是多元的、多形态的一样，哲学乃至科学、医学也都是多元的、多形态的。

应该如何定义中国哲学？中国哲学有何特点呢？梁启超说："中国之哲学，多属于人事上，国家上，而于天地万物原理之学，穷究之者盖少焉。"胡适说：中国哲学"研究人生切要问题"。冯友兰说：中国哲学是"对于人生有系统的反思的思想"。张岱年说："中国哲学的所思所议，三分之二都是关于人生问题的。"牟宗三说：中国哲学是"对人性活动所及以及智慧观念的反省说明。"我们认为，与西方哲学相比较，中国哲学偏向于对人生的终极思考，西方哲学偏向于对宇宙的终极思考。因此，给中国哲学下这样一个定义：中国哲学是让人们获得终极关怀和心灵提升的智慧乐园。中国哲学的主题是"天与人"即"天道与人道"，通过探讨天人之际，构建"天人之学"，目的是为人建构精神家园和价值世界。虽然"天与人"的问题本质上与西方哲学的"思维与存在"问题相通，但并不等同，也不能被包容。中国哲学家既不是把天抽象为一个纯粹的"存在"，也不是把人抽象为一个纯粹的"思维"，而是把"天"看成是"人之天"，把"人"看成是"天之人"，"天人合一"，天人相应，天人一性，天人一体，天人一理，对待天人问题的不同观点构成了中国哲学的各个学派。因此，中国哲学不像西方哲学那样有一条明晰的唯物或唯心的界限，中国哲学家也不能简单地以唯物主义或唯心主义来划分。

与西方哲学相比，中国哲学重视主体性，重视内在道德性，而不太重视客体性；重视智慧，重视觉悟，而不太重视知识；重视修行、体验与内求功夫，而不太重视实证、实测与逻辑分析。中国哲学的人性论、伦理非常丰富，知识论相对薄弱。

中国哲学通过"究天人之际，通古今之变"，力图使人"心平气和"，进而"心安理得"，最终"安身立命"。宋代哲学家张载说："为天地立心，为生民立命，为往圣继绝学，为万世开太平。"现代哲学家冯友兰说："阐旧邦以辅新命，极高明而道中庸。"中国哲学的目的不仅仅是锻炼人的理论思维能力，更重要的是提高人的精神境界和心灵觉悟。作为中国哲学主体的儒、道、佛三家，都是一种"人生的学问""生命的学问"，都是通过生命的自觉修养，最终达到"天人合一""真善美"圆融太和的精神境界。儒家追求成圣，道教追求成仙，佛教追求成佛。儒家偏重于从"道德"入手，重视"伦理"修养，通过"正心诚意""克己复礼""修心养性"的道德修养而达到"内圣外王"的圣人境界；道教则偏重于"生理"的修炼，通过"性命双修""修真炼性"而达到"长生久视"的神仙境界；佛教偏重于从"智慧"入手，重视"心理"的觉悟，通过"戒定慧"的修持而达到"真空妙有"的涅槃境界。中国哲学作为中华民族智慧的结晶，作为中华文化的重要组成部分，促成并凝聚了中华民族"自强不息""厚德载物"的伟大精神，促成并凝聚了中华民族深层心理结构和特有的民族意志、民族情感和价值观念。中国哲学是发展的、开放的、与时俱进的，中国哲学在现代和将来都将会在提高人的理性思维水平、提升人的精神境界、增强和培育民族精神、树立核心价值观方面起到重要的作用。

NOTE

第二节 中医哲学

一、中医哲学的概念与内涵

中医哲学是以中医学为研究对象的哲学学科，是中医学的思想基础和理论指导。从其学科属性上说，中医哲学是哲学与医学的交叉学科，既是中国哲学的分支，是中国哲学的重要组成部分；又是科学哲学的分支，是科学技术哲学（医学哲学）的重要组成部分。

中医哲学是研究中医生命观和方法论的学问，是对中医学本质问题、终极问题及最普遍问题、最基本问题的反思，是中医学核心价值和思维方式的集中体现。如果说中国哲学是中国文化的核心和灵魂，那么中医哲学也是中医文化的核心和灵魂，中医哲学不仅是中医学的思想指导，而且是中医学的本质特征、特色优势的根本所在。

中医哲学运用哲学的观点和方法，研究中医学领域中具有世界观和方法论意义的一般理论问题，即所谓的形而上之“道”。中医哲学不同于中医学内部各门具体学科的具体内容，它所重点研究的是思维规律和哲学范畴在中医学中的特殊体现。它必须从中医学的实际情况出发，而不是从外部将哲学观点强加给中医学。中医哲学要求在综合考量中医学发展的历史和现状、深入探讨生命活动和疾病过程普遍规律的基础上，对中医学的医学观、天人观、生命观、疾病观、诊疗观、方法论等一般理论问题进行探讨。

二、中医哲学研究的范围

中医哲学所研究的问题可以分两个方面，一是中医学的本体论和生命观，二是中医学的方法论和认识论。

1. 中医的本体论和生命观 中医学以研究人体生命为对象，有一套不同于西方医学的生命学说、生命观。中医学将人体生命看成一个有机联系的整体，这个有机整体与天地自然、社会环境又构成一个更大的有机整体，在“天人合一”“整体调和”哲学观念指导下考察人体生理病理过程，并提出相应的治疗养生方法。中医学偏重人体生命整体的功能结构关系，是运用取象比类的方法，建立人体生理的藏象学说、疾病诊断的证象学说。中医将“气”看作是人体生命的本体，这种介于有形和无形之间、物质和功能之间的“气”还有很多现代科学所解释不了的地方。中医的这种生命观和本体论应该是中医哲学研究的重点。

2. 中医学的认识论和方法论 研究这一问题，可以解读中医学的理论体系和临床实践为什么是这种样子，而不是西医那种样子？中医为什么要用整体综合的方法，而不是分析还原的方法？为什么中医要用象数、用阴阳五行来构建藏象学说、经络学说、体质学说、病因病机学说、证候学说，以及药物的四气五味学说、方剂的君臣佐使学说？中医学的这套认识生命的方法究竟有没有意义？按照这种认识方法究竟能不能揭开生命的秘密？这是中医哲学所要研究的重点问题。

生命问题是一个极其复杂的问题。现代医学模式早已从单一的生命科学向生物－心理－社会－伦理的多元模式转变。中医学具有科学和人文相交融的学科特点，非常符合人体生命的复杂状况，符合人体生命综合、整体的医学模式。

NOTE

生命科学与中国哲学的完美结合是中医学的一大优势。中国哲学对中医学理论的构建和发展起到了奠基和引领的重要作用，它已经渗透到中医理论体系之中，成为中医理论体系不可或缺的重要组成部分。建立在中国哲学和生命科学基础上的中医药学在我国各族人民几千年生产生活实践和与疾病做斗争中逐步形成并不断丰富发展，为中华民族繁衍昌盛做出了重要贡献，对世界文明进步产生了不可忽略的积极影响。

三、中西医学的本质区别

中西医学的本质区别是哲学观念的区别、思维方式的区别。从哲学观念上看，中西医学在生命观、疾病观和医学观上各有优势。在生命观上，中医的优势主要体现在生命的精神层面、功能层面、整体层面、动态层面，体现在对生命复杂现象的直觉观测、灵性感悟、整体把握上。与之相比，西医则在生命的物质层面、结构层面、个体层面、静态层面，以及对生命现象的知性观测、数理分析、微观把握上占有优势。在疾病观上，中医学认为疾病产生的主要原因是人体气血脏腑功能的失衡，中医的优势体现在未病养生的预防观念，辨“证”求“本”的诊断方法，发掘正气潜能、自稳自主自调节的治疗原则上。西医的优势在于对病因、病理、病位的物质性指标的精确把握，对疾病病灶的定位、定量的准确消除上。在医学观上，西医主要采用生物医学模式，并向生物－心理－社会医学模式转变，中医则从一开始就是一种综合性的、大生态、大生命的医学模式。虽然中西医学都将人的健康作为自己的目的，但如何才能获得健康却有不同的思维。中医是和合性思维，认为人体功能的动态平衡态、稳态、和合态就是健康，因而治病的根本原则就在于“法于阴阳，和于术数”，亦即采用调节、调和为主的治疗方法，将失衡的状态调节到动态平衡态、阴阳和谐态；西医则主要是对抗性思维，即通过对抗性治疗，杀灭致病因素，从而达到健康状态。我们应该看到，中西医学又各自有所不足。

从思维方式上看，中医思维方式具有重合轻分、重用轻体、重象轻形、重时轻空、重悟轻测、重道轻技的特征，中医思维模型具有符号性、功能性、超形体性、时序性、过程性、模糊性的特性。事实证明，中医思维方式无论是在揭示人体生理、病理现象及其变化发展的规律方面，还是指导中医预防、诊断和治疗的临床实践方面都是有效的、有用的，它使中医学具有整体、动态、灵活、简便等优点。当然，中医思维方式也不可避免地具有历史局限性，也存在一些缺点和不足。

中医哲学力图从哲学层面阐明中医学的思维特征、文化来源、学术内涵、特色优势，阐明中医学理论与临床的根本思路和基本原则；厘清中国哲学与中医学的体用关系，辨明中医学与西医学的思维异同，对于揭示人体生命的本质和生命变化的秘密意义重大。学习中医哲学，可以帮助中医学子乃至中医学者树立并最终形成中医思维，能够自觉利用中医思维解决临床问题，继承发扬并创新中医学的优势，提高临床疗效，为中华民族乃至全人类的健康服务。

第三节 中医哲学与中华文化伟大复兴

“中医药学凝聚着深邃的哲学智慧和中华民族几千年的健康养生理念及其实践经验，是中国古代科学的瑰宝，也是打开中华文明宝库的钥匙。”（习近平 2010 年 6 月 20 日在墨尔本皇家

NOTE

理工大学中医孔子学院授牌仪式上讲话）

中医学是在中华传统文化的大背景下产生的，在当代社会，中医学最集中地体现了中华文化的哲学思想、核心价值和思维方式。在中华民族伟大复兴的征程中，中医学将是成为中华文化伟大复兴的先行者。

一、中医哲学与中医学

中医哲学是建立在中国传统哲学基础之上的，在中医学数千年的历史发展过程中，不断汲取中国哲学各家各派的精华，同时根据自己的生命探索和与疾病斗争的实践需要，开创的一种与儒、释、道三家哲学不完全相同的哲学形态。中医学的生命观、方法论既是对儒、释、道哲学的一种补充，也是对儒、释、道哲学的继承提高。中国古代哲学中的气、阴阳、五行学说经过传统医学的发挥，成为中医学的指导思想，贯穿中医理论的各个方面。不仅如此，中国传统医学在发挥古代哲学中气、阴阳、五行等单个概念范畴时，还自觉吸收阴阳五行学说中所包含的整体思维和辩证思维，将其演变成中医学最基本的思维模式——“气－阴阳－五行”，构建起了自己的生理－病理－诊断－治疗的理论体系。气、阴阳、五行范畴经过了从哲学到医学的演变过程。“气”是中国古代哲学的重要范畴，被中国古代一些哲学家用来说明宇宙的本原、本体。中医学采用“气”的范畴借以说明人体生命的本质、动力。“阴阳”和“五行”由一个实体概念转变为一个哲学范畴后，分别指事物对待统一的属性和五种基本功能属性，“阴阳五行”从《黄帝内经》开始就成为中医学最基本的概念，在中医理论和临床上得到广泛运用。不仅如此，随着中医学的发展，“气－阴阳－五行”还成为中医学最基本的思维模式。这一思维模式具有功能性、超形态性、互换性和普适性的特点，并被中医学用来说明人体生命的生成与活动、人体生命的功能与结构、病机的产生与变化、医药的诊断与治疗。

二、中医思维方式

在中国传统哲学思想的深刻影响下，在长期的医疗实践中，中医学形成了独特的思维方式。中医思维不仅是中国传统哲学思维方式的集中体现，也是对中国传统思维方式的继承与提高。中医思维方式主要表现为整体思维、象数思维、变易思维、中和思维和直觉思维。

1. 中医学的整体思维 整体思维既表现在将人体本身看成一个有机联系的整体，也表现为从人与自然、社会环境的整体联系和相统一中考察人体生理病理过程，并提出相应的治疗养生方法。中医学所要把握的不是机体的器官实体，而是人体作为活的、整体的功能结构关系。

2. 中医学的象数思维 象数思维主要体现在取象运数的思维方法之中，运用取象比类，分析人的生理病理功能结构，建立“藏象”学说；对疾病的认识上，将各种病症表现归结为“证象”，建立辨证论治理论体系。所谓“藏象”“脉象”“证象”等，其本质就是“意象”。

3. 中医学的变易思维 变易思维是将生命、健康和疾病看作普遍联系和永恒运动变化着的过程，不仅重视疾病的传变转化，而且重视治疗的应变而动。

4. 中医学的中和思维 中和思维强调在观察分析和研究处理生命问题时，注重各种矛盾关系的和谐、协调或平衡，如在疾病的认识上，中医学侧重于“阴阳失调”的关系性因素，提出了以关系失调为核心的病因病机理论；在治疗上，中医学注重的是宏观地调和人的阴阳状态，而不是微观地消除病原体，提出了调和致中的治病、养生学说。

5. 中医学的直觉思维 直觉思维又称为“心悟”“心法”。在直觉思维过程中，人们的思维能动性被充分发挥，思维潜力得到充分发掘，从而具有逻辑思维无法代替的功能。

这五种思维方法，只是从不同角度、不同层面对中医思维所做的分类。它们之间并不是孤立的、割裂的，而是有密切关系的。虽各有侧重但彼此渗透融合，共同体现于中医学理论与临床体系之中。

三、中医与中国传统文化

从某种意义上说，以中医哲学为特征的医家是与儒、释、道三家并立的中国传统文化四大支柱之一。中华传统文化是重“生”的文化，重视生生之道、生命之学。《周易》说：“生生之谓易”“天地之大德曰生。”《黄帝内经》说：“人生于地，悬命于天，天地合气，命之曰人。人能应四时者，天地为之父母；人以天地之气生，四时之法成。”“生之本，本于阴阳。”医易同源。《周易》是“生生之道”，中医是“生生之具”。儒、释、道注重生生之道、生生之德。而在中医看来，人身小天地，天地大人身。天地和人身就是一个同构、同序的生命体。中医不仅注重生生之道、生生之德，而且注重生生之具、生生之法。

“阴阳中和”体现了儒、释、道、医共同的价值观，是中华优秀传统文化的核心价值。比较医家与儒、释、道三家的基本精神可以看出，儒家偏重阳刚的精神，主张自强不息、刚健有为、勇往直前、百折不挠、昂扬向上。道家偏重阴柔的精神，主张厚德载物、柔弱虚静、自然无为、居下不争，以柔克刚。佛家讲究“空性”，提出“四大皆空”“五蕴皆空”。中医则讲究阴阳调中。这四家也有相同的地方，都讲究“中和”。儒家讲中庸，道家讲中道，佛家讲中观。“中和”思想则在中医里体现得最为彻底。中医学认为，一个健康的人必须做到人与自然、人与社会、人自身形与神三个层面的和谐。人之所以生病就是因为失“和”，治疗疾病就需调和致中。儒、释、道、医四家圆融和谐，共同构成了中华传统文化“阴阳中和”的基本精神。“阴阳中和”是中华优秀传统文化的核心价值追求，也是“生生之道”的基本保证。

中医哲学充分体现了中华优秀传统文化的核心价值观念、原创思维方式，融合了历代自然科学和人文科学的精华，吸收了儒家、道家乃至佛家文化的智慧。它是古代唯一流传至今并且仍在发挥重要作用的科技文化形态。大力弘扬中医哲学，不仅是振兴中医、提升国家文化软实力的战略选择，而且是助力实现中华民族伟大复兴的一条重要途径。

第二章　中国哲学与中医哲学

中国哲学作为中国传统文化的核心与灵魂，集中体现中华民族特有价值观念、思维方式以及认知结构，深刻影响着中国古代科学文化的发展。中医学作为中国传统文化的重要组成部分，具有鲜明的人文特征，“哲理”与“医理”相互贯通，互相启发，彼此形成良性互动。在中华医道传统中，“哲理”与“医理”的互动主要体现为易、儒、道、释等各种哲学思想对中医学的影响，以及中医学对中国哲学的丰富与发展。本章探讨易、儒、道、释等中国哲学对中医哲学之重要影响，以阐明中华医学“以道御术、以术载道”之学术特征，以及中医哲学“生生之道”之基本精神。

第一节　易学与中医哲学

易学是一门古老的学问，在中华民族发展史上留下了深刻印迹。在商周两代交替之际，《周易》经文问世标志着中国哲学的形成。在中华文化历史长河中，《周易》作为文化源头，其所蕴含的以阴阳变易学说为核心的思想体系及象数思维模式，对包括中医学在内的中华文化产生了巨大影响。

一、《周易》的构成与性质

（一）“易”的含义

“易”最早为古代卜筮书籍的通称。关于“易”的含义，大体有三种解释：简易、变易和不易。唐·孔颖达在《周易正义序》中引东汉·郑玄注云：“易一名而含三义，易简一也，变易二也，不易三也。”（孔颖达《周易注疏》卷一）所谓“简易”，意指易卦所拟象的宇宙万事万物阴阳对待统一、消长变化规律的非神秘性和简明性，掌握《易经》八卦变易之理，即掌握宇宙万物生成变化之道，可谓“简易”也。“变易”则指，“易”之卦、爻变化之道，可推演天地阴阳变化至无穷，盖宇宙万象生生不息之理。“不易”则说明宇宙万事万物运动变化规律本身的恒常性，指《易经》所揭示的太极本体之道，至真至远，永恒不变。其中，“不易”与“变易”体现了一种“常”与“变”的辩证观。“常”即不易、恒久；“变”即变易、变化。“常”与“变”是对立统一的，绝对变易中必然包含着相对不易之常则，正是因为有常则，变化才有规律可循。变易是绝对的，不易是相对的。

（二）《周易》的构成

据《周礼·春官》《山海经》等记载，我国上古有“三易”，即夏代《连山》、商代《归藏》和周代《周易》。《连山》《归藏》早佚，故后人所称《易》多指《周易》。《周易》的成

NOTE

书可谓“人更三世，世历三古”。即上古伏羲氏画八卦，中古周文王演六十四卦并作卦爻辞，构建了《易经》的雏形，下古孔子作《易传》十翼。目前学术界比较一致的看法是，《易经》成书于西周前期，《易传》成书于战国时期。

《周易》原是周代人占卜吉凶的卜筮之书。《周易》在流传过程中，后人不断对它进行注释与阐发并整理成书。为有别于《周易》，遂名为《易传》，而称原来的《周易》为《易经》。因此，现存《周易》则包括《易经》《易传》两部分。

《易经》是一部图文并茂的经典之作，包括卦爻象符号系统和卦爻辞文字系统。卦爻象包括六十四卦和三百八十四爻；卦爻辞包括六十四卦卦名、卦辞及三百八十六条爻名、爻辞。

《易传》又称“十翼”，共七种十篇，包括《彖》（上、下）、《象》（上、下）、《文言》《系辞》（上、下）、《说卦》《序卦》《杂卦》。翼即羽翼，意为帮助人们理解《易经》之书。

值得说明的是，汉代将《易经》《易传》合为一体，称为《周易》，尊为《易经》。故汉代以后，《易经》与《周易》内涵相同，而与《易传》相对应的狭义《易经》有所不同。

（三）《周易》的性质

关于《周易》的性质，《易经》《易传》应当分别而论。《易经》是一部占筮书，以占筮成分为主，但不排除哲学的成分。《易传》是一部哲学书，以哲学成分为主，但不排除有占筮的成分。《易经》部分表面上看是占卜书，从本质上看是通过占卜来探索宇宙变化规律的书。《易传》部分明确指出：易“与天地准，故能弥纶天地之道”，是“天人之学”，是“开物成务，冒天下之道”；“广大悉备，有天道焉，有人道焉，有地道焉”的论“道”之学。可见，《易经》是中国哲学形成的标志，《易传》是中国哲学高度发展的产物。

二、《周易》的主要内容

（一）《易经》

《易经》是周代卜筮之书，是上古先民对宇宙生命的占问。关于《易经》的构成要素，有学者认为《易经》由“象”“数”“理”“占”四要素组成，也有学者认为《易经》的四要素是“象”“数”“辞”“义”或“象”“数”“辞”“占”。但我们主张“数”可以归入“象”“义”可以归入“辞”，卦爻象和卦爻辞是构成《易经》内容的两大要素。

1. 卦爻象——《易经》的符号系统　爻是《易经》符号体系最基本的组成单位。爻分阳爻、阴爻。阳爻象“—”，阴爻象“－－”。关于爻图像的起源，学术界有不同观点，影响较大的有两种观点：①龟卜说。爻的图像直接来源于龟甲、兽骨上的占卜裂纹。②筮数说。认为爻象符号源于筮数，阳爻“—”是从奇数“一”演变过来的，阴爻象“－－”是从数字“六”演变过来的。阳爻象“—”与阴爻象“－－”分别代表了奇数与偶数。无论龟卜说抑或筮数说，都主张爻象是模拟仿效天下万物运动变化而产生的。《周易·系辞上》曰：“爻者言乎变者也。”《周易·系辞下》曰：“爻也者，效天下动者也。”三国·虞翻注：“动，发也，谓三才为六画，则发挥刚柔而生爻也。”唐·孔颖达疏：“每卦六爻，皆仿效天下之物而发动也。”可见，通过爻象“动乎内”而见外之吉凶，是其基本效用。

爻不是独立使用的符号，爻必须组成卦。卦是《易经》符号系统中基本的独立使用单位。易卦分为八卦和六十四卦两种。八卦分别由三根爻组成，由阳爻、阴爻自下而上叠合三次而成八卦符号（图2－1）。八卦分别是乾、坤、坎、离、震、巽、艮、兑，分别代表天、地、水、

NOTE

火、雷、风、山、泽。六十四卦由六根爻组成，由阴爻、阳爻自下而上叠合六次而成。《周易·说卦》说："易六画而成卦""易六位而成章。"就爻的总数而言，六十四卦各有六爻，则成三百八十四动爻，再加上乾、坤两卦各有一用爻，故总为三百八十六爻。六十四卦构成了《易经》的符号系统（图2-2）。

☰（乾）　☵（坎）　☳（震）　☴（巽）

☷（坤）　☲（离）　☶（艮）　☱（兑）

图2-1　八卦

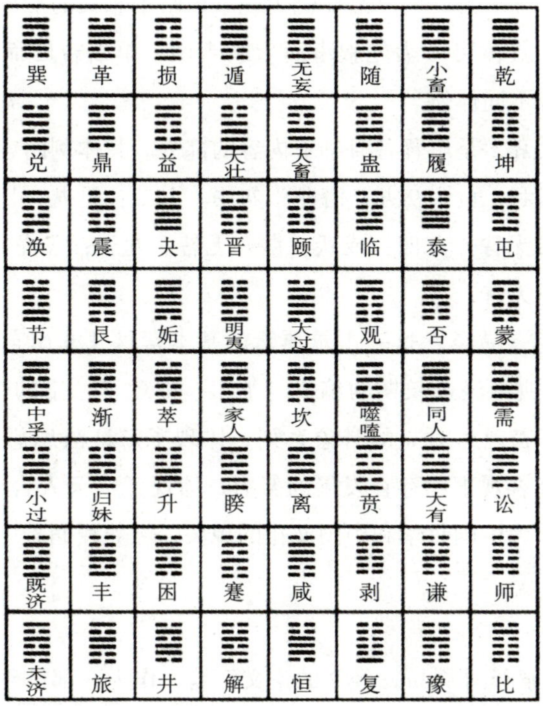

图2-2　通行本《周易》六十四卦序图

《周易》象与数是统一的。象中含数，数中蕴象，象、数密不可分。《易经》六十四卦每一爻阴爻称六，阳爻称九，爻象中蕴含着数；八卦布列八方，乾一兑二离三震四巽五坎六艮七坤八，八卦中蕴含着数；数是卦爻之象的另外表达，可以当作一种特殊的象。《易传》中的天数为奇为阳、地数为偶为阴，将数与阴阳之象联系起来；而《易经》中之爻数，同时也指爻象，如"九四"就是指第四爻是"阳爻""六三"就是指第三爻是"阴爻"。

卦爻象系统是中华文化的"文化基因"，它体现了中华民族先民的原始观念，也体现着中华民族的传统思维方式和心理内涵。

2. 卦爻辞——《易经》的文字系统　《易经》文字系统由卦爻名和卦爻辞两部分组成。卦爻名、卦爻辞是西周初叶所作，明显晚于卦爻符号，是占筮者对卦爻符号所做的解读。

（1）卦爻名　卦爻名是对卦爻符号所做的最精要的概括，体现特定的义理和思维方式，置于卦爻辞的前面。卦名是对一个卦符号意义的简要解释，卦名一般为一个字，少数为两个字。爻名由两个数字组成，一个是表示位置的数，一个是表示性质的数。六爻位置从下向上数，依次为初、二、三、四、五、上。六爻的性质只有两种：①阳性，记为"九"。②阴性，记为"六"。如乾卦六爻的名称分别为初九、九二、九三、九四、九五、上九；坤卦六爻的名

NOTE

称分别为初六、六二、六三、六四、六五、上六。

（2）卦爻辞 卦爻辞主要由卦辞和爻辞组成。《周易》六十四卦，每卦各有一条卦辞，故有六十四条卦辞；每卦六爻，共有三百八十四爻，加上乾、坤两卦各有一用爻，总为三百八十六爻，故有三百八十六条爻辞。卦辞即说明《周易》卦义的文辞，一般认为是卜筮者的记录，与甲骨文辞同类。卦辞前有卦名，卦名即卦的名称。《易经》共有六十四条卦辞，内容主要包括自然现象变化、历史人物事件、人事行为得失、吉凶断语等。其种类大体可分为象占之辞、叙事之辞和占兆之辞三类，具体涉及狩猎、旅行、经商、婚姻、争讼、战争、饮食、享祀、孕育、疾病、农牧等生活方面。卦辞的一般体例为先举出暗示意义的形象，或举出用于譬喻的事例，然后写出吉凶断语。具体可分为先叙事而后断吉凶，单断吉凶而不叙事，或叙事、断吉凶、再叙事、再断吉凶等不同体例。

爻辞即说明爻义的文辞，是解释各卦细节内容的部分。其体例内容、取材范围与卦辞相类似。例如，乾：元，亨，利，贞。初九：潜龙，勿用。九二：见龙在田，利见大人。九三：君子终日乾乾，夕惕若，厉无咎。九四：或跃在渊，无咎。九五：飞龙在天，利见大人。上九：亢龙有悔。用九：见群龙无首，吉。

卦爻象和卦爻辞作为《易经》这一占筮典籍的基本素材并非出自一人之手，而是古人长期积累的结果。《易经》典籍经过长期的编纂与加工，体现了一定的哲学意义。就卦序而言，六十四卦“两两相偶”，表现为对立的卦象系列，体现了辩证法思想；就卦爻辞文字系统而言，先民以占筮形式解释客观事物存在发展的努力，体现了“天人合一”的世界观。《易经》中的这些理性思维因素成为中国哲学和中国文化的源头，滋养浸润着中华民族精神，促使其不断繁荣与发展。

（二）《易传》

《易传》是战国以来解释《周易》经文的论文汇编。作为一部解经之作，它不能改变卦爻符号、卦爻辞的原貌，只能从象数、义理两方面来阐发其意蕴。《易传》在解《经》之时，吸收了当时自然科学的知识，又杂糅了道家、儒家、阴阳家等学派的思想观点，既包含了朴素的辩证法思想，又寄寓了人伦道德的社会理想。因此，《易传》最大的贡献在于强化《易经》的哲学思维，使《易经》从占筮之书转变为哲学之书。

《易传》又称“十翼”。“翼”就是羽翼，意为辅助，说明《易传》十篇是对《易经》的辅佐、解释。

1.《彖传》 《彖传》又称《彖辞传》，分为上、下两篇。彖本指卦辞，《彖传》解释《易经》，从卦名、卦辞进而阐释一卦卦义，但不涉及爻义。

2.《象传》 《象传》又称《象辞传》，分为上、下两篇。象本指卦之上、下两象及两象之六爻，《象传》则是阐释各卦卦象和各爻爻象的。其中，解释卦象的为《大象传》，解释爻象的为《小象传》。《大象传》共有六十四条，分别解释六十四卦的卦名、卦义。每条分两句，前一句分析卦象解释卦名，后一句讲给人的启示。《小象传》三百八十六条，分别解释《易经》三百八十六条爻辞。

3.《文言传》 《文言传》又称《文言》。“文言”即“文饰乾、坤两卦之言”。因为乾、坤两卦为《易》之门户，在《易经》六十四卦中意义重大、地位突出，所以特意加以文饰解说，以作为训释其他六十二卦的榜样。在对乾、坤二卦的卦爻辞进行逐字逐句或重点解释的基

NOTE

础上，注重发挥卦爻辞的精微大义。

4.《系辞传》《系辞传》又称《系辞》，分为上、下两篇。《系辞传》通论《易经》和筮法大义，重点诠释一些重要观念和爻辞，阐发《易经》的基本原理，由此将《易经》由一部占筮之作解读为哲学著作，集中体现了《易传》的哲学思想。

5.《说卦传》《说卦传》又称《说卦》。主要解说八卦的性质、功能、方位、取象特征及所取八种基本物象，同时对占筮的原则和体例、《易经》的义理等方面也作了新的阐发。

6.《序卦传》《序卦传》亦称《序卦》，解说《易经》六十四卦的排列次序。它以前后两卦为一组，用简约的语言，概括各卦名义及其先后次序的关系。

7.《杂卦传》《杂卦传》又称《杂卦》，说明六十四卦之间的错综复杂的关系。

三、《周易》哲学思想

（一）阴阳之道

阴阳观是《周易》的基本思想。《彖辞传》最早引入阴阳解释卦象，即乾卦象阳，坤卦象阴。《系辞传》云："乾坤其易之门邪？乾，阳物也；坤，阴物也。阴阳合德而刚柔有体，以体天地之撰，以通神明之德。"以乾卦象阳，坤卦象阴，作为《周易》之门户。阴阳爻以不同方式组合形成六十四卦，好似天地结合产生万物。《周易·系辞传》又云："乾道成男，坤道成女。乾知太始，坤作成物，乾以易知，坤以简能。易则易知，简则易从。易知则有亲，易从则有功。"所谓乾始生万物，坤畜养万物。乾之德行为易，坤之德行为简，乾坤易被人理解和顺从，受人亲近。又说乾坤"广大配天地，变通配四时，阴阳之义配日月，易简之善为至德"。将乾坤归纳为具有阴阳之义和易简之德，也是周易最高的、最普遍的原则。

《系辞传》指出："一阴一阳之谓道。"阴阳之道不仅是《周易》的最高原则，也是世界万物存在及其变化的基本规律。

1. 从阴阳二爻到乾坤二卦，都是一阴一阳；六经卦可分为三组对立的阴阳卦，六十四卦又可分为三十二对卦，亦为一阴一阳。可见，离开阴阳二爻，便没有八卦与六十四卦，也就没有《周易》。

2. "一阴一阳"、阴阳对立也是宇宙万物存在与变化的基本规律。《易经》就是整个宇宙的缩影，内蕴着整个宇宙的妙理。因为阴阳卦象是上古圣人仰观天文、俯察地理、近取诸身、远取诸物，对整个自然、社会，以及人身进行观察归纳而发明的。阴阳分别代表宇宙间两种相反相成的事物、性质、状态、功能、作用和力量，而宇宙间任何事物都包含有阴阳两个方面。同时，相互对立的阴阳现象之间又是相互制约、相互联系和相互转化的，犹如日来月往，寒来暑往等。

3. 阴阳对立统一的观念也同时具有方法论意义，人们观察认识事物，必须坚持一分为二、对立统一的方法。

（二）变易之道

《易经》通过蓍数的变化得出卦象，又以卦爻象的变化判断吉凶。筮法本身就具有变化的观念，故"易"即有变化之意。《系辞传》曰："易之为书也不可远，为道也屡迁，变动不居，周流六虚，上下无常，刚柔相易，不可为典要，惟变是从。""易穷则变，变则通，通则久"的命题则体现了《周易》强调变易的重要思想。

在《易传》中，“变易观念”被提升到哲学高度，从蓍数与卦象的变化，引申到天地万物变化的基本规律。在《易传》看来，天地万物同卦爻象一样，处在不断地变化之中，刚柔相摩，八卦相荡，鼓之以雷霆，润之以风雨，日月运行，一寒一暑。变化无有穷尽，无有止境。其变化形式，如同卦爻象的变化一样，阴阳相互推移，一来一往，一屈一伸，相互转化，日月相推而明生焉，寒暑相推而岁成焉，屈伸相感而利生焉。其变化不是对旧事物的重复，而是不断地推陈出新，即所谓“日新”。

天地万物变化的原因基于阴阳相推，刚柔相济。在《易经》之中，卦象的变化基于阴阳两爻的相互推移。所谓推移既包括相互排斥，又包括相互吸引。《易传》则概括为“刚柔相推而生变化”，并作为解释一切事物变化的源泉。所谓“天地交而万物通”（《彖辞》解释“泰”卦），“天地感而万物化生”（《彖辞》解释“咸”卦）。《系辞传》进一步将此意概括为“天地氤氲，万物化醇。男女构精，万物化生”。可见，《周易》以对立面的相互沟通作为变化的缘由，更突出对立面的相交相济，注重对立面的相互渗透、相反相成。它将事物变化的动因称为“神”，将变化的过程称为“化”，提出“穷神知化”的认识论，强调事物发展的内在动力。同时《易传》认为，《易经》中卦爻象的变化并非杂乱无章，而是有序可循的。《系辞传》云：“言天下之至动，而不可乱也”“拟之而后言，议之而后动，拟议以成其变化。”《彖辞传》云：“天地之道，恒，久而不已也。”即要依据运动变化的法则而行动。卦爻象和事物的变化虽有一定规律可循，但事物的变化也有其不可预测的一面，《易传》称其为“阴阳不测之为神”。“神”谓变化多端，神妙莫测。王夫之提出“神妙万物，不主故常”，又说“乘时因变，初无定体”。认为万物变化神妙莫测，不固守一种格式，变化格式因事因地而不同。可见，《周易》对于事物的变化，一方面承认其规律性，另一方面又承认其不可预测性，充满了辩证思维的智慧。

（三）天人之道

《系辞传》云：“《易》之为书也，广大悉备。有天道焉，有人道焉，有地道焉。兼三才而两之，故六。六者非它也，三才之道也。”《周易》称天、地、人或天道、地道、人道为“三才”，所以八卦中每卦有三爻作为其象征。由八卦衍生出六十四卦，每卦六爻，所表现的仍然不外乎“三才之道”。《说卦传》云：“是以立天之道，曰阴与阳。立地之道，曰柔与刚。立人之道，曰仁与义。”《周易》中的“三才之道”就是把宇宙万物归纳成不同层次而又相互制约的三大系统，三大系统构成了一个统一整体。

《易传》把天、地、人视为一个统一整体，体现了“天人合一”的哲学观念。天、地、人虽各有其自身规律，但人作为万物之灵，是天地交感的产物，因此，人事应该效法天地之道，而不可违背它。《系辞传》云：“天地变化，圣人效之。”《易传》认为，人类效法天地可以表现为诸多方面，最主要的表现为人的品格修为。如《象传・乾卦》云：“天行健，君子以自强不息。”《象传・坤卦》云：“地势坤，君子以厚德载物。”《象传・小畜卦》云：“风行天上，小畜。君子以懿文德。”君子效法“风行天上”的自然现象，以道德教化行于朝野，蓄积美德。

《易传》认为，人道虽然效法天道，但人并非无所作为。人应当发挥自身努力，与天地相协调，协助自然界化育万物，并从自然界汲取营养，以提高自身智力与品德修为。此即《易传》所说：“天地设位，圣人成能。”《文言传》云：“夫大人者，与天地合其德，与日月合其

NOTE

明，与四时合其序，与鬼神合其吉凶。先天而天弗违，后天而奉天时。天且弗违，而况于人乎？况于鬼神乎？”《系辞传》云：“圣人所以崇德而广业也。知崇礼卑。崇效天，卑法地。天地设位而《易》行乎其中矣。成性存存，道义之门。”意思是说，人们应该掌握天地之德，四时之序，依此行事便可无忧。

四、易学对中医学的影响

（一）“生生之谓易”与中华医学之“生生之道”

中医学在其形成与发展过程中深受中国传统文化的影响，无论是理论体系还是具体方法，都大量熔铸了中国传统文化的思想烙印。因此，中医学除了具有自然科学的学术特征外，还具有鲜明的中国文化特征，体现了科学性与人文性的双重内涵。《周易》作为中国哲学源头，其所包含的“生生之谓易”的基本精神，直接影响并决定了中华医学之“生生之道”精神的形成与确立。

1.“生生之谓易”乃《周易》之基本精神　《系辞传》曰：“生生之谓易。”所谓“生生”是指生而又生、连续不断、没有片刻停息的生成演化过程。“生生不息”不仅是宇宙自然的基本存在方式，而且是一切变化的根本。自然界的不断生成、不断创造、不断变化，其意义就在于使生命生生不息。关于“生生之谓易”，历代学者多有阐发。宋·俞琰云：“阴生阳，阳生阴，阴阳相生其变无穷。故曰生生之谓易。”（俞琰《周易集说》卷二十九“系辞上传二”）宋·董楷云：“生生之谓易，是天之所以为道也。天只是以生为道，继此生理者，即是善也。”“生生之谓易，生生之用则神也。”“生生之谓易，理自然如此。”（董楷《周易传义附录》卷十上“系辞上”）可见，“生生之谓易”包含生生之道、生生之德、生生之理、生生之变、生生之具，以及生生之用等内涵。

2.“生生之道”乃中华医道之本质　中医学秉承《周易》“生生之谓易”的基本精神，发扬“天地之大德曰生”的“生生之德”，确立了循生生之理、用生生之具、助生生之气、最终达生生之境的“生生之道”。

（1）生生之气　中医学认为，人秉生生之气而生，且以生生之气为本。《素问·保命全形论》说：“人以天地之气生，四时之法成。”“夫人生于地，悬命于天，天地合气，命之曰人。”这个气就是生生之气，人之生生之气不已，则生命不已。当人秉受天地生生之气生成之后，天地的生生之气便衍化为人体内的生生之气，由此决定了人一生的生、长、壮、老、已，并通过父母之精得以代代相传。《素问·上古天真论》说：“女子七岁肾气盛，三七肾气平均……男子八岁肾气实，二八肾气盛，三八肾气平均，五八肾气衰……”这里所讲肾气，实际上即是指生生之气。因肾为先天之本，肾中精气是生生之气的基本存在形式。可见，生生之气乃人之生命之本。生生之气的运动形式是气化，人的生长、发育都是在气化的基础上产生的，人的生命自气化始，而终于气息。

（2）生生之德　《周易·系辞上》云：“天地之大德曰生。”元·王海藏说：“盖医之为道，所以续斯人之命，而与天地生生之德不可一朝一泯也。”（《此事难知》）明·张介宾说：“夫生者，天地之大德也；医者，赞天地之生者也。”（《类经图翼·序》）《素问·保命全形论》云：“天覆地载，万物悉备，莫贵于人。”可见，人不仅是“生生之德”之产物，更是“生生之德”的实践者和实现者。

NOTE

(3) 生生之理 人秉天地生生之气而生，人的生生之气与自然界之生生之气彼此息息相通，故人的生命活动必然要遵循自然规律。《灵枢·顺气一日分为四时》曰：“春生夏长，秋收冬藏，是气之常也，人亦应之。”即人的脏腑气血会随着四季的更替而有相应的变化。《素问·金匮真言论》云“东风生于春，病在肝”；“南风生于夏，病在心”等，是说不同季节会引发人体相应脏腑的疾病。因此，人的饮食起居动静必须顺应而不能违背自然之理。

(4) 生生之具与生生之用 《汉书·艺文志》云：“方技者，皆生生之具也。”就是说，中医属于“方技”范畴，是诊断疾病的方法和防治疾病的技术。作为“生生之具”，中医学的主要功能在于维护人的健康，使之生生不息。医生的职责在于利用自然的生生之气以助人的生生之气，通过人的生生之气以调节机体，实现“阴平阳秘”，最终恢复健康状态。因此，中医治疗的特点不是直接消灭或祛除疾病，而在于通过以“调”求“和”，从而使人体自身达到“阴平阳秘”的平衡状态，这充分体现了中医学“生生之道”之医道本质。

(二)《周易》“天人合一”观与中医整体观

《系辞传》提出天、地、人三才之道，主张“天人合一”的整体观。这一整体观把天道、地道、人道看作是一个不可分割的统一整体，对中医学体系的建构具有哲学的方法论意义。在“天人合一”理念的指导下，中医学非常重视人本身的统一性，以及人与环境的统一性。整体性是中医学理论体系的基本特点之一。

人体是一个有机整体。人体由若干脏器和组织器官组成。各个脏器、组织或器官都有各自不同的功能，这些不同的功能都是整体活动的重要组成部分，决定了机体的整体统一性。人体正常的生理活动，一方面要靠各脏腑组织发挥自己的功能，另一方面又要靠脏腑间相辅相成的协同作用和相反相成的制约作用才能维持生理平衡。人体脏腑之间的关系极其复杂，中医学借助阴阳五行学说宏观地予以说明。中医学不仅从整体上探索生命活动的正常规律，而且在认识和分析疾病时，首先着眼于整体，始终把人看成一个有机的整体，始终从整体认识局部的病变，把局部病理变化与整体病理反应统一起来。局部病变是整体机能失调的局部反映，既要重视局部病变和与之相关的脏腑经络，又不忽视病变的脏腑、经络对其他脏腑产生的相互影响。正因为人体是一个有机整体，因此，治疗局部病变也必须从整体出发，进行综合调理，才能取得较好的疗效。

人与自然界的统一。人类生活在自然之中，自然界是人类赖以生存的必要条件。同时，自然界的变化又直接或间接地影响着人体。诸如季节气候、昼夜晨昏、地区方域等都会对人体产生影响。故《灵枢·邪客》曰：“人与天地相应也。”由于人与自然界存在着既对立又统一的关系，因此，因时、因地、因人制宜也成为中医治疗学的重要原则。

人与社会环境统一。人不仅是一个生物个体，而且是一个社会个体，是自然属性和社会属性的统一。人体的生命活动不仅受到自然环境变化的影响，而且受到社会环境变化的制约。政治、经济、文化、宗教、法律、婚姻、人际关系等社会因素，必然通过与人的信息交换影响着人体的生理、心理及病理变化，而人在认识与改造世界的过程中，维持着人体生命活动的稳定、有序、平衡与协调，此即人与社会环境的统一性。

(三)《周易》阴阳理论与中医阴阳平衡观

阴阳学说是《周易》理论的核心。《周易》将万物概括为阴爻和阳爻两个符号，用它们的交感离合来模拟、说明事物运动变化，从而形成一系列完整的阴阳观，包括阴阳对立、阴阳互根、阴阳消长、阴阳转化和阴阳交感等等。《黄帝内经》直接将阴阳范畴引入中医理论体系，并赋予它特殊的医学意义，使阴阳学说获得极大发展。

《黄帝内经》在对阴阳学说进行精辟阐述的同时，还运用阴阳学说说明人体的组织结构、生理功能和病理变化，以指导医家的理论思维和治疗实践。《素问·阴阳应象大论》明确提出，阴阳是事物运动变化的动力，阴阳体现了事物发展变化规律。明代大医家张景岳说："天人一理也，一此阴阳也；医易同源者，同此变化也。""医学之要，阴阳而已。"（《景岳全书》）《素问·阴阳应象大论》云："阴阳者，万物之能始也。"《素问·保命全形论》曰："人以天地之气生，四时之法成，天地合气，名之曰人。"《素问·生气通天论》曰："故阳气者，一日而主外，平旦人气生，日中而阳气隆，日西而阳气已虚，气门乃闭。"

中医阴阳学说讲求阴阳之间的平和、协调，认为人的生命健康在于阴阳平衡。《素问·调经论》云："阴阳匀平，以充其形，久候若一，命曰平人。"中医学所谓"阴阳匀平"之人乃"平人"，也就是中正平和之人，也就是健康之人。强调人只有维持机体自身内部，以及机体与外环境的阴阳平衡，才能维持生命活动的正常进行。一旦机体的阴阳平衡状态被打破，脏腑气血的运行就会出现异常，引起病变发生，乃至死亡。中医治疗学的核心也是调和阴阳。《素问·至真要大论》提出，治疗疾病的最高境界就是"谨察阴阳所在而调之，以平为期"。《灵枢·根结》云："调阴与阳，精气乃光。"医生张仲景在《伤寒论》中指出："凡病若发汗，若吐，若下，若亡血，亡津液，阴阳自和者必自愈。"因此，调和人体阴阳的不和谐，纠正阴阳偏盛偏衰的状态，使脏腑气血恢复平衡，是中医临床实践的最终目标。

（四）《周易》象数观与中医藏象学说

《周易》是以卦爻象为框架主体构建而成的，以爻象、卦象作为事物的象征。从某种意义上说《周易》就是研究"象数"的一部著作，一部《易经》就是一部大"象"。《系辞传》云："易者，象也；象也者，像也。"张其成在《象数易学》中认为，《周易》中"象"的含义主要有三种。①卦象、爻象：即八卦、六十四卦、阴爻阳爻等对天地万物之象的模拟和象征。②物象：卦所象征的万事万物之象（事象、物象）。③取象、象征。"象"的三层含义之间是有机结合的，"卦象"是核心，"取象"是方法，"事象""物象"是"卦象"所象征的对象。

《周易》内蕴的象数观是运用带有直观、形象、感性的图像、符号、数字等象数工具，揭示认知世界的本质和规律，通过类比象征等手段把握认知世界的联系，从而构建宇宙统一模式的世界观。这种世界观是认识论与方法论的统一。《周易》象数观认为，宇宙间万事万物虽然错综复杂，变化万千，但其规律则是类似的、合一的。《易经》中象数符号系统概括了宇宙万物之象，乃万象之象。通过取象比类的象数思维方法，可以模拟、推衍出宇宙万物的存在形式、结构形态及运动变化规律。可见，象数符号系统是一种归类万物的认识模型，通过象数思维模型，便可执简驭繁，掌握宇宙万物本质及发展变化的规律。

《周易》象数观对中国古代自然科学、生命科学，尤其是中医学产生了深刻影响。《黄帝内经》法《周易》之象，创造了独特的中医藏象学说，为中医学基础理论的形成奠定了基础。所谓"藏"即藏于内的内脏；"象"即表现于外的生理、病理现象。正如《类经》所言："象，形象也。藏居于内，形见于外，故曰藏象。"中医藏象学说就是通过对人体生理、病理现象的观察，研究人体各个脏腑生理功能、病理变化及其相互关系的学说。中医藏象学说是以五脏生

NOTE

理功能为重点，强调脏腑与五体九窍等的内在联系，强调脏腑与时辰、节令、物候等自然环境的统一性，是一个涉及五脏、六腑、奇恒之腑、经络、形体、诸窍、精气神等要素在内的广博体系。

中医藏象学说的建立虽有一定的解剖学基础，但主要是基于“有诸内，必形诸外”的取象比类的观察研究方法。中医学对“象”的重视，与《易传》象论的影响分不开。在《黄帝内经》中，古代医家通过长期观察研究，提出了“藏气生象”“藏与象应”的理论，并提出了“以象测藏”的司外揣内的探究人体内在气机变化的方法。“藏”在内，而“象”表现于外。“象”是“藏”之精气运动变化的外在表现。同时，《黄帝内经》中通篇体现了“人与天地相应”的思想，即“藏象相应”。《素问·阴阳应象大论》云：“天有四时五行以生寒湿燥湿风。人有五脏化五气，以生喜怒悲忧恐。”《灵枢·经水》云：“天圆地方，人头圆足方以应之。天有日月，人有两目。地有九州，人有九窍。天有风雨，人有喜怒。天有雷电，人有音声……此人与天地相应者也。”所谓“以象测藏”就是通过自然界与人体内在相应之象，以及活的人体外在的、生动丰富的“象”为依据，来类推研究人体内在脏腑、经脉、气血的生理功能与病理改变与病机传变。《素问·经脉别论》云：“气口成寸，以决死生。”即通过对脉象特征的精审，可以推测全身脏腑的功能状态乃至断绝生死，通过面、毛、发、爪、唇的颜色、光泽、长势等征象判断相应脏腑的健康与否。可见，中医藏象学的本质就是以五脏为核心的象数观。

总之，《周易》之象数思维对中医藏象学说的形成与发展影响深刻。自《黄帝内经》形成的中医学的核心学说——中医藏象学说源于《周易》象数思维，为中医学理论奠定了坚实基础。另一方面，中医藏象学说是《周易》象数观的应用和发展。

第二节　儒学与中医哲学

孔子创立的儒学以六经为引导，主张崇仁厉义，尊古尚贤，提倡“中庸”“忠恕”，仁治、德治，重视伦理道德教化。春秋末年，社会变革，“文化下移”“礼失而求诸野”。孔子改造周礼创立儒学。先秦儒学主要代表人物有孔子、孟子、荀子等。到了汉代，董仲舒提出“罢黜百家，独尊儒术”，被汉武帝采纳。从此，儒学成为封建社会的正统思想，又经宋明理学的发展，儒学成为中华民族精神文化的主体，对中国和世界都产生了深远的影响。如今，孔子及其儒学越来越受到世界各国的广泛重视。

一、孔子哲学

孔子是中国文化的象征，没有孔子的文化，不能称其为中国文化。孔子（前551—前479年），鲁国陬邑（今山东曲阜）人。《墨子·公孟》云：孔子“博于诗书，察于礼乐，详于万物。”孔子被鲁国尊为“达人”“国老”。司马迁率先用“至圣”来评价孔子。自汉代以后，历代统治者都极为尊重孔子。明代，孔子被赐谥号为“至圣先师”，清朝康熙帝给孔庙题匾额为“万世师表”。孔子的言论被其弟子及再传弟子记录整理，编辑成《论语》一书，另有一些散见于《礼记》等著作中，成为后世研究孔子思想的主要资料。

NOTE

孔子生逢周礼崩坏、诸侯割据、后宫乱政、民不聊生的乱世，君臣父子秩序受到挑战，上天主宰一切受到质疑。为了治理社会秩序，孔子以周公“敬德保民”思想为依托，创立了我国历史上第一个以“仁学”为核心的完整的伦理哲学体系。

（一）“仁学”思想

“仁”是孔子思想中的最高范畴和原则。孔子贵仁，其次为礼。孟子评说孔子把“道”概括为“仁”，这是“仁”的最高境界。只有“仁”可与“道”相提并论。

1. 仁者“爱人”　孔子从人与人、人与社会等多个层面探索人伦关系，建立了一系列人伦道德规范。孔子认为，人伦的核心是仁爱，孔子的“爱人”是博爱。《论语·雍也》中子贡问：“如有博施于民而能济众，何如？”子曰：“何事于仁，必也圣乎！尧、舜其犹病诸。”孔子所爱的对象是众人，能做到博施济众，不仅是仁人，而且是“圣人”了，这在当时是难能可贵的，是历史的进步。但是孔子所“爱”的众人有亲疏远近之别，这一点不同于墨子的兼爱。孔子仁爱的具体规范是孝、悌、忠、信等人伦常道。其中孝为本，孝是对父母的敬爱，在封建社会里，忠君和孝敬父母是一致的，在家孝敬父母，在朝忠于君主。其他伦常是从孝引申扩展的。悌是孝的最直接的伦常，指敬爱兄长。忠主要是指忠于君主。信是指朋友之间要守信无欺。《论语·学而》曰：“与朋友交，言而有信。”《论语·为政》云：“人而无信，不知其可也。”守信诚实是处理君臣、上下、朋友之间关系的基本守则。子张问仁，孔子曰：“能行五者于天下为仁矣。请问之。曰：恭、宽、信、敏、惠。恭则不侮，宽则得众，信则人任焉，敏则有功，惠则足以使人。”孔子倡导的最理想的仁爱状态是君使臣以礼，臣事君以忠，父慈子孝，兄友弟恭，夫妻恩爱，朋友守信。

2.“克己复礼为仁”　孔子在创立“仁”学时主张恢复周礼。当然，孔子复礼不是简单地重复，而是对周礼有所“损益”，赋予周礼以“仁”的时代内容。孔子认为，“仁”是周礼的精髓，不仁者无以理解“礼”，强调了仁与周礼的密切关系，《论语·八佾》云：“人而不仁如礼何？人而不仁如乐何？”不断克己复礼就是为了实现仁的境界。“克己”，约束自己，是为了把颠倒的周礼扶正，“复礼”也有拨乱反正之意。“礼”是克己的准则，以礼克己，而不是以自己作为衡量是非的尺度，只有按照礼的标准去做才是行仁。所以，当原宪问不做好胜、自夸、怨恨、贪欲的事，可以说是仁人了吗？孔子说：可说是难能可贵的，但是未必符合礼，不是以礼克己，当然就不能成为仁。“礼”是方向，克己不复礼，就迷失了仁的方向。《论语·颜渊》曰：“一日克己复礼，天下归仁焉。”足见，“克己复礼为仁”与仁者“爱人”的本质是一致的，都是为了爱民、保民。

从律己修身到忠恕待人，是孔子行仁的两种方法。①克己修身，以礼为准绳自律。《论语·颜渊》曰：“非礼勿视，非礼勿听，非礼勿言，非礼勿动。”视、听、言、动都要以礼加以节制。②忠恕待人，因己之欲，推以知人之欲，是谓忠也，即《论语·雍也》所云：“己欲立而立人，己欲达而达人。”因己之不欲，推以知人之不欲，是谓恕也，即《论语·颜渊》所云：“己所不欲，勿施于人。”实施忠恕、推己及人是一种利他的道德行为。实现仁是终生无止境的过程。

（二）“中庸”哲学

“中庸”之道是孔子面对“礼崩乐坏”的动荡社会提出的安身立世原则。由于社会矛盾激化，很难以仁德立世，为了实现仁的境界，只有行中庸之道，即尽量公正地站在矛盾双方中间，既不偏左也不偏右，使矛盾双方趋向和谐，协调化解双方矛盾以达到中和适度的仁的境界。中庸既是道德观，又是方法论。

1. "中庸"之德 孔子认为，中庸是一种极致的道德。中庸是"仁道"，也为中道、中行。他希望人们为人处世取适度、执中的原则，过与不及都不合适，过犹不及。孔子引述《尚书·大禹谟》的"允执厥中"，为守"中"道之意。孔子以狂者与狷者为例，认为二者都不适中，"狂者进取，狷者有所不为也"。《论语·尧曰》云，有道德的人"惠而不费，劳而不怨，欲而不贪，泰而不骄，威而不猛"。"乐而不淫，哀而不伤"。快乐不要过分，悲伤不要过度，这些都是中庸的极致之德。子思作《中庸》，把中庸上升为宇宙观。曰："中也者，天下之大本也；和也者，天下之达道也。"中和的作用大到治理国家，小到修身养性，立命安身。《春秋繁露·循天之道》记载："能以中和理天下者，其德大盛；能以中和养其身者，其寿极命。"这就是德以和为高，道以中为正。《中庸》说："君子中庸，小人反中庸。"君子和而不同，小人同而不和。孔子的中庸以仁为灵魂，失去仁的执中，会蜕变成好好先生（乡愿）。《论语·阳货》曰："乡愿，德之贼也。"真正的中庸是需要极深的个人修养，是不容易做到的。《中庸》曰："中庸，其至矣乎！民鲜能久矣……天下国家可均也，爵禄可辞也，白刃可蹈也，中庸不可能也！"

2. "中庸"之道 中庸也是一种方法。任何事情都有一定的度，追求适度就是中庸之法，天下之常理、正道。《论语·子罕》云："叩其两端而竭焉。"意为把两端结合起来，保持事物的"度"和平衡。不偏不倚、不左不右、不卑不亢，过火和欠火都不好，适中才是最好的方法。在对待鬼神上，强调敬而远之。在人性问题上，认为人性既不善也不恶。《论语·阳货》曰："性相近也，习相远也。"在认识论上，主张"生而知之"，也提倡"学而知之"。在治国上，《左传·昭公二十年》曰："宽以济猛，猛以济宽。"在饮食上，《吕氏春秋·去私》强调："庖人调和而食之。"在音乐上，主调和谐为美。《荀子·臣道》曰："调而不流，柔而不屈，宽容而不乱，晓然以至道，而无不调和也。"

二、孟子与荀子哲学

（一）孟子"人性善"与仁政学说

孟子（约前372—前289年），鲁国邹邑（今山东邹县）人。孟子师从子思的门人，以孔子为正宗道统，一生致力于继承和发扬儒学，使得儒学日趋成熟而为战国时期显学。曾周游列国受礼遇，但政见不被赏识，晚年回到邹国，与弟子共同作《孟子》七篇。孟子主张人性本善的心性说，为儒学心性思想的开端，对宋明理学和心学有着直接的影响。宋代始称孟子为"亚圣"，孔子与孟子的学说并称为"孔孟之道"。

1. 人性本善 人性问题是中国古代哲学的一个重要命题。孟子是第一个系统探讨人性问题的人。《孟子·告子上》曰："人性之善也，犹水之就下也。人无有不善，水无有不下。"孟子在孔子仁学基础上，提出了仁、义、礼、智四常德，认为人的本性不是口、目、耳的感官欲求，而是仁、义、礼、智四德的善良天性。恻隐之心、羞恶之心、恭敬之心、是非之心，人皆有之，分别为仁、义、礼、智之四端。端，为发端、初生、萌芽之意，四端之心正是四德的发端，四端本性为善，四德本性便为善。《孟子·告子上》曰："非由外铄我也，我固有之也，非思耳矣。"这也是人与禽兽的区别。孟子认为，"不善"不是天生素质的罪过。《孟子·梁惠王上》曰，因无恒产则"放辟邪侈，无不为己"。孟子认为，仁、义、礼、智四德是调节人际关系最好的道德准则。《孟子·离娄上》曰："仁之实，事亲是也；义之实，从兄是也；智之实，知斯二者弗去是也；礼之实，节文斯二者是也。"《孟子·尽心下》曰："仁之于父子也，义之于君臣也，礼之于宾主也，智之于贤者也。"只要以四端为良知天性、以四德为道德规范来调节、培养父子、君臣、宾主、贤与不肖之间关系，便会成为君子，甚至《孟子·告子下》曰："皆可以为尧舜。"

孟子以性善论为基础形成了重义轻利的价值观。《孟子·梁惠王上》曰："王何必曰利，亦有仁义而已也。"孟子注重精神大义，认为义是高于一切的，甚至高于生命，因而在孔子"杀身成仁"基础上提出了舍生取义的价值观。《孟子·告子上》曰："生，亦我所欲也；义，亦我所欲也。二者不可得兼，舍生而取义者也。"《孟子·滕文公下》曰："富贵不能淫，贫贱不能移，威武不能屈。"孟子的价值追求影响了一代又一代的中华儿女为了国家民族大业舍生忘死，今天，对于净化市场经济条件下金钱至上、见利忘义的风气仍具有积极意义。

2. 贵民仁政 孟子在孔子以德治国基础上，从性善角度论证了行仁政王道的合理性和必然性。在孟子看来，仁、义、礼、智四德不是处于同等地位的，因为产生四德的四端本身是有主次的，因"不忍人之心"，为仁之端也，乃居四端之首，那么四德之首便是仁。仁不仅表现为个人品性修养原则，而且为治理社会的行为准则。《孟子·公孙丑上》曰："人皆有不忍人之心。先王有不忍人之心，斯有不忍人之政矣。以不忍人之心，行不忍人之政，治天下可运于掌上。"

孟子仁政的基础在于制民之产，认为民无恒产者，便无恒心。《孟子·梁惠王上》曰，要让民拥有上"足以事父母"，下"足以蓄妻子"的私产，才能使民"乐岁终身饱，凶年免于死亡"，"使民养生丧死无憾"。仁政的实施是以井田制为基础的，必须划分公田与私田的界限，才能保障"制民之产"。《孟子·滕文公上》曰："仁政，必自经界始。"仁政的核心在于贵民。《孟子·尽心下》曰："民为贵，社稷次之，君为轻。"孟子极为反对不顾百姓死活的残暴之君，认为杀死纣王不算弑君之罪，同时警告君主应当"与民同乐"。《孟子·梁惠王下》曰："乐民之乐者，民亦乐其乐；忧民之忧者，民亦忧其忧。"对待鳏寡孤独之人，又曰："此四者，天下之穷民而无告者。文王发政施仁，必先斯四者。"仁政的目的在于得天下，得人心者才能得天下。《孟子·离娄上》曰："桀纣之失天下也，失其民也；失其民者，失其心也。"在治理国家上，孟子主张只有行仁政德治才能统一天下。《孟子·公孙丑上》曰："以德行仁者王""中心悦而诚服也""以力假仁者霸""非心服也，力不赡也"。以德服人，即得民心，得民心者，便得天下。《孟子·离娄上》曰："得天下有道，得其民，斯得天下矣；得其民有道，得其心，斯得民矣；得其心有道，所欲与之聚之，所恶勿施尔也。"想百姓之所想，恶百姓之所恶，能做到这一点。《孟子·梁惠王上》曰："黎民不饥不寒，然而不王者，未之有也。"孟子的仁政学说深得百姓拥护，对后世统治者起到了劝诫作用。

（二）荀子"人性恶"与礼治学说

荀子（前298—前235年），赵国郇（今山西临猗县）人。荀子在战国后期儒学中占有显赫地位，他招收弟子讲学自成一派，韩非子、李斯都是他的学生。荀子不仅精通六经，而且在传承儒学中贡献巨大。《荀子·劝学》曰："始乎诵经，终于读礼。"晚年著书《荀子》，经刘向编订为32篇，只有少数篇章系门人记述。荀子不同于孟子，是儒家的另一派代表，在孔孟基础上，对先秦道、法、名、墨诸子之说加以批判总结。

NOTE

1. 人性恶论　荀子针对战国末年世风败坏、尔虞我诈的社会现实，提出人性本恶的思想。《荀子·性恶》曰："人之性恶，其善者伪也。"荀子认为，人性无须后天学习，是先天与生俱来的。《荀子·性恶》曰："凡性者，天之就也，不可学，不可事。"《荀子·正名》曰："生之所以然者谓之性。"人性就是天性。《荀子·荣辱》曰："饥而欲食，寒而欲暖，劳而欲息。"《荀子·性恶》曰："目好色，耳好声，口好味，心好利，骨体肤理好愉佚，是皆生于人之情性者也，感而自然，不待事而后生之者也。"这些都是人的正常生理欲求，是人的天性。荀子认为，天性虽然不具有道德属性，但是不加以节制，顺其发展下去，就会犯分乱理而致恶。《荀子·性恶》曰："今人之性，生而有好利焉，顺是，故争夺生而辞让亡焉；生而有疾恶焉，顺是，故残贼生而忠信亡焉；生而有耳目之欲，有好声色焉，顺是，故淫乱生而礼义文理亡焉。然则从人之性，顺人之情，必出于争夺，合于犯分乱理而归于暴。"物欲一旦"顺是"，便使自然本性转化为恶。《荀子·性恶》曰："从其性，顺其情，安恣睢以出乎贪利争夺，故人之性恶明矣。"

荀子认为，后天和环境可以塑造不同的人格，善为后天教化之果，"化性起伪"可以变恶为善。《荀子·荣辱》曰："可以为尧、禹，可以为桀、跖，可以为工匠，可以为农贾，在势注错习俗之所积耳。"荀子反对天赋道德观，否认有生而知之的圣人存在。《荀子·性恶》曰："古者圣人以人之性恶，以为偏险而不正，悖乱而不治，故为之立君上之势以临之，明礼义以化之，起法正以治之，重刑罚以禁之，使天下皆出于治，合于善也。是圣王之治而礼义之化也。"荀子强调人的本性虽是恶的，但是通过用礼义教化、用法治规范，可以去恶从善，并且主张在知行之前要学习，著名的《劝学》篇第一句话为"学不可以已"，鼓励后来者居上，青出于蓝而胜于蓝。

2. "隆礼"重法　荀子依据性恶论，在继承和发展儒学前提下，提出了隆礼重法思想。礼是作为有限的物质生活资料的分配依据而提出的。荀子在重礼的同时也很重法，以法辅礼是他的治国根本原则，这一思想符合当时诸侯争霸、天下亟待统一的社会需要。

《荀子·礼论》云："礼者，养也。"由于社会经济的有限性及人性本恶，为了调整人们的欲望需求荀子提出了礼。《荀子·礼论》曰："人生而有欲，欲而不得，则不能无求，求而无度量分界，则不能不争，争则乱，乱则穷。先王恶其乱也，故制礼义以分之，以养人之欲，给人之求。"于是，产生了礼。但是荀子的"礼"是划分等级名分和职分的准则，是专制之礼，不同于孔子的周礼。孔子是以血缘来划分宗法等级的，周礼只是用来维护周公建立的旧秩序，其爵禄世袭不存在分配问题。荀子的礼却有严格的等级界限。《荀子·富国》曰："礼者，贵贱有等，长幼有差，贫富轻重皆有称者也。"这种等级之礼有利于专制的形成，相对于宗法制来说是一种历史进步。

荀子极大抬高"礼"的地位。《荀子·强国》曰："国之命在礼。"《荀子·修身》又说："人无礼则不生，事无礼则不成，国家无礼则不宁。"荀子把礼作为治国之准绳。《荀子·王霸》云："礼之所以正国也，譬之犹权衡之于轻重也，犹绳墨之于曲直也，犹规矩之于方圆也。"因此，要求人们遵守以礼维系起来的"君君、臣臣、父父、子子、兄兄、弟弟"的等级秩序，这是治国的大本，以礼治国，则国泰民安，政通人和。但是荀子过于强调臣对君的忠顺、子对父的恭顺、妻对夫的绝对柔顺，这就奠定了君权、父权、夫权的雏形，为儒家礼教改造成纲常礼教起到了重要作用。

NOTE

荀子在隆礼的基础上，指出了法治也是治国之本。以法治国，要赏罚分明，进而在《荀子·君道》中提出了“隆礼重法则国有常”的主张。《荀子·成相》云：“治之经，礼与刑，君子以修百姓宁。明德慎罚，国家既治四海平。”礼与法同为治国的手段，但荀子以礼为主，以法辅礼。《荀子·劝学》曰：“礼者，法之大分，类之纲纪也。”礼为刚，法为目，以纲举目，以法辅礼。荀子的“隆礼至法”，融合了儒、法两家思想，有利于社会安定，对韩非子建立法治学说有直接影响。

三、汉代经学

董仲舒提议“罢黜百家，独尊儒术”被汉武帝采纳，遂使汉代主流哲学为儒家经学，且出现了今古文经学两大对立流派之争。

（一）董仲舒“天人感应”论

董仲舒（前179—前104年），广川（今河北枣强县）人。西汉今文经学家，做过专门讲授儒家经典的博士。他在公羊学派基础上，吸收法家、阴阳家之精华，使儒学在西汉时期呈现两大新特点：一是把天人关系神秘化，主张天人感应；二是把阴阳五行伦理化，阳尊阴卑，强调君权天授，主张重君屈民。这些是对唯物主义和无神论的背叛。但是董仲舒确定的王道之三纲五常、春秋大一统原则，适合了地主阶级巩固政权的需要,。汉武帝采纳董仲舒的治国方略，“罢黜百家，独尊儒术”，自此开启了儒家哲学作为中国封建社会官方正统哲学的历史地位。董仲舒的“正其谊不谋其利，明其道不计其功”成为流传古今的至理名言，其思想主要保存在《春秋繁露》和《汉书·董仲舒传》中。

董仲舒以“天”为最高主宰，系统回答了当时社会的一系列重大问题。《春秋繁露·郊义》云：“天者，百神之君也，王者之所最尊也。”

1. 意志之天　董仲舒认为，天是最高的神，是有意志、有道德的天。《春秋繁露·顺命》云，天是有目的地创造“万物之祖”，“万物非天不生”。天意不能直接表达，必须通过阴阳五行体现出来。《春秋繁露·天地阴阳》曰：“天意难见也，其道难理。是故明阴阳入出、实虚之处，所以观天之志，辨五行之本末、顺逆、大小、广狭，所以观天道也。”天意首先表现为阴阳，阳为德，阴为刑，而且天“任德不任刑”，因此，阳尊阴卑固定不变。其次表现为五行，五行是天的五种行为，五行相生为天之恩德，则社会得治；五行相胜为天之刑罚，则天下大乱。

2. 人副天数　董仲舒提出天人同类的“人副天数”思想。《春秋繁露·阴阳义》曰：“以类合之，天人一也。”人的一切都是天造出来的，天有什么，人就有什么，人是天的副本。《春秋繁露·人副天数》云：“天以终岁之数，成人之身，故小节三百六十六，副日数也；大节十二分，副月数也；内有五藏（脏），副五行数也；外有四肢，副四时数也；乍视乍瞑（闭目），副昼夜也。”人的喜、怒、哀、乐也是与天地之气相副的。《春秋繁露·阳尊阴卑》云：“喜怒哀乐之发，与清暖寒暑，其实一贯也。喜气为暖而当春，怒气为清而当秋，乐气为太阳而当夏，哀气为太阴而当冬，四气者，天与人所同有也。”董仲舒的“天副人数”思想是为了圣人因天立制找根源，但对当时的医学产生了极大影响。

3. 天人感应　这是两汉时期社会上最流行的一种思潮。它的理论根据是“同类相动”。认为事物同类相从，异类相斥，同气相和，同声相应，天人之间也是同气感应。天有阴阳，人亦有阴阳。《春秋繁露·同类相动》曰："天地之阴气起，而人之阴气应之而起；人之阴气起，而天地之阴气亦宜应之而起，其道一也。"这种同类事物之间的感应为"自鸣"。"自鸣"的主宰者是有意志的天。君王行仁政，天降符命祥瑞授命，行暴政天降灾异遣告。《汉书·董仲舒传》曰："王正则元气和顺，风雨时；王不正则上变天，贼气并见。"

4. 君权天授 董仲舒在天人相应的基础上，提出了"王者承天意以从事"的君权天授思想。君主代天治民，君主之下还有等级之别。《春秋繁露·顺命》云："天子受命于天，诸侯受命于天子，子受命于父，臣妾受命于君，妻受命于夫。诸所受命者，其尊皆天也，虽谓受命于天亦可。"这种君臣、父子、夫妻的主从地位是天意，天意又"贵阳而贱阴"。《春秋繁露·基义》曰："君为阳，臣为阴；父为阳，子为阴；夫为阳，妻为阴"。所以君为臣纲，父为子纲，夫为妻纲，"三纲"秉承天意，是天经地义的真理。董仲舒由此论证了天神的绝对权威性和封建等级三纲伦常的合理性。

（二）古文经与今文经

孔子整理流传的儒家经书有六种，也称六经（六艺）。到了汉代，因六经传本的不同，其篇章结构、词句运用、诠释及代表的政见各有不同，后各立师门，使经学分为两大流派，今文经学和古文经学。

今文经是指秦焚书之后，古籍文献散佚，汉初，搜集六经旧典而不易得，靠老儒背诵，口耳相传，并由其弟子以当时隶书（今文）记录下来，称为今文经。

古文经是指沿用搜寻到的秦统一前的儒家经书。正如《汉书·艺文志》云："至秦患之，乃燔灭文章，以愚黔首。汉兴，改秦之败，大收篇籍，广开献书之路。"景帝时河间献王以重金在民间征集，以及武帝时鲁恭王从孔子故宅壁间出土的竹简古本经书，以先秦六国文字即古文写就，故称古文经。

此两种六经传本，排列次序不同，今文经以内容深浅为序，反映通识教育的《诗》《书》《礼》《乐》排在前，反映哲学政治思想的《易》《春秋》较难排在后。古文经是以产生的时间先后为序，《易》为三圣所作而列为第一，《书》因其中《尧典》而列第二，《诗经》因《商颂》而列第三，周公所作《礼》《乐》列为四、五，鲁史官编《春秋》经孔子整理列第六。

今文经学源于西汉前期，盛行于西汉，被立为官学，但是到了西汉末，由于对经典诠释越来越脱离现实，以至于流衍出谶纬之学，东汉谶纬大兴。古文经学源于西汉中期，流传于民间，到了西汉末期才开始盛行，东汉时期得到朝野上下的广泛认可，与今文并立为官学。

今文经学认为，六经为孔子所作，先有孔子，后有六经。以《春秋公羊传》为学统，为阐经学派，六经为治国之道，多阐发微言大义，密切关注时政，反映出孔子托古改制思想，经的传授多可考，尊孔子为素王（具帝王之德而不在帝王之位），斥古文经为刘歆伪造。但是此学派将经学神秘化，假借天神灾异祥瑞以规劝帝王，后来流为谶纬之弊。古文经学认为六经皆史，为孔子所删订，崇拜周公，尊孔子为先师，以《周礼》为学统，为重史学派，经的传授多不可考，注重传承古代圣王之道，强调伦理道德修养，政治上推崇上古三代的礼乐制度，偏重于名物训诂的考订，斥纬书为诬妄，注重史实，学风朴实，实事求是，其流弊为过于烦琐。

关于今古文经学的异同，东汉许慎的《五经异义》和近代周予同的《经今古文学论》区分的较为清晰。现存今文经篇章有《仪礼》《公羊》《谷梁》《礼记》《韩诗外传》等，古文经篇目有《周礼》《毛诗》《左传》等。

从西汉末到东汉，今古文经展开了多次交锋，西汉末刘歆和太常博士之争，古文经因王莽改制而兴，首次挑战今文经。东汉初，刘秀利用谶语巩固政权，倡今文谶纬之风，废古文。中叶以后，古文经学压倒今文经学，著名古文经学大师有卫宏、杜林、贾逵等，许慎被誉为“五经无双”大师，马融门人弟子几千人，备受尊崇。他们以学术见长，斥责今文经学附会谶纬的妖妄，对文字、音韵、训诂作了精深的研究，许慎著《说文解字》等极具学术价值。东汉末年，古文经学大师郑玄囊括典要，遍注群经，综合今古文两派学说，自成一家之言，使两派斗争方告一段落。但是郑学却禁锢了经学，加之玄学、佛教、道教的发展，东汉以后，今文经学衰落，直到清代，唯常州学派上承汉代的今文经学，影响及至龚自珍、魏源、康有为等思想家。而古文经学与六朝隋唐儒学基本一致，宋人抛开旧注，形成宋代理学，古文经学暂衰，明代也少有建树，直至清代复兴，全盛于乾嘉时期，吴派、皖派、扬州学派，皆近于古文经学，章炳麟是其殿军。近代以来经学之争虽告结束，但就治学方法与对待古籍文化态度而言，古文经学与今文经学的纷争，以及对后世的影响远未结束。

四、宋明理学

宋明理学糅合儒、释、道思想，一改考据学风，直述孔孟，探讨宇宙本原，形成了与先秦儒学和汉唐儒学迥异的新儒家学派。他们共同尊奉儒家六经，以“理（道）”为最高范畴，故被统称为理学。但是他们又各具特色，形成了数学派、气学派、理学派和心学派等不同学派。

（一）周敦颐、邵雍、张载哲学思想

1. 周敦颐道学思想　周敦颐（1017—1073年），道州营道（今湖南道县）人。“二程”是其学生，后人尊称濂溪先生，其学派为濂学，著作有《太极图说》《通书》，均收入《周濂溪集》。朱熹赞其为“得孔孟不传之正统”，为后人所尊崇。据考证，《太极图说》的“图”来源于周敦颐对道教图式的改造，但已失传，现行图与说均为朱熹改定版。

作为理学开山之祖的周敦颐，以《周易》为主线，融合诸子百家，尤其将儒家的“中正仁义”与佛、老“无欲”“主静”“无极”等巧妙结合，创立了“无极—太极—人极”的宇宙生成图式，把宇宙演变、万物化生与人文道德准则联为一体，天人合德。

《太极图说》云：“无极而太极，太极动而生阳；动极而静，静而生阴。静极复动。一动一静，互为其根。分阴分阳，两仪立焉。阳变阴合，而生水火木金土，五气顺布，四时行焉。五行一阴阳也，阴阳一太极也，太极本无极也。五行之生也，各一其性。无极之真，二五之精，妙合而凝。乾道成男，坤道成女。二气交感，化生万物，万物生生而变化无穷焉。惟人也得其秀而最灵。形既生矣，神发知矣，五性感动而善恶分，万事出矣。圣人定之以中正仁义，而主静，立人极焉。故圣人与天地合其德，日月合其明，四时合其序，鬼神合其吉凶。君子修之吉，小人悖之凶。故曰：‘立天之道，曰阴与阳。立地之道，曰柔与刚。立人之道，曰仁与义。’又曰：‘原始反终，故知死生之说。’大哉易也，斯其至矣！”

《太极图说》仅260余字，却构建了天道、人道、“天人合一”的和谐模式。按照周敦颐的宇宙生成图式，从太极出发，实现“立人极”“成圣”的中正仁义之道，需从修身主静做起，方法就是“无欲”。在周敦颐之前还没有人把宇宙生发阐述得如此之简练、系统与完整。正因《太极图说》言简意赅，后人对它解读的空间很大，纷争不断，并直接影响和推动了中

医学理论的大发展。

2. 邵雍象数学思想　邵雍（1011—1077 年），共城（今河南辉县）人。他一生不仕，隐居讲学，人称百源先生。他创立了先天象数之学，也称先天学、象数学、数学，是理学“数本论”的鼻祖，其著述有《皇极经世》和《击壤集》。

邵雍以易学为研究对象建立了理学哲学体系。邵雍重在阐发易之道，而不在解释易之文。他认为，《周易》卦爻辞乃周文王之易，为后天易学，乃易之运用；而伏羲氏八卦、六十四卦图式卦次是先天易学，虽有卦无文，但尽数天地万物之理，乃易之本体。他以先天易学为核心，用象数蕴含的“理”说明了宇宙万物现象及其产生发展过程。天地之前有一本元太极，太极虽为无体的一，是不动的，但是由太极可以演化出纷繁复杂的有体的物质世界来，一分为二成天地，二分为四，天便分出了日月星辰四象，随之演化出寒暑昼夜；地便分出了水火土石四象，随之化生出风雨露雷。这便是四分为八，八分十六，以致无穷万物。《观物外篇》曰：“合之斯为一，衍之斯为万。”

据张行成在《易通变·序》中记载，邵雍先天图式有十四图，但是邵雍现存著作中已不见，只有朱熹《周易本义》中保留了六图。其中，①伏羲八卦方位图（图 2－3），以左行为顺，右行为逆，描述了乾坤定上下之位，离坎列左右之门，天地之所阖辟，日月之所出入，是以春夏秋冬、晦朔弦望、昼夜长短、行度盈缩的宇宙时空大全信息图式，道明了阴阳消长四季变化的自然规律。②伏羲六十四卦方位图，圆图明天道，重时间，解释阴阳流行；方图明地道，重空间，解释阴阳定位。方圆合图，体现了时空统一、一分为二的哲学思维。③伏羲八卦次序图（图 2－4），解释了《周易·系辞上》的“易有太极，是生两仪，两仪生四象，四象生八卦”的宇宙生成模式。④伏羲六十四卦次序图，是由八卦生成次序推测的，把奇偶二数演变放在第一位，遵循“加一倍法”或“一分为二法”“四分法”。另有文王后天八卦方位、次序图，其中方位图反映了万物春生、夏长、秋收、冬藏对应四正四隅八方的规律，次序图说明了男女构精、万物化生的次序规律。

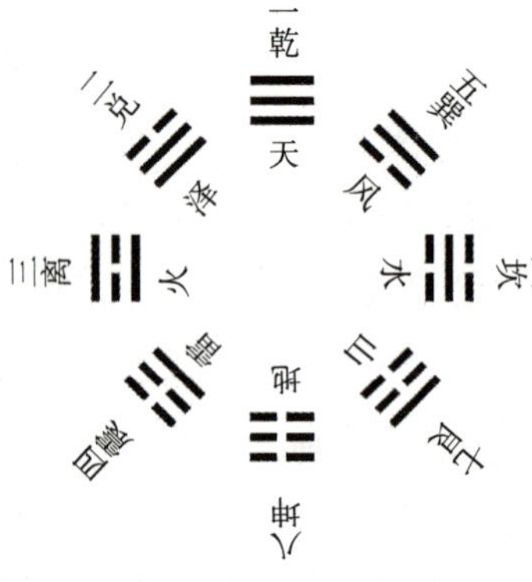

图 2－3　伏羲八卦方位图

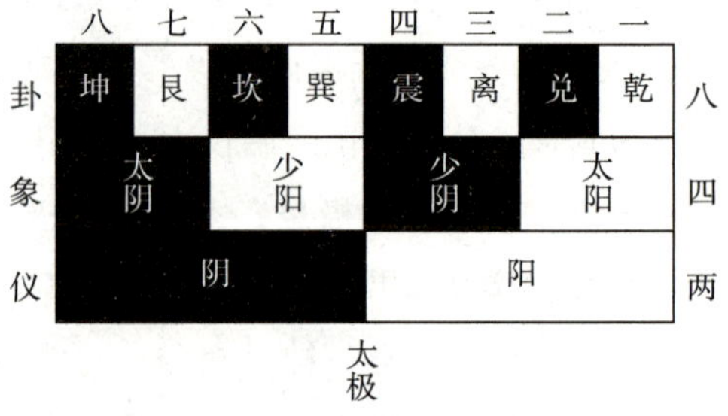

图 2－4　伏羲八卦次序图

元会运世乃邵雍绘制的“皇极经世图”的推演单位，这是一张描绘宇宙及人类历史演变的年表。《观物内篇》云，此表一旦制定，“虽亿万千年亦可以理知之也”。元为一，会为十二，运为三百六十，世为四千三百二十，年为十二万九千六百。“一元”代表自然界的一次生灭，天地一元时间配入六十四卦图，表示天地生灭按既定程序循环往复以至无穷的过程。邵雍认为，人类社会也有由盛而衰的变化过程，他以“道、德、功、力”伦理把人类历史分为

“皇帝王霸”四个时期，以“道化、德教、功劝、力率”为治世四宝，分别体现在孔子编订的《易》《书》《诗》《春秋》中。邵雍用“数”来解释《周易》，坚信天地自然与人类社会都有不同层次的生灭周期，这是符合实际的，具有较高的哲学价值，是在以往中国思想史中所没有的。

邵雍是数学本体论派，主张数在象先，数是第一位，象为第二位，数是最高范畴。《观物外篇·下》云：“神生数，数生象，象生器。”神是指变化莫测的本性，数是指奇偶数、天地数，万事万物体悟总结的各种数，元会运世数等。象是指卦爻象，器指天地、日月、星辰、水火、土石等有形的物。邵雍是第一个自觉地论述数理关系的。他认为，理与数是一体的，数是理的代称。他用各种数来说理，把数看成是出于理、可穷理、可明理的根本。这与“二程”所言之理是不同的。“二程”指的是天理，“本然之理”，是理本论。邵雍之理指的是物理、条理，是穷天地万物生化之理的数字图式之规律，即理则。《观物外篇》云：“易之数，穷天地终始。”“数也者，尽物之体也。”他说的数是指演示天地万物生化之理的数，他是结合理来论数的数本体论者。

3. 张载气学思想 张载（1020—1077年），长安（今陕西西安）人。世称横渠先生，其讲学关中，被称为关中学派。他恢复了“气一元论”，倡导学以致用。其著作有《正蒙》《易说》，讲学记录有《经学理窟》《张子语录》，明代人将其编成《张子全书》。

张载沿用先秦哲学气的概念，借助自然科学的发展成果，力求用气来解释世界存在的统一本原，形成了气本论。他认为，“太虚即气”。太虚是囊括宇宙虚空的总体，虽无形无相，但不是空无所有，虚空中充满了气。太虚是气的别名，只是太虚为无形之气，气的有形状态为万物，一切万物都由气形成，气聚则为有形的万物，万物散则为气，复归于太虚，无形之气与有形万物相互转化是一种不可阻挡的必然趋势。无形太虚与有形万物统一于气，即太虚即气。《正蒙·太和》曰：“太虚无形，气之本体；其聚其散，变化之客形尔。”又曰：“气之聚散于太虚，犹冰释于水。知太虚即气则无‘无’。”张载认为，气含有运动变化的本性，因为《正蒙·神化》云：“气有阴阳。”阴阳对立作用是运动的源泉，进而提出“一物两体”的辩证法思想。

张载认为太虚之气不是某一具体物质形态，而是一个抽象的概念和范畴，表明张载不太关注物质的微观形态及变化，而重视宏观把握世界的本质及变化的特征。张载气学在气为万物本原、是联系万事万物的中介、气的时空弥漫性和运动性、气的物质和功能统一性等多方面与中医学中的气学理论有共通之处。

（二）程朱理学

北宋程颢、程颐与南宋朱熹都是理本论者，他们以“理”为核心构建了理学体系，被称为“程朱理学”，在中国历史上影响极大，自南宋至清的统治者都把他们对“四书五经”的修订传注认定为科举取士的标准。

1. “二程”建立理学 程颢、程颐系嫡亲兄弟，河南洛阳人，因长期在洛阳讲学，他们的学说被称为洛学。程颢（1032—1085年），又称明道先生，官至监察御史里行。程颐（1033—1107年），又称伊川先生，曾官至国子监教授和崇政殿说书等职务。“二程”都向周敦颐学习过，但从性格到学说“二程”差异较大。程颢和乐坦易，倡导理学心性一元论，注重向内体仁，对陆王心学影响极大。程颐严毅庄重，提出了心体用论，注重向外格物穷理，对朱熹的

NOTE

"心统性情"影响极大。但是"二程"在重天理上是共同的，同为宋明理学的奠基人。"二程"的讲学语录合编为《河南程氏遗书》。程颢没有其他的著作，程颐的著作很多，收录在《二程集》中，其中《周易程氏传》是用义理方法解释《周易》的代表作。

"二程"首创"天理"说，初步建立了理学体系。"理"为最高范畴，程颢在《二程外书》卷十二曰："吾学虽有所授，天理二字，却是自家体贴出来"。理的含义有四：①"理"是宇宙万物的普遍规律。《二程遗书》卷二曰："不为尧存，不为桀亡。"②"理"是万物产生的总根源。《二程遗书》卷十一曰："理者，实也，本也。"③"理"是儒家三纲五常伦理。《二程遗书》卷五曰："为君尽君道，为臣尽臣道，过此则无理。"④理是先于万物存在的，并且只有一个理。程颐在《二程遗书》卷十八曰："天下只有一个理。"

在理气关系上，"二程"主张理是第一性的，是气之本。《二程粹言》卷一曰："有理而后有象，有象而后有数。"他们反对张载的气本论。"二程"的理学含有丰富的辩证法思想。"二程"提出"万物莫不有对"和"物极必反"的命题，突出了中正和平、不偏不倚的特点。《二程遗书》卷十五曰："中者，只是不偏，偏则不是中；庸只是常。犹言：中者是大中也，庸者是定理也。定理者，天下不易之理也，是经也。"这是对儒家中庸思想的继承，弘扬了中华民族精神，成为南宋至清的主流思想。

2. 朱熹集理学之大成 朱熹（1130—1200年），徽州府婺源（今江西婺源县）人，因在福建讲学，称其学派为"闽学"。他19岁中进士，是程颐的四传弟子，理学集大成者，与"二程"并称"程朱学派"。其著作主要有《四书集注》《太极图说解》《周易本义》，他平日讲学的问答，后人编成了《朱子语类》。

朱熹与"二程"的理学观点基本一致，认为"理"是世界的根本，只能体认和遵循。在天地人出现之前，世界只存在着"理"，天地人都是"理"派生出来的。在理气关系上，朱熹认为理为本、气为末，理是主宰、气是从属。从逻辑次序看，是先有理后有气，理是本原，理规定着气的存在和运动。但这并不是简单的理在气先，理能生气，而是理气不相离，理因气为质，理搭在气上。正如《朱子语类》卷九十四所言："理搭在阴阳上，如人跨马相似。"

朱熹的宇宙本体论有三个层次：①在本体与现象上，理体气用，体用一源，显微无间。②在本原上，理在气先，理随气具。③在万物与人的素质构成上，理气没有先后，理在气中。只有穷追逻辑源头时，才能说理先气后。朱熹认为，理不能直接造化万物，于是提出了理气共同化生万物和"理一分殊"说，这是理学的特色。他用"月印万川"做比喻，天地万物统一于"一理"；万物以"理"为体而分出各种不同即"分殊"。从根本上讲，太极——"理"为世界本原，理决定气，这是朱熹哲学的理论基石。在宇宙观方面，朱熹认为大地为宇宙中央，虽不精准，但是突破了天在上、地在下的传统说法。宇宙间阴阳二气相互作用产生天上的日月星辰和大地的万物，阴阳对待是普遍的自然现象，并非上帝安排的。因而朱熹秉承孔孟传统，与"二程"保持一致，强调把握"中"道规律，提倡"中庸"，讲求适度、持中，不偏袒任何一方；不主张矛盾双方的对立，主张融洽并生。

在认识论上，朱熹和"二程"都主张"格物致知"。"格物"就是考察研究具体事物。《晦庵文集》卷三十曰："格物只是穷理，物格即是理明。""致知"就是获取事物之理。《四书集注·大学章句》云："致，推极也；知，犹识也。推及吾之知识，欲其所知无不尽也。"穷究事物之理离不开格物，唯有通过格物，才能使内心之理明朗显现，在穷理积多的基础上，达到豁然贯通，使内心领悟。《朱子语类》卷十五云："格物，是物物上穷其至理；致知，是吾心无所不知。格物是零细说，致知是全体说。"格物是从外界获得知识，进行量的积累；致知是从内心获得认识上的感悟，是质的飞跃。

格物致知的目的是为了"修齐治平"。《大学》以"明明德、亲民、止于至善"作为教导人成为圣贤的三纲领，隶属于三纲领的"格物、致知、诚意、正心、修身、齐家、治国、平天下"八条目则是儒家追求的终极人生目标。为了实现这一理想，朱熹在研讨儒家四书经典时多次强调落实"人心听命于道心"的修身理念，正所谓圣人千言万语，只是教人"明天理，灭人欲"。"天理"是指儒家"仁义礼智"伦常，"人欲"是指违反儒家"孝悌忠信"伦常的非分欲望。道心全善，属天理，当存；人心有善有不善，不善者为人欲，人欲当灭。朱熹提出人欲并不全是私欲，合理的欲望便是天理。《朱子语类》卷七十八云："道心是义理上发出来底，人心是人身上发出来底。虽圣人不能无人心，如饮食饥渴之类；虽小人不能无道心，如恻隐之心是。"因此，要做到"人心听命于道心"，就应谨防不善之人心，革除不合天理的私欲，章明天理，修正人心。

（三）陆王心学

南宋陆九渊以儒学为根，参考佛家心性思想，建立了心学体系。明代王阳明进一步完备了心学，史称其陆王心学。陆王心学虽没有理学之地位，但与理学相互激发，对明中叶后的中国社会和学术界有过重要影响。

1. 陆九渊的心学 陆九渊（1139—1193 年），江西金溪（今江西临川）人。自取象山翁，后世称象山先生，陆象山。他是南宋心学的奠基者，与同时代的朱熹齐名，史称"朱陆"。"鹅湖之会"是心学与理学辩论的著名盛会。陆九渊上承孟子性善论，参考佛学思想，正式创立心学，但心学没有理学影响广泛。其著作主要有《语录》《文集》等，由其子整理成《象山先生全集》。

陆九渊以"心"为哲学概念的核心。他认为，心有三层意思：①心是思维器官。《陆九渊全集·与李宰》卷十一曰：心"于五官最尊大"。②心是仁义礼智伦理之端。③心是宇宙本体，无论时空，心与宇宙都是一个东西。《陆九渊全集·杂说》云："四方上下曰宇，往古来今曰宙。宇宙便是吾心，吾心即是宇宙。"

在心与理的关系上，他认为"心即理"，这是他的学说宗旨。《陆九渊全集·与曾宅之》卷一云："盖心，一心也；理，一理也。至当归一，精义无二，此心此理，实不容有二。"《陆九渊全集·与李宰》卷十一云："人皆有是心，心皆具是理，心即理也。"王阳明据此提出"心外无理"的观点。

在心与物的关系上，他认为"心"是内在的，与生俱来的，万事万物都具于"心"，由"心"而发，即"心外无物"，因而认识的对象不是客观事物，而是本心。在为学修养上，他反对朱熹的格物致知，提出了易简功夫，闭目塞听，静坐修养。他认为，心是身的主宰，理全在心中，本心的自我觉悟就是道德的自我完善，"先立其大"，即"尊德性"。人心由于私欲蒙蔽，心中的"理"隐而不彰，为学的目的就在于除掉物欲，使心中的理显现出来，即"发明本心"也。陆九渊与朱熹同宗孔孟、同植纲常，观点虽有不同，但也只不过是仁者见仁，智者见智。

2. 王阳明对心学的发展 王阳明（1472—1529 年），浙江余姚人。本名王守仁，自号"阳

NOTE

明子”，出生于官宦家庭，文武全才，曾官至南京兵部尚书，创办阳明书院，弟子数百人，被称为“阳明先生”，其学派被称为阳明学派。王阳明继承陆九渊心学，改变了当时“是朱非陆”的学术状态，他的“致良知”使心学发展到最高峰。王阳明是朱熹之后最有名的理学家，他的心学又被称为阳明学、王学，李贽、黄宗羲等都曾受阳明学的影响。其哲学论著主要有《传习录》《大学问》，后人编《王文成公全书》共三十八卷。

王阳明继承了陆九渊“心即理”学说，建立了心理为一、心物为一、知行合一的心学体系。其中，“心”是心学的最高范畴。“心外无理”是他的心理关系的基本观点。他用孝心不在父母身上而在“吾心”上来说明万物之理都在吾心中，离开吾心的理是不存在的。《王文成公全书》卷二曰：“心虽主乎一身，而实管乎天下之理，理虽散在万事，而实不外乎一人之心。”他又提出了“心外无物”“心外无事”“万化根源总在心”的观点。心是天地万物的主宰，包容着天地万物。就心的本性来说无善无恶，而由心的本体发生作用则是有善恶之分的，从源头上说，心性是“至善的”。

“致良知”是其心学的主要特征和成熟标志，他说平生讲学只是“致良知”三字。何谓“良知”？“良知”是“本心”，是“人人皆有”的与生俱来的至善之德。《传习录·答顾东桥书》云：“心者身之主也，而心之虚灵明觉，即本然之良知也。”又曰：“不虑而知，不学而能。”《传习录下》卷三曰：“天理在人心，亘古亘今，无有终始。天理即是良知。”何谓“致良知”？既然“良知”为检验是非善恶的准则，“致良知”就要复明本心，把内心的“良知”，即知为善的意志推行到具体行为中去，使具体行为符合道德规范。如何“致良知”？不假外求，格物正己心，为善去内心私恶，从心所欲不逾矩，即为致知格物。他认为，人的思想和行动是同一的，因而主张亲身躬行，“知行合一”。良知说是心学的本体论、道德论和认识论的综合。晚年王阳明用四句话全面总结了自己的思想：“无善无恶是心之体，有善有恶是意之动，知善知恶是良知，为善去恶是格物。”

五、儒学对中医学的影响

中国古代哲学是中医理论的思想基础。儒学在中国古代哲学中的正统地位对中医理论及临床实践产生了重大影响。儒家的中庸之道对中医的中和思维、阴阳平衡理论，儒家的仁学精髓、孝悌之道对医德医风都产生了深远影响；“不为良相，即为良医”，成为一代代儒医辈出的精神动力。他们奉行“医乃仁术”的理念，追求着“上医医国”的理想。

（一）儒家“中庸”之道与中医阴阳平衡

1. 阴阳平正的健康状态，失中违和的发病机制　中庸思想在中医学中主要体现为阴阳平衡的中和思维。中医学认为，人的健康状态就是阴阳的中正平和状态，不健康的人就会失中违和。《论语·学而》云：“礼之用和为贵，先王之道斯为美。”儒家的中庸中和思维反映在医学观上，除了整体思维外，就是强调健康状态下的和谐，阴阳平正。《素问·调经论》云：“阴阳匀平，以充其形，久候若一，命曰平人。”平人，就是健康无病的人。中医学认为，各种病机皆“生于不中和”，阴阳失调，处于偏盛或偏衰状态都属于“失中违和”，比如，时气失常、情志过激、饮食失节、劳逸失度等。

2. 调和致中的治病原则　中庸思想在中医治疗上体现为调和致中的总要义。《素问·至真要大论》曰：“谨察阴阳所在而调之，以平为期。”关于治法之本，《灵枢·邪客》曰：“补其不足，泻其有余。"《伤寒论》云："凡病若发汗，若吐，若下，若亡血，亡津液，阴阳自和者必自愈。"调节阴阳，即调节寒热、虚实与表里，使之恢复动态相对平衡，成为平人，是中医学的根本出发点和归宿。关于针刺理法，《素问·阴阳应象大论》云："从阴引阳，从阳引阴，以右治左，以左治右。"《灵枢·九针十二原》云："凡用针者，虚者实之，满则泻之。宛陈则除之，邪胜则虚之。"这些都体现了调和致中原则。方剂组方配伍的君、臣、佐、使充分体现了"平治于权衡"的目的，为了防止某些药性太过伤正，中医强调应用反佐法以制约其太过；在用药剂量上，《黄帝内经》强调"适中""中病即止""补泻无过其度""无使过之，伤其正也"等。扶阳气、养阴精、保津液、护胃气、调和营卫、通里攻下等方剂都为调节阴阳以平之理。这些治则治法充分体现了中医治疗中的中和思维。

3. 调和阴阳的养生学说　中庸思维同样适用于调和阴阳平衡的养生学。中医学认为，"内外调和"才能使邪气不可害。因此，调和阴阳以"中和"为养生之最佳状态。《灵枢·本神》曰："故智者之养生也，必顺四时而适寒暑，和喜怒而安居处，节阴阳而调刚柔。如是则僻邪不至，长生久视。"《素问·上古天真论》强调"法于阴阳，和于术数，食饮有节，起居有常，不妄作劳"，无不体现了中和思维。

（二）儒家"仁""孝"思想与中医伦理道德

1. 医乃仁术　"仁"是儒家伦理道德的精髓，又是中医学最高的道德境界和最根本的伦理标准。

（1）医乃性命攸关　中医高度敬重人的生命。《黄帝内经》云，天地万物"莫贵于人"。孙思邈在《千金要方·序》中说："人命至重，贵于千金。"

（2）仁爱之心是习医、业医的必备之德　《素问·金匮真言论》指出："非其人勿教，非其真勿授。"孙思邈在《大医习业》和《大医精诚》中对医生的职业道德进行了规范。指出："凡大医治病，必当安神定志，无欲无求，先发大慈恻隐之心，誓愿普救含灵之苦；若有疾厄来求者，不得问其贵贱贫富，长幼妍蚩，怨亲善友，华夷愚智，普同一等，皆如至亲之想，亦不得瞻前顾后，自虑吉凶，护惜身命；见彼苦恼，若己有之，深心凄怆；勿避险巇，昼夜寒暑，饥渴疲劳，一心赴救。无作功夫形迹之心，如此可为苍生大医。"

（3）"仁"求术精　精术乃医者救人之法宝，身为"大医"行仁，必须"博极医源，精勤不倦"，身怀"救济之志"。《医门补要》曰："医贵乎精，学贵乎博，识贵乎卓，心贵乎虚，业贵乎专，言贵乎显，法贵乎活，方贵乎巧，效贵乎捷。知乎此，则医之能事毕矣。"

（4）仁术可治天下　治病救人与扶危济世不可分割。《灵枢·师传》云："上以治民，下以治身，使百姓无病，上下和亲，德泽下流，子孙无忧，传于后世，无所忧时。"《千金要方·诊候》云："上医医国，中医医人，下医医病。"《本草纲目·序》云："夫医之为道，君子用之以卫生，而推之以济世，故称仁术。"所以，尽管古代医生的社会地位不高，但是强烈的社会责任感和自觉的敬业精神仍然促使大批优秀的士者投身医学。"医乃仁术"是中国传统伦理观念被中医奉为圭臬的精准表达，是中医伦理学思想的重要基础，一直在影响着中医学的发展。

2. 知医为孝　儒家孝悌为仁之本的思想反映在中医学上就是对个人、亲人、他人生命的珍视。百善孝为先，谨守孝道首先要珍爱自己的生命，自己健康是尽孝的前提，自己体弱多病何以尽孝？谨守孝道更要珍爱亲人的生命，尤其是父母之生命。父母一旦有疾，只服侍床前是不够的，正如皇甫谧在《针灸甲乙经·自序》所言："虽有忠孝之心，慈惠之性，君父危困，赤子涂地，无以济之。"这叫行孝不周，唯有掌握医学知识，才能更便捷地解除父母之疾，尽孝道。孝子知医乃为中国的传统，古人因孝知医业医者甚多，孝道是习医的动力。

谨守孝道还要珍爱他人的生命，这是由儒家的忠恕之道推己及人的体现。《孟子·梁惠王上》云："老吾老，以及人之老；幼吾幼，以及人之幼。"医生对病人如同亲人般，急病人之所急。《活幼心书·为医先去贪嗔》云："凡有请召，不以昼夜、寒暑、远近、亲疏、富贵、贫贱，闻命即赴。"

（三）儒医与中医学理论的传承与发展

明代李梴在《医学入门·儒医》中曰："秦汉以后，有通经博史，修身慎行，闻人巨儒，兼通乎医。"秦汉以后出现儒医，与当时的社会历史条件密不可分。

1. 医儒相通 一般儒医有广义、狭义之分，广义指具有一定文化素养的医者，狭义指宗儒、习儒的医者和习医、业医的儒者。汉武帝推儒学为官方哲学，使儒学影响日益扩大，"医乃仁术"就是受其直接影响的结果，仁爱生民、"惠民济世"为医、儒的结合点。隋朝始行科举，造就了大批儒生，为儒医产生提供了人力保障。古代学子一般首选通过科举入仕为官，施以仁政来实现自己的人生理想。但是习儒者多，为官者少，当仕途不顺时，转而习医由儒而医、亦儒亦医、弃儒从医者大有人在。朱丹溪云："士苟精一艺，以推及物之仁，虽不仕于时，犹仕也。"古代名医和医学名著多是在这种情况下出现的。正如范仲淹所云："不为良相，愿为良医"。医学是儒家实现其伦理价值的一条很好的途径，行医不仅能济世，而且能忠孝两全。儒学在很大程度上代表着中国传统文化的主流，医儒相通，也即医文相通。

2. 儒医相传 大批儒医辈出，成为中医学发展的生力军。儒医深谙中国传统文化，尤其精通六经诸子，引儒入医，贯通医儒，不仅编纂、整理和保留了大量医学文献，而且赋予了中医学深厚的文化底蕴。受宋明理学"格物穷理"影响，儒医不断对中医学探本究源，进一步促进了中医学理论的发展。同时，中医学的发展又进一步丰富了中国传统文化，很多历史典籍、名物训诂中含有中医理论或临床经验，中医学与中国传统文化交相辉映，也是大批儒医的贡献。

除此之外，儒家哲学对中医学的整体观、人学体系、五行与五脏、变易思维等方面也产生了重要影响。

儒家主张的"天人合一"，天人相应，天道与人道、自然与人为相通贯一的思想直接孕育了中医学整体思维观念。儒家重人伦道德修养，侧重探讨人的社会属性。中医学受其影响，虽不关心人性善恶，以及可否改变，也不为寻求治国方略找依据，但却全面考察在社会背景下人的禀性、人的生活及其心理变化对养生、治病的影响。在《黄帝内经》时代，中医学对人性的认识已经很深刻了，并按照天人相应模式建立了一套完整的独立的人学体系。今文经学中的五行与《黄帝内经》中的五脏配属规定相同。心火居上方，肾水居下方，肝木居左方，肺金居右方，脾土居中央。孔子把自然界的变化看成是一个如江河之水流动的连续过程。《论语·子罕》曰："子在川上曰：逝者如斯夫，不舍昼夜。"这一恒动变化思想对中医学的变易思维也产生了深远影响。

NOTE

第三节　道学与中医哲学

道学是老子创立的、以“道”为最高哲学范畴和终极关怀的思想流派。它以“道”来统摄自然、社会和人生三大层面，追求三者的自然和谐。道学包括道家与道教思想，并全面而深入地渗透到我国人民的思维方式、民族心理、风俗民情、文学艺术及社会生活的诸多方面，是中国传统文化的重要组成部分，对中医产生了深远影响。

一、老子哲学

老子是道家学派的创始人。《史记》中列举了三个老子。现在大多数学者都认为老子就是老聃。老聃，姓李名耳，楚国苦县（今河南鹿邑）人，曾做过东周守藏史，是掌管国家图书馆的官吏。老子是一个见闻广博、知识丰富的学者，相传孔子曾向他请教过周礼，晚年隐居著述，成《道德经》一书。老子对于当时的儒家和墨家两大“显学”都持批判态度。

（一）道本体论思想

老子哲学思想最显著的特点，就是第一次把“道”作为哲学最高范畴并进行了较为系统的论证，在人们的现实生活世界之上又开辟出了一个“道”的形上世界，开启了中国古代哲学本体论的发展。

“道”的本意是指道路。春秋时期，人们又用“道”来表示自然天象的运行规律和人类社会的行为准则，如“天道”“人道”等。只有在《道德经》一书中，才把“道”第一次作为哲学最高范畴首次提出，使之具有了本体论的意义，开辟“道”的形上世界。这种具有本体意义的“道”具有两层含义：一是指世界万物的总根源，一是指世界万物的总规律。

老子认为，“道”是世界万物的总根源，整个宇宙都是从“道”中生化出来的。老子说：“道生一，一生二，二生三，三生万物，万物负阴而抱阳，冲气以为和。”（《道德经》四十二章）在老子看来，要给“道”一个明确的规定和命名，无疑是相当困难的。在《老子》的开篇就说得很清楚：“道可道，非常道；名可名，非常名。”（《道德经》一章）正是这样，老子又把万物称之为“有”，而把“道”称之为“无”，用“无”来表示“道”。他说：“天下万物生于有，有生于无。”（《道德经》四十章）在老子这里，“无”并不是一无所有，而是“有”的根据和本源。只是因为它不是“有”，所以才被称为“无”。老子认为，“道”不仅是世界万物的总根源，而且是世界万物的总规律。自然界和人类社会的运动变化都是以“道”作为准则的。在老子看来，“道”所依据的是一种自然的法则。他说：“人法地，地法天，天法道，道法自然。”（《道德经》二十五章）这里的“自然”，指的是自然而然的状态。人与天地都应当遵循这种自然而然的状态，以此作为自己存在的法则。这样一来，“道”一方面是无为的，不把自己的意志强加给世界万物；另一方面又是有为的，世界万物都必须遵循这种自然而然的法则。因此，“道常无为而无不为”（《道德经》三十七章）。也就是，“道”对于万物的作用是“生而不有，为而不恃，长而不宰”（《道德经》十章）。

（二）“反者道之动”的辩证法

老子对自然与社会的矛盾运动作了哲学概括，包含着丰富的辩证法思想。老子认为，在自

NOTE

然界和人类社会中，矛盾是普遍存在的。《道德经》书中提出了一系列矛盾概念，诸如大小、高下、前后、生死、难易、进退、古今、始终、正反、长短、智愚、巧拙、美丑、正奇、强弱、刚柔、与夺、有无、损益、阴阳、祸福等，揭示了矛盾的客观性与普遍性。同时，老子指出，矛盾双方都是相互依存的，任何一方都以对立的一方作为自己存在的前提，共处于一个统一体中。例如："天下皆知美之为美，斯恶矣；皆知善之为善，斯不善矣。故有无相生，难易相成，长短相形，高下相倾，音声相和，前后相随，恒也。"（《道德经》二章）当天下人都知道美之所以为美，也就知道什么是丑了；当天下人都知道善之所以为善，也就知道什么是恶了。有与无、难与易、长与短、高与下、音与声、前与后都是相互对立又相互依存。老子又指出，矛盾的双方无不向相反的方面转化。在自然界，"物壮则老"（《道德经》五十五章），"木强则折"（《道德经》七十六章）；在社会生活中，"兵强则灭"（《道德经》七十六章），"祸兮，福之所倚；福兮，祸之所伏"。（《道德经》五十八章）老子把自然界与人类社会的矛盾运动概括为一个普遍的法则，这就是："反者道之动。"（《道德经》四十章）老子的这个命题，揭示了事物向相反的方面转化是合规律的运动，包含了否定是发展的必经环节的思想。他看到了否定在变化、发展中的意义。

（三）"玄览静观"的认识论

老子在认识论上，既反对孔子的理性精神，又反对墨子的经验论，而主张直觉主义认识论。老子把世界分为本体与现象界两个部分，他也把人对世界的认识活动分为两个部分，一是"为学"，另一是"为道"。追求具体事物的知识，称作"为学"；只有认识了作为世界万物的本原和准则的"道"，才是"为道"。"为学"与"为道"是相互对立的两种认识活动。他说："为学日益，为道日损。"（《道德经》四十八章）这是说，关于具体事物的知识越多，就越难以认识、把握"道"。因此，要认识、把握"道"，就要摒除人们获得一般知识的认识能力和思维机制。老子认为，人们正常的理性思维能力，只能获得关于具体事物的认识；而这些知识正是认识、把握"道"的严重障碍，只有"损之又损，以至于无为"（《道德经》四十八章），才能认识"道"。在老子看来，人们对"道"的认识既不能靠感觉经验获得，也不能靠理性思维获得，而只能依赖一种直觉主义的认识方法。老子把这种方法称作"涤除玄览"（《道德经》十章）。所谓"涤除"，是静观的方法，就是要求人们把内心打扫得干干净净，像一面清澈幽深的镜子，这样万物就会呈现在面前。用老子的话说："致虚极，守静笃，万物并作，吾以观复。"（《道德经》十六章）所谓"玄览"，是内心直观的方法，运用这种方法，就能在对万物的冷静观察中认识和把握万物的根本——"道"。老子的"涤除玄览"是一种直觉主义的认识论。在这里，他看到了感性认识和理性认识的相对性与有限性，试图超越两者之上追求一种能真正把握世界真实存在的认识方法，这在认识史上是一个前进的探索。老子的这种认识方法，虽然带有某些神秘主义色彩，但却含有主张观察客观性的合理思想，是人类认识事物本质与规律的一种重要方法。后来稷下道家提出的"静因之道"、荀子提出的"虚壹而静"都是对老子这些认识论思想的继承和改造。

（四）"无为而治"的政治观

老子认为，天道与人道相殊而相通，主张以天道统摄人道，使天道与人道统一，使社会关系和谐，造就一个人人处于自化、自正、自富和自朴的境界，绘制出他的"小国寡民"的理想社会蓝图。他说："民多利器，国家滋昏；人多伎巧，奇物滋起；法令滋章，盗贼多有。"

（《道德经》五十七章）“民之难治，以其智多。”（《道德经》六十五章）对于人类已经取得的物质文明和精神文明成果，老子表示出不满、否定的态度。这种态度与儒家正好形成鲜明的对比。从这种对于人类文明的批判出发，老子描绘了他的理想国。老子所描绘的理想国是一个“小国寡民”的社会，也是一个“搁置”一切文明成果的社会。在这个社会里，虽有各种器物，但都弃之不用。人们不需要舟车，不需要甲兵，不需要文字，不需要任何信息，“邻国相望，鸡犬之声相闻，民至老死不相往来”（《道德经》八十章）。与上述思想相应，老子认为，只有使人民处于这种原始的状态，才是一种最好的统治状态。在老子看来，统治者要保持自己的统治，就必须“常使民无知无欲，使夫智者不敢为”（《道德经》三章），让民众没有过多的要求和欲望；另一方面，统治者也要表现出“无为”“不争”，这样就可以在政治生活中处于主动地位：“为无为，则无不治。”（《道德经》三章）“以其不争，故天下莫能与之争。”（《道德经》六十六章）老子在这里实际上是提出了“无为而治”的政治主张。“无为而治”是道法自然的延伸。“无为”不是无所作为，而是要求在客观中显现主体的能动性，人的客体化，主体的客体化，给人以最佳定位，通过贵柔、柔弱胜强之途，达到“无为而无不为”的目的。这正是“反者道之动，弱者道之用”的体现。

二、庄子哲学

庄子（前369—前286年），名周，字子休，宋国蒙（今河南商丘东北）人，战国著名思想家、哲学家、文学家，老子哲学思想的继承者和发展者，先秦庄子学派的创始人。其文章气势磅礴，纵横恣肆；思想深邃宏阔，笼盖古今；寓言想象奇特，寓意深远；风格嬉笑怒骂，了无拘囿。根据《汉书·艺文志》记载，《庄子》传世作品应该有五十多篇，但今天我们看到的只有33篇，即晋代郭象整理出来并流传至今的《庄子》。就道家思想而言，老子立足于社会批判，关注社会现实；庄子立足于遗世独立，关注个体自由。庄子将老子对外部世界的“道”的关注，转移到对个体内在自由的追求，从而彻底改变了道家思想发展的方向。这对于后世中国知识分子产生了重要的影响。

（一）道法自然

庄子从老子道法自然的思想出发，认为充分而自由地发挥自然本性，任其自性发展是非常快意的事情。而违背自己的天性，力所不能及是最让人痛苦的事情。庄子在《秋水》中说：“牛马四足，是谓天；落马首，穿牛鼻，是谓人。故曰：无以人灭天，无以故灭命，无以得殉名。”生动地诠释了天性和人为。在庄子哲学中，“天”与自然具有同等的意义。庄子主张不要人为地去毁坏自然，不要以人有目的的活动去对抗自然的命运，不要以人的自然之性去沽名钓誉。总之，在庄子看来，自然的一切都是美好的。

万物的自然本性不同，其自然能力也各不相同。人的生命是自然赋予的，是自然的过程，“人之生，气之聚也。聚则为生，散则为死”。（《庄子·知北游》）庄子发挥了老子提出的生死相互转化的思想，以生死为自然的现象，指出人之生死的本质是气的聚散过程。生是死的继续，死是生的开始，生与死循环相继，不断变化。气的聚集就成为生命，气的消散便是死亡。人既然是自然的一种存在形式，那么人性也如同自然界的其他事物一样，应该从自然中去寻找。既然人性的真谛是自然性，那么人只有摆脱一切社会关系，与自然融为一体，才谈得上真正的人性。因此，人必须充分认识自性，正视自我。庄子强调认识自性，并非要泯灭斗志，而

NOTE

是要求人们真正认识自我，发现自我。这样才能保持自性，不受褒贬、毁誉、荣辱的束缚，进入逍遥自在的人生境界。因此，庄子提出要弃知绝欲，忘我无我，做到“与天为一”。这种顺从自然的主张是庄子自然主义社会观的重要内容。庄子为人们描绘了一个理想国，其主要特征是人完全回到了自然。在他看来，一切社会关系都是人性的异化，应当统统抛弃。即完全毁弃文明生活，否定一切礼仪制度，才能使天下归于安定。

（二）齐物论

《齐物论》是庄子哲学思想的代表作，全文的宗旨在于论述万物齐一和是非相对，其中涉及了主体与客体关系的认识论问题。庄子不仅指出了矛盾双方的相互依存和转化，而且进一步指明了一切事物都是在互相对待的情况下获得了各自的规定性。世界上没有孤立的存在物，一切事物都是在与各种事物的相互对峙中存在，都是在周围的环境中取得自己的规定性。对于事物运动变化的原因，庄子认为就在于事物自身。万物运动不息，而运动的动力在于事物自身，庄子称之为“自化”。你只要顺应自然无为就行，万物是自生自化的。

庄子辩证法的一个重要方面是从事物运动变化的绝对性及时间、空间的无限性出发，说明人类认识的局限性和相对性。这些论述中涉及绝对与相对、有限与无限的辩证关系。庄子说：“吾生也有涯，而知也无涯。”以有限的生命，如何能穷尽在无限的时间流逝中所发生的无穷无尽的宇宙的演化呢？庄子对于事物及其属性的相对性的揭露可谓入木三分。但在揭示事物存在的相对性时又把这种相对性绝对化，从而得出“是亦彼也，彼亦是也，彼亦一是非，此亦一是非”的结论。“彼”与“是”被完全等同，它们各自规定性和稳定性的一面被全部取消了，抹杀了，因而也就彼此无差别，于是提出“两忘”之说。庄子生活在一个充满激烈复杂的矛盾的社会之中，这就决定了他对各种矛盾有深切的感受。他在揭示各种矛盾的过程中表现了丰富的辩证法思想；但庄子又渴求对苦难的矛盾现实的解脱，于是幻想并论证无矛盾世界的存在，追求一个无差别的境界，这就使其彼是相因、万物迁流的辩证法流于万物为一的辩论。

（三）养生论

从同生死、齐万物的观点出发，庄子认为人的生命是自然变化所产生的客形。既然自然造化赋予人以生命，人类本身同样也要自然地善待个体的生命。所以《庄子·大宗师》开篇说：“知天之所为，知人之所为者，至矣。知天之所为者，天而生也；知人之所为者，以其知之所至，以养其知之所不知，终其天年而不中道夭者，是知之盛也。”这段话围绕着天（自然）与人的关系，表述了庄子天人一体的整体观念。庄子认为洞，明事理的极境在于能明了天人的分际，知识的能事在于明了天之所为是完全出于自然，明了人之所为是以人的养生之术去养护人的智力难以了解的年寿，使自己能享尽天然的年寿而不至于中道夭亡。这里提出了以养生之术尽其天年的思想。《庄子·养生主》明确提出了以“缘督以为经”作为养生之道，达到保身、全生、养亲、尽年的目的。庄子关于养生的思想与老子相似，且有更细致的补充和拓展。基于反对世俗对生命的桎梏，强调个体生命的价值总原则，庄子提出了一套“活身”“全形”“卫生”“摄生”“益生”“贵生”的理论，其特点如下。

1. 抱一致柔 “载营魄抱一”“专气致柔，能如婴儿乎？”（《道德经》十章）都体现了抱一致柔的观点。抱一既是道家道教修道的总要求，同时也是养生首先注意的观点。“抟气致柔，能如婴儿乎？”此句是说求取抱一过程的炼气手段和状态。婴儿在道家眼里，活泼天真，毫无机心，应天而动。抱一致柔如果能获得婴儿的天真态、活泼情，便是进入了一种与天道合一的

NOTE

状态。庄子在《达生》中描述一个人酒醉坠马不死，是说明要无机心、要应天而动就可以养生保命。

2. 养神为上　老庄和道家对神不外驰的看法与中医的看法一致，都认为属精神性的“神”，应该内守身体，即“精神内守”。民间俗话说“闭目养神”也是此意。这也反映在《庄子·养生主》中。他说：“缘督以为经，可以保身，可以全生，可以养亲，可以尽年。”中医讲人体有督脉，道家内丹功中的寻经认脉，气行任督，应该就是庄子的“缘督”。

3. 守本归根　《道德经》十六章讲“致虚极，守静笃……归根曰静，静曰复命，复命曰常”，可以理解为归根守本。“致虚极，守静笃”，既是道家思想的总纲，也是养生和修炼的重要指南。《庄子·天道》以水为例阐明了神贵为静的道理。“静则无为，无为也则任事者责矣。无为则俞俞，俞俞者忧患不能处，年寿长矣。夫虚静恬淡寂寞无为者，万物之本也”。即养神贵在神静，静则无为，无为则寿。清净和无为便可达到养生长寿的目的。

三、黄老之学与《淮南子》哲学

黄老之学是活跃于战国后期至西汉初期的一股重要的哲学思潮。“黄”指黄帝，为传说人物，“老”指老子。所谓“黄老之学”不过是战国后期一些思想家为适应社会需要，以老子“道法自然”的思想为体，以托名于黄帝的刑名法术为用，兼采儒、墨、阴阳诸家思想熔铸而成的一种新的道家学派。这一学派大致初萌于稷下学宫，体现于《黄帝四经》，集成于《淮南子》。《黄帝四经》和《淮南子》集中地体现了黄老之学的哲学思想。

（一）《黄帝四经》的哲学思想

与“无为”而治的治国方针相应和的是《黄帝四经》在汉初的流行。

1973 年在湖南长沙马王堆汉墓中出土了《经法》《十六经》（《十大经》）《称》《道原》四篇帛书，经学者考证，这四篇就是史书所说的《黄帝四经》。

《黄帝四经》在哲学体系上基本继承了老子关于“道”的思想。《道原》对“无形无名，先天地生”的“道”作了这样的描述：“恒无之初，迥同大虚；虚同为一，恒一而止。天弗能复（覆），地弗能载，小以成小，大以成大……万物得之以生，百事得之以成。”

《十六经·果童》又称：“地俗德以静，而天正名以作。静作相养，德虐相成。两若有名，相与则成。阴阳备物，化变乃生。”这就是说，在形质上为“虚”为“无”的“道”乃是天地万物的本源。它生天生地，地以“静”为“德”，天以“作”为“功”（名），天地交合，“静作相养”，万物由是以生以成。

“道”作为宇宙万物之本源，在形质上看是“虚”、是“无”。然而，其化生天地万物却有一定的法则与规律。天地万物的存在与发展即是这种法则与规律的体现。这就是“天道”“物理”。“天道”“物理”既同出于本源之“道”，二者必然是同一的；且二者既表现为规律，则又必然是可以认识的。《经法·四度》称：“极而反，胜而衰，天地之道，人之理也。”这即是讲人道天道的同一性。《经法·道法》称：“故惟执（道）者能上明于天之反，而中达君臣之半（畔），富密察于万物之所终始，而弗为主。故能至素至精，浩弥无刑（形），然后以为天下正。”这就是说，认识规律，遵循规律就会得到好的结果，违背规律必然招致坏的后果，所以《十六经·姓争》称：“毋逆天道，则不失所守。”《经法·四度》又称：“已逆阴阳，有（又）逆其立（位），大则国亡，小则身受其央（殃）。”这与老子所说的“不知常，妄作凶”

NOTE

显然是一脉相承的。所不同的是，《老子》更看重形而上的追求，故有“去智”之论，《黄帝四经》更热衷于形而下的驾驭，故更强调“天道”“物理”的可把握性。

《黄帝四经》的方法论也是从对“道”的认识中引申出来的。由于认识到对立双方“静作相养”“德虐相成”是天地之“道”所固有的客观规律，因此，只有掌握与运用“相与相成”的方法论才能使自己立于不败之地。《经法·名理》称：“以刚为柔者括（活），以柔为刚者伐；重柔者吉，重刚者戚（灭）。”《经法·四度》亦云：“以强下弱，何国不克？以贵下贱，何人不得？”这种“以柔克刚”“以反求成”的方法论虽然源于老子，但又有所发展。《经法》更强调注意适宜的“时”、掌握适当的“度”。《经法·道法》称：“应化之道，平衡而止，轻重不称，是胃（谓）失道。”《十六经·姓争》强调：“静作得时，天地与之；静作失时，天地夺之。”这都是强调“时”与“度”。尤其可贵的是，它不像老子那样片面地强调“不争”，而是持守中道。《姓争》就说：“作争者凶，不争亦毋以成功。”由此可见，《黄帝四经》的作者在强调尊重规律的前提下，也承认要发挥人的主观能动性，这与他反对“过极失当”、主张“平衡而止”的观点是完全一致的。

从“道”的认识论和方法论出发，《黄帝四经》提出了在确立“刑名”“法治”的前提下的“无为而治”的社会政治思想。《十六经·兵容》云：“天地刑（形）之，即（圣）人因而成之。”《道法》称：“道生法。法者，引得失以绳，而明曲直者也。”《君正》云：“法度者，政之至也；而以法度治者，不可乱也。”这里“刑名”“法术”为执道者的两大法宝：“居则有法，动作循名，其事若易成；居则无法，动作爽名，是以（戮）受其刑”（《妙争》）。“故执道者之观于天下也，无执也，无处也，无为也，无私也……刑名已立。声号已建，则无所逃迹匿正矣”！（《法道》）这是以“法治”和“无为”相结合的政治思想。《黄帝四经》成书于战国，已不同于老子的“无为而治”，而更切合汉初“黄老学”的基本特色。

（二）《淮南子》的哲学思想

黄老思想在汉初的盛行，直接导致武帝初年《淮南子》一书的编纂。

《淮南子》又称《淮南鸿烈》，因该书由淮南王刘安主持编纂而得名；又因该书以“大明道”自居，故名“鸿烈”（“鸿”为广大；“烈”为光明之意）。由于它是多个作者撰写的，所以书中的思想内容比较庞杂，也不乏自相矛盾之处，但该书的基本倾向还是很明显的，《淮南子》并不是战国老学的简单继承，而是汉初黄老之学的综合发展。

1.《淮南子》的道论 《淮南子》在哲学体系上继承了《老子》和《黄帝四经》以来的道家哲学传统，以“道”作为宇宙的本源。《原道训》（以下只注篇名）是这样描述万物的生成过程和“道”作为本源的无限功能的：“包裹天地，禀受无形，一山以之高，渊以之深……日月以之明，星历以之行。一生万物而不有，成化象而弗宰夫无形者，物之大祖也……无形而有形生焉，无声而五音鸣焉，无味而五味形焉，无色而五色成焉。是故有生于无，实生于虚。”

从论述看，《淮南子》的作者在宇宙生成论上并没有跳出老子的窠臼，它所谓的“道”还是虚无无形的，但是它把从“道”到万物的生成看作辩证展开的过程，这却对老子有所发挥。《天文训》称：“道始于一，一而不生，故分而为阴阳；阴阳合和而万物生。阳生于阴，阴生于阳；阴阳相错，四维乃通；或死或生，万物乃成。”显然，这种对立的相互生成与转化本身就是一种辩证的运动，而它是从道“无为而无不为”的演化中体现出来的。由对道的精神的体悟，《淮南子》的作者精辟地论述了“有”与“无”、“用”与“不用”等一系列辩证关系。

《说山训》称："走不以手，缚手，走不能疾；飞不以尾，屈尾，飞不能远。物之用者，必待不用者。"又说："物莫不因其所有而用其所无。"这些说法无疑都是对老子的"有之以为利而无之以为用"的直接发挥。

2.《淮南子》的无为思想　《淮南子》的作者对"无为而无不为"做了新的诠释和应用："若吾所谓无为者，私志不得入公道，嗜欲不得枉正术，循理而举事，因资而立权，推自然之势，而曲故不得容者，故事成而身弗伐，功立而名弗有。"《修务训》篇中指出："夫地势，水东流，人必事焉，然后水潦得谷行；禾稼春生，人必加工焉，（故）五谷得遂长。听其自流，待其自生，则鲧、禹之功不立，而后稷之智不用。"这就明确地概括了"无为"的基本原则是"循理而举事""因资而立权"，而不是"听其自流""待其自生"。所以作者又说："无为为之而合于道。"（《原道训》）将这种精神用于社会政治就是在遵循规律的前提下因势利导，因时制宜。"天地之道，极则反，盈则损，故圣人事穷而更为，法弊而改制。非乐变道易常也，将以救败扶衰，黜淫济非，以调天地之气，顺万物之宜也"。《氾论训》篇又曰："圣人制礼乐而不制于礼乐。治国有常而利民为本。苟利于民，不必法古；苟周于事，不必循旧。夫夏商之衰也，不变法而亡；三代之起也，不相袭而王。故圣人之法与时变，礼与俗化……法度制令，各因其宜。故变古未可非，而循俗未足多也。"《淮南子》这种在"执道"的基础上"因循"与"变法"、"无为"与"更为"相结合的社会历史观，可以说是融老子与韩非子思想为一体而成就的社会历史观。

3.《淮南子》的生命观　《淮南子》把人的生命看成气的变化过程中具有暂时性的物质形态，生死乃气的自然转化。"是故精神天之有也，而骨骸者地之有也。（人死）精神入其门，而骨骸反其根，我尚何存？"人类不过是大自然所造化的万物中的一类而已，不必自以为特别高贵。《精神训》篇中指出："我亦物也，物亦物也。物之与物也，又何以相物也？虽然，其生我也将何以益？其杀我也将何以损？"因此，《淮南子》极力主张对于生死应顺其自然，不必刻意求生，更反对贪生怕死。"造化者既以我为坯矣，将无所违之矣。""其生我也不强求已，其杀我也不强求止；欲生而不事，憎死而不辞；贱之而弗憎，贵之而弗喜；随其天资而安之不极……吾生之比于有形之类，犹吾死之沦于无形之中也。"体现出一种豁达大度的精神。

生命既以神为主宰，养生之道贵在"守神""存神"。这类论述全书比比皆是。《淮南子》一书还包括天文、历法、地理、气象、生物、矿物、医药、数学、史学、法学、文学、音乐舞蹈、经济学、人才学、教育学等自然科学和社会科学的内容，堪称一部包罗万象的百科全书，为研究西汉及其以前的文化史提供了珍贵的资料，值得高度重视和深入挖掘。

四、魏晋玄学

玄学，肇始于汉末"品题人物"的清议，经过魏晋之际"辩名析理"的清谈，北方士族名士"祖述老庄立论"，把《老子》《庄子》和《周易》称为"三玄"，以"声无哀乐、养生、言尽意三理"（《世说新语》）为重点，提出有无、体用、本末、一多、言意、动静，以及自然和名教等范畴，对天人关系问题赋予了新的含义，展开了关于天道和人事等方面新的论证，开一代哲学新风，铸造成一套新的思辨哲学体系。

（一）魏晋玄学的思想特点

玄学的产生有其内在的学术渊源，这就是把儒学从汉代经学形式中解放出来，跳出皓首穷经的圈子，以自由的心态作玄远的哲学追求。汉魏之际名法思想的兴起，对于玄学的形成起了推动作用。玄学的流行还与东汉末年盛行的清议之风有关。

玄学的基本思想特征表现在三个方面。

1. 玄学的思想资料是《老子》《庄子》和《周易》，儒、道二家学说在玄学中融为一体。

2. 玄学的思想形式主要是注释经典，这种形式既继承了儒家的传统，又融合了道家的抽象思辨特色。

3. 玄学家多力求把孔子和老子、道家的无为与封建的伦理等级观念结合起来。玄学家虽然提倡自然无为，但他们力求说明自然无为与伦理名分并不冲突。

（二）魏晋玄学的流派

玄学的第一个流派出现在魏正始年间，它以夏侯玄、何晏、王弼为代表，以兼注《老子》《论语》和《周易》为学术特色，以清谈辩论为形式，以论证“无中生有”为主要内容，可以称为“贵无”派。

与夏侯玄、何晏、王弼同时的另一派人物以阮籍、嵇康为代表。他们处于司马氏集团取代曹魏集团的最后也是斗争最残酷的时期。他们两人和山涛、刘伶、阮咸、向秀、王戎号称“竹林七贤”。他们不但行为放诞，与司马氏对立，还发表了一些不遵守礼法的激烈言论。

玄学的第三个流派发生于西晋中叶，即晋惠帝元康后出现的一批名士，史称“中朝名士”或“元康名士”，以向秀、郭象、王衍、乐广、王澄、谢鲲等为代表。其中一部分人继承“竹林七贤”的遗风，放浪形骸，轻视名教。向秀、郭象则致力于理论探讨，实现了何晏、王弼所倡导而为阮籍、嵇康所发挥的儒道合流。

玄学思想发展至向秀、郭象阶段，实际上已接近尾声，但影响长远。东晋时，玄学与佛学合流，至宋、齐、梁、陈，佛学更继玄学而向前进展；但玄学的余波未灭，直到唐初还有影响，不过在思潮上已不占有重要地位。

（三）魏晋玄学的主要观点

1. 贵无论 正始玄学的核心是何晏、王弼的“贵无论”哲学，主要体现在《老子注》和《周易注》之中。其整个玄学思想基础是“以无为本”。他说：“天下之物，皆以有为生。有之所始，以无为本。将欲全有，必反于无也。”（《老子注》第四十章）在王弼看来，天下万物皆从“有”而化生，而“有”姿态万千，“无”便是这所有的“有”即“全有”的根本。这种“以无为本”的哲学放在言意关系上，王弼提出了“得意忘言”；放在政治上是其“崇本息末”的治国方略；放在礼教上便是其“名教出于自然”的思想。这种“以无为本”的哲学体系的建立，标志着正始玄学的形成。

王弼认为，言辞是表达卦象的，既然看懂了卦象就不应拘泥于言辞。卦象又是表明义理的，如果义理明了就不要再拘泥于象的含义。王弼说：“夫象者，出意也。言者，明象者也。尽意莫若象，尽象莫若言。言生于象，故可寻言以观象；象生于意，故可寻象以观意。故言者所以明象，得象而忘言，象者所以存意，得意而忘象。”（《周易略例·明象》）换言之，言语的表达是为事物的本质或者是自己的思想、方法等类似于“意”的东西服务的，但“意”本身又不可能完全用语言表达清楚。所以如果得到了“意”，就要明白它是高于“言”的东西，不可执着于表达这个“意”的“言”。在此可以很明晰地看出王弼对庄子言义哲学的继承关系。如《庄子·天道》说：“语之所贵者，意也。意有所随，意之所随者，不可以言传也。”

庄子在《外物》篇中的比喻更易于理解："筌者所以在鱼，得鱼而忘筌；蹄者所以在兔，得兔而忘蹄；言者所以在意，得意而忘言。"王弼这种"得意忘言"的思想实质上是为"崇本息末"服务的。在他看来，"意"才是本质的东西，而"言"只是工具，是"末"罢了。这就引出了"名教出于自然"，名教最初就是"自然"在社会和人伦上映射的道德规范和礼义法度，然而就像"言"与"意"一样，"自然"是"本"而"名教"是"末"，本末不能倒置，要"崇本息末"。"崇本息末"是王弼注《老子》的主线。他在《老子指略》中说："《老子》之书，其几乎可一言而蔽之。噫崇本息末而已矣。"王弼认为，具体的礼仪标准和名法制度只要被制定出来，就不可避免地存在某种缺陷。比如，对于"礼"，王弼说："夫礼也，所始首于忠信不笃，通简不阳，责备于表，机微争制。仁义发于内，为之犹伪，况务于外饰而可久乎。"所以"以正治国"只是"末端"，要崇尚"本"的东西，即"以道治国"。以道治国的核心是"无为而治"。王弼的"无为而治"对汉初黄老哲学有所继承。王弼说："万物以自然为性，故可因而不可为也，可通而不可执也。"所以在王弼看来，"无为而治"并非守株待兔、消极无为，是一种因势利导的适时而为，"在方而法方，在圆而法圆，于自然无所违也"。

2. 崇有论 竹林玄学的"放达"之风到了其末流就愈演愈烈，直接危害到社会的礼仪轨制。到了西晋中朝时期，玄学家裴頠作《崇有论》，以对当时不良的社会风气要予以纠正。他的做法是将正始玄学"无"本论的那个"无"直接还原为"有"，这实际上是将"无"的抽象性撇开而使其具体性得到了落实。所以要"崇有"。《崇有论》说："夫总混群本，宗极之道也。"这就是裴頠玄学的总纲。这明显将玄学致思的方向转到了"群本"，即"群有"或"众有"上，此乃现象界的众多之"有"。裴頠对此作了明确的论证，即"夫品而为族，则所禀者偏；偏无自足，故凭乎外资"。这是说，"众有"中每个"有"的存在都是"偏"，即它自身是无法独立存在的，必须"凭乎外资"，即与它之外的"他有"相凭借而共存。而"一有"与"他有"之并存，"有"的最基本条件和前提，就是"众有"之"有"的存在构架。揭示了"众有"之"有"的存在构架，这是裴頠"有"本论的重要思想贡献。裴頠在此还讲到"始生者自生也"的"自生"问题。他说："夫至无者无以能生，故始生者自生也。自生而必体有，则有遗而生亏矣。生以有为已分，则虚无是有之所谓遗者也。"这里关系到"众有"之"有"的本原、本体问题。因为在"一有"与"他有"相并存的构架中，每"一有"都因它之外的"他有"而能"有"和要"有"，故每"一有"的存在依据就在它之外的"他有"而并不在自身，故在此构架中每"一有"的"有"存在都不是本体性的，即"自有"的。

3. 独化论 郭象的玄学思想主要体现在《庄子注》一书中。其玄学思想的核心是独化论。他认为，包括人在内的万物万事并非生于"有"，也不可能生于"无"。他说："无既无矣，则不能生有；有之未生，又不能为生，然则生生者谁哉？块然而自生耳"，（《齐物论注》）所以"得之者"都是自然而生，没有任何条件性和目的性，是自由逍遥的。他说："凡得之者，外不资于道，内不由于己，掘然自得而独化也。夫生也难也，犹独化而自得之矣。"（《大宗师注》）这种"独化"的玄学体系体现在处世哲学上就显得有些消极。他说："天性所受，各有本分，不可逃，亦不可加。"（《养生主注》）在郭象看来，人独化而来就应安于这种"不知其所以然而然"的"天命"。他说："人之所因者天也，天之所生者独化也。人皆以天为父，故昼夜之变，寒暑之节，犹不敢恶，随天安之，况乎卓然独化至于玄冥之境，又安得而不任之哉？既任之，则死生变化，惟命之从也。"（《大宗师注》）由这种"命定"的思想自然引出了

NOTE

“因天下之自为而任”的为政哲学。“人皆自修而不治天下，则天下治矣，故善之也”（《在宥注》），所以统治者最应杜绝的就是“好为”，应顺民之性、因时制宜。换言之，统治者应为民众创造一个“因其自为”的政治环境，而自己只需“无为”就可以达到“无不为”的效果。因此，郭象说：“故所贵圣王者，非贵其能治也。贵其无为而任物之自为也。”（《在宥注》）可见，魏晋玄学从正始年间王弼的“无”论始，中经竹林玄学的“自然论”和中朝时期裴頠的“崇有论”，到中朝时期郭象的“独化论”，逻辑地完成了对以往“有”“无”思想的整合，从而实现了玄学本体论的构建。

五、道教文化

道教是中国本土最重要的宗教。道家的学说为道教提供了理论武器，道教又以特有的宗教形式，演绎、实践、发展着道家的思想和精神。应该说，道教是道家学说的一种存在形态，但它又不是道家本身。

东汉末年出现大量道教组织，著名的有太平道、五斗米道。自张道陵正式创立教团组织，距今已有1800多年历史。道教以“道”为最高信仰，尊老子为教祖，奉《道德经》为基本经典，修行符箓咒祝、三官手书，吸收民间信仰和各类方术，以成道升仙为目的，以黄老之学为号召，以治病为手段，开创了站在宗教立场上用神学改造道家著作的传统。从这一时期的《老子想尔注》《太平经》《周易参同契》等论著中可以看出，巫术、炼丹、符咒、方术、养生等正在被理论化和系统化，而巫师、方士们的活动由个体的自发行动转向有组织的自觉行动，导致教团的产生，加速了道与术的结合进程。

魏晋时，道教在北方继续发展，并流传到江南，形成许多教派分支，主要代表人物是葛洪、葛玄等。葛洪对道与术有深刻认识，他在《抱朴子》中认为，道术的功能是“体道以匠物，宝德以长生”。他的《肘后备急方》有关天花病、结核性传染病、免疫方法的记载都是医学史上的重大成就。道教经书的造作兴盛促进了上清派、灵宝派的形成。

南北朝是道教发展的成熟时期。北魏的寇谦之和南朝的陆修静、陶弘景改革道教，参照佛教的戒律、科仪和形式，形成了足以与佛教抗衡的宫观式道教。寇谦之的新天师道，以“佐国扶命”为己任，借助政治力量对天师道进行改革，使北方道教摆脱了原始风貌，能够被统治者接纳，这是道教迈向成熟的重要一步。陆修静的灵宝派在整理道书、建立道经体系、制定科戒和斋醮仪式方面有重要贡献。陶弘景的上清派在养生、炼丹、医药和建立道教神仙体系方面成就突出，对后世科技和医学有重要贡献。

唐宋时，国家的统一和统治阶级的大力扶持，促进了南北方道家的合流与融会贯通，道教得到更大的发展，建立宫观两千余处，炼养服食和符咒科教方面得到长足发展，特别是内丹理论极其丰富。主要的代表人物有孙思邈、成玄英、王玄览、马承祯、吴筠、钟离权、陈抟、张君房、张伯端等。

金元时，随着民族矛盾的加剧，道教也相当活跃。肖抱珍的太一教，刘德仁的大道教，王重阳、马钰、刘处玄、丘处机的全真教，周真公的净明道都是影响较大的教派。特别是全真教势力最大，强调三教合一，性命双修，注重内丹修炼，逐渐成为官方宗教。

明清道教失去了统治阶级的重视，逐渐显示出衰微的趋势。道教通过进一步世俗化、民间化，在下层群众中寻找其存在的生机，其间比较出名的是张正常、张三丰、王常月等人。

NOTE

六、道学对中医学的影响

道学为中医提供了认识方法和思想基础。在以后漫长的历史进程中，道学与中医相互渗透，进一步充实和发展成道医。

（一）道家精气学说与中医气学理论

气是构成万物的始基物质，《老子·四十二章》有“冲气以为和”之句。庄子不仅继承了老子的“道”论思想，还明确提出了具有物质性的“气”的概念，将气看作是万物统一性的根源。云：“人之生，气之聚也。聚则为生，散则为死……通天下一气耳。”（《庄子·知北游》）同时提出“化”的观点，并加以论述而形成气化论。在庄子哲学中，“道”是以气为基础的。稷下道家著作《管子》一书中，明确、直接地以“精气”名“道”，提出了精气学说，建立了精气一元论。《素问·五常政大论》云：“气始而生化，气散而有形，气布而蕃育，气终而象变，其致一也。”也就是说，天地之气的聚合与流散，决定了物质形状的变化，其规律都是一致的。故植物的生、长、化、收、藏和动物及人类的生、长、壮、老、已都体现了天地之气的聚合与流散的变化规律。道家认为，精、气、神是与道紧密联系在一起的。或者说，从生命运动方面而言，精、气、神就是道，同时它们也是生命的根本。这些观点几乎完全被中医学理论所采用。故古人养生，极为重视精、气，神三者的颐养调摄，所谓“呼吸精气，独立守神”“积精全神”等正是反映了这一思想。精、气、神三者虽然各有不同的特点，但又是一个不可分开的整体。精为神之宅，有精则有神，所以积精可以全神，精伤则神无所舍，是为失守。精为气之母，精伤则无气，无气则死矣。气能生精，气虚则精衰。故精、气、神三位一体，不可分离，存则俱存，充则俱充，衰则俱衰，亡则俱亡。因此，精脱者死，失神者亦死。精、气、神三者的充旺与否，是人体生命存亡、身体健康的关键，养生家均予以高度重视，原因就在这里。

（二）“道法自然”与中医养生观

《道德经》二十五章云：“人法地，地法天，天法道，道法自然。”其以“自然”作为处事的法则贯穿于一切活动，要求人要效法地，地要效法天，天要效法“道”，而“道”即自然法则。道家的“自然”主要包括两层含义：①指万物、人和社会的本然状态，即自然如此、本来如此、究竟如此之意。②指千差万别、纷繁复杂的事物所组成的自然界。人为天地万物之一，宜“无为而无不为”。圣人的活动只不过是“以辅万物之自然，而不敢为”（《道德经·六十四章》），即按“无为”的原则辅助自然运行，按照天地万物的自然性采取适应行为。只有敬重自然规律，放弃在自然规律面前的“妄为”，才能做到“无为而无不为”“为无为，则无不治”，才能使万物自生自成，自由地彰显，取得无不为的结果。正如《素问·六微旨大论》所云：“与道合同，惟真人也。”《素问·四气调神大论》认为四季气候的变化是外在环境的主要方面，而精神意志的活动则是人体内在脏气活动的主宰，因而应当顺应四季气候变化而调养五脏神志；并认为脏腑器官的功能与外在环境应统一协调，才能保证身心健康。而中医“守一养和”的道理也来自于老庄。《庄子·在宥》云：“我守其一，以处其和。”此处所说的“一”，正源于道家所说的“一”，即人与自然的和谐之“道”。“守之以一，养之以和”就是遵守养生之道，以阴阳和气调理身心的意思。

NOTE

（三）“反者道之动” 与中医辨证思维

老子认识到“道”有其自身的运动规律，即矛盾会向相反的方向转化的道理。《道德经》四十章指出：“反者道之动。”这是说“道”不是静止不变的实体，而是一个流转与变迁的过程。这里的“反”有对立转化和返回复初两种含义。《道德经》五十八章则说：“正复为奇，善复为妖。”这是指在一定条件下，正可以转化为奇，善良能转化为邪恶。任何事物都可能出现物极必反的现象。然而天道公而无私，和谐适中，可调控事物的动态平衡。《道德经》五十五章指出：“知和曰常，知常曰明……物壮则老，谓之不道，不道早已。”老子深谙物极必反的运动规律，为防止事物向不利方向发展，提出贵和持中的观点，告诫人们不要走极端，以保持内部平衡。

主张贵和有度，采取阴阳和合法则，并运用于中医理论，正是老子“反者道之动”思想的体现。《素问·阴阳应象大论》说：“寒极生热，热极生寒。”揭示了人体阴阳寒热变化，以致物极必反的结果。而中医在疾病治疗与调养方面，则以归复阴阳平衡协调的正常状态为宗旨。《类经附翼·医易》云：“动极者镇之以静，阴亢者胜之以阳。”即热者寒之，寒者热之。然亦根据具体情况，损其有余而补其不足。如对阴虚而致阳亢的虚热证，即用滋阴壮水之法，以抑制阳亢火盛，称之为“壮水之主，以制阳光”；对于阳虚而致阴盛的虚寒证，则用扶阳益火之法，以消退阴盛，称之为“益火之源，以消阴翳”。故中医治病原则，亦不外乎阴阳平衡，顺应自然之道。

柔弱不争的处世之道是基于物极必反的发展规律和对于自然与社会的深入观察而提出来的。老子认为，柔弱的事物往往更有生命力，坚硬刚强的事物往往容易被毁坏。《道德经》四十章提出：“弱者道之用。”《四十二章》指出：“强梁者不得其死。”所以要守柔持弱，戒除“强梁”。老子提倡谦退不争，启发人们厚积薄发，后发制人，谦下不骄。同时也告诫人们要敦厚善良，朴实无华。《道德经》三十八章提出：“处其厚，不居其薄；处其实，不居其华。”在人生观方面，老子强调“不盈”“不争”“致虚极，守静笃”，这也是老子“无为而无不为”的原则。其观点对于人生处世哲学的改善与良好社会适应能力的培养有积极的促进作用，并可调节人的心理状态与生理功能。

（四）“玄览静观” 认识论与中医虚静顺势思维

老子指出，“道”的本质就是虚空，唯有空才是用之不竭的源泉，这就是天地的根本规律。善于遵循自然规律，体道而行的人，不表现自我，守弱处卑，通达玄妙。唯有虚静柔弱，才能除去朽弊而复新成。因为心安而虚，道自来居；心满则道无所居，即诸事万物不人于心。若达到坐忘虚极的境界，就能体道观妙。故虚空是近“道”之途径。老子提倡虚无的目的之一，是要人们避免带有成见去观察外物，从而客观地去认识与接受外物。《庄子·人间世》说：“气也者，虚而待物者也。惟道集虚。虚者，心斋也。”因为“道”的本质是虚空，故最接近真理。人能虚心，即使不刻意求道，道也自然归之。体静心闲，方可观妙。心若纵任不收，只能徒增粗疏，无法观察万物之妙。从中医养生方面来说，则讲究体妙心玄，向善就道，超然物外而保存真气。《素问·上古天真论》说：“贤人者，法则天地，象似日月，辨列星辰，逆从阴阳，分别四时，将从上古合同于道，亦可使益寿而有极时。”古代圣贤之人就是因为虚心好学，善察外物，从而体道识真，给人们指出了健康长寿之道。“致虚极，守静笃，万物并作，吾以观复。夫物芸芸，各复归其根。归根曰静，静曰复命。复命曰常，知常曰明。不知

NOTE

常，妄作凶。知常容，容乃公，公乃全，全乃天，天乃道，道乃久，没身不殆。”（《道德经》十六章）说明虚静是万物的总原则，众物芸芸，最终都要复归本性，循环往复的终始变化就是永恒之道。所以要静观以待，顺天之常，明察变化，不可妄作。一旦掌握永恒之道，就会包容一切，公正无私，与自然界和谐而融为一体，长久不殆。因而《道德经》三十七章云：“道常无为而无不为。侯王若能守之，万物将自化。化而欲作，吾将镇之以无名之朴。镇之以无名之朴，夫将不欲。不欲以静，天下将自正。”这就是不特意去做某些事情而静待事物的发展，从而顺其自然，进而秉公持正，以致天下安宁。而养生也是如此。老子倡导虚静隐退，希望人们达到天长地久，从而获得圆满成功；启迪人们与世无争，平衡心态，有益于养生与健康长寿。《素问·上古天真论》说：“至人者，淳德全道，和于阴阳，调于四时，去世离俗，积精全神，游行天地之间，视听八达之外，此盖益其寿命而强者也。”不慕功名，脱离世俗，则免除精神之累，从而活得自在健康，故虚静谦退是长久之道与长寿之道。

（五）道教对中医学的影响

道教与中国传统医学关系极为密切，所谓“古之修道者莫不兼修医术”，因此自古就有“医道通仙道”的说法。民间广为流传的“十道九医”之说则充分反映了道教“尚医”的历史传统。道教本着“内修金丹、外修道德”的宗教伦理实践要求，认为行医施药是一种济世利人的“上功”与“大德”，也是长生的一种先决条件。道教医学是中国传统医学文化不可或缺的组成部分，也是道教学研究的一个极重要学术领域。

作为医学与道教结合的产物，道医是随着道教的发展而产生的。道教徒为了实现其宗教目的，兼修医术以自救和济世，以医传道的结晶和产物。道教以医传道，包括两个方面的内容，即一方面“以医传教”，另一方面“借医弘道”，这就必然促使道教与医学发生交叉叠合，道教医学正是在这一宗教与医学相互交融的历史过程中逐渐产生的；经过汉魏两晋南北朝道教名士对传统医学不断融摄与创发，道教医学作为中国传统医学的一个流派初步形成。

纵观道教发展历史，历代兼通医术的道教名士层出不穷：董奉、葛洪、鲍姑、陶弘景、杨上善、王冰、孙思邈、孟诜、张鼎、王怀隐、张伯端、崔嘉彦、刘完素、周履靖、傅山、徐大椿等就是其中的代表人物。在历次编修刊行的《道藏》中收录有为数不少的医学论著和大量涉及医药养生内容的道经，丰富了中华传统医药学宝库。尤其是其中极富实用价值的道教养生、卫生方法和行之有效的抗老延龄秘方，更是中华传统医药文化中的瑰宝。道教中蕴涵了许多极有价值的医学科学思想，道教符箓、咒术、辟谷、服食、房中诸术中虽然掺杂有不少神秘主义的内容，但也不乏“合理内核”和医学底蕴。一千多年来，道教医家在其虔诚的宗教信仰驱动下，通过长期不懈的医疗实践和种种对人体生命奥秘的探索，在人体医学、病因病理学、治疗学、食疗学、疾病预防学、药物学（本草学及化学制药学）、性医学、性卫生学和医学伦理学等基础医学、临床医学和预防医学领域积累了丰富的医学思想。这些医学思想带有鲜明的道教特色，丰富并推动了中国传统医学思想的发展。当然，限于历史条件，道教医学作为中国传统医学的一部分，它的内容也是鱼龙混杂、良莠不齐，其中甚至包含一些宗教神秘主义的东西。今天我们研究道教医学，应以科学的态度和理性的分析，摒弃其糟粕，吸收其精华，以促进中医学发展。

NOTE

第四节 佛学与中医哲学

佛教是三大世界宗教中历史最悠久、典籍最丰富、思想最深博的宗教，中国佛教是中国传统文化“儒、道、佛”三大系统中独具特色的一支，中国佛教哲学是中国哲学的有机组成部分之一。佛医是佛祖释迦牟尼及其弟子们在修行成佛的价值取向下，融摄了古印度医学而逐渐发展起来的一种具有独特医学体系的宗教医学。自它随着佛教传入我国之后，就与我国固有的传统文化，特别是中医学相融摄而逐步形成了具有中国特色的中国佛教医学。它与中医学的关系，通俗地讲是印度佛教医学的种子，在中国传统文化特别是中医药文化土壤中生根、开花、结出的硕果。因此，把握佛家思想精髓，对审视、理解中医药学的理论、方法及实践具有重要的启示作用。

一、佛教的传入与发展

佛教与基督教、伊斯兰教并称为世界三大宗教，其起源于公元前6世纪的古印度，创始人为古印度北天竺迦毗罗卫国王子悉达多·乔达摩，因他是释迦族人，被佛教徒尊称为“释迦牟尼佛”。原始佛教主张诸行无常、人生是苦，只有通过修行断除一切烦恼才能进入涅槃境界而成佛。

东汉明帝期间（58—75年），佛教经西域传入中国。一般是通过西方僧人翻译介绍的。魏晋以后，译述介绍佛教经典增多，并逐渐有了中国人自己的著述，其中包括对佛经的注解和阐明佛教的专著。今存的汉文佛教经典，绝大部分是东汉到唐中期这一段时期翻译撰写的，唐以后仅有些零星译述，多为旧译经的补充。

魏、晋时期，译经数量增大，质量提高；创立了中国的传戒制度，有了华籍僧民；已有佛经注疏，标志着佛教“中国化”的开始。这一时期不仅各地都有佛教寺院的修建，而且还出现了寺院经济，僧尼人数有很大发展。

隋唐是中国封建社会盛世，佛教在隋唐进入鼎盛时期。隋唐两代皇帝除唐武宗（841—846年）反佛外，其余都是崇佛的，致使隋唐佛教达到了鼎盛期，也是它的成熟期。在隋代，佛教完成了它的“中国化”进程，各派思想均达到了成熟的程度。佛教的各种宗派应运而生，到了唐朝较有影响的有天台宗、三论宗、唯识宗、华严宗、禅宗、律宗、净土宗、密宗等。其中最有代表性、影响最大的是禅宗。这时是儒、道、佛鼎立时期，佛教势力有更大增强。

宋元明清，封建社会进入衰退期，佛教的总趋势亦每况愈下，但由于统治者的扶持，仍在不同历史条件下演进着。隋唐时期形成我国的三教鼎立之势，到宋明以后走向三教会同，形成以儒家为中心的儒教，佛、道两教形式上走向衰微，但其宗教精神渗透到儒教内部，成为封建社会思想支柱的一部分。

二、佛教的主要流派

汉传佛教的主要宗派有八家。

NOTE

1. 天台宗 该宗派在隋代创立，其学说的主要特点是确立定慧双修原则，短暂的心念活动即具有世间的一切现象，即“一念三千”。

2. 三论宗　该宗教义以真俗二谛为总纲，以彻悟中道实相为究竟。色（有）即是空，空即是色。世间一切万有都是众因缘和合而生，是无自性的。为引导众生，用假名来说有，此即“中道”（即一切无所得）。

3. 唯识宗　该宗宣扬“万法唯识”，故名。创始人为玄奘。其基本理论是“唯识无境”，重“转依”，即认识上由迷转悟为修持目的；不承认“众生皆有佛性”。

4. 华严宗　其理论为“四法界说”。主张万事万物即事，真心真如即理，理为事之根本，事为理之显现。

5. 律宗　以研习和传持戒律而得名。其学说主要是心识戒体论，即僧人在受戒时所发生而领受在自心的法体在心理上构成一种防非止恶的功能。

6. 密宗　因此宗以方法奥秘，不经灌顶、不经传授不得任意传习及显示别人，故称为密宗。其认为佛与众生无根本差异，众生如能修习密法而使“三世”清净，便可“即身成佛”。

7. 净土宗　净土宗以专修往生极乐净土为宗旨，故名。该宗认为，一心专念“南无阿弥陀佛”名号，就可借助佛力与念佛所行之业结合，往生净土。

8. 禅宗　该宗创始人是菩提达摩，至五祖弘忍下分成南北两派，创立者分别是南宗慧能、北宗神秀，时称“南能北秀”。禅宗提倡心性本净、佛性本有、见性成佛。特别是慧能一派，主张“不立文字，直指心性，见性成佛”的“顿悟”观点，对后世影响极大。

三、佛教的核心理论

中国佛教的中心问题是人生解脱论，是把握生命方式的学说。人生问题是与周围环境相关的，由此又兼论宇宙问题。对于人生和宇宙又有一个认识方式问题，也就是主体如何实践以达到解脱的方式问题。因此，中国佛教体系大体可以分为两大方面：①关于善恶因果与修行的实践方面、宗教方面、道德说教方面。释家的善恶因果观与修行法门，既与其他一切宗教、道德说教有共通之处，又有其殊胜之处。②关于生命和宇宙的认识方面。这是佛教教义的理论方面、哲学方面、辩证思维方面。佛教关于生命和宇宙的真相理论是建立在佛教修行基础上的成果，这两方面互相关联，密不可分。其主要理论有缘起论、三法印、三学、四谛、五蕴、中道观和慈悲观。

（一）缘起论

缘起论是佛教全部理论的基石，也是佛教各家各派展开其理论与实践的根本依持。佛教把缘起视为世界的终极原理，认为佛陀之所以成为佛陀，就在于他证悟了缘起法的根本道理。

缘起，亦称缘生，意谓一切事物和现象都处在普遍的因果联系之中，都依一定的条件而生起。缘，指一切事物和现象所依赖的原因和条件；起，就是依条件而生起。佛教的缘起论强调的是一切事物和现象的生灭变化都毫无例外地是因缘和合的结果，即都是各种因素在一定条件下的聚合，以此来说明因果关系的普遍性和绝对性，说明一切事物和现象都没有不变的自性，没有独立自存的实体或主宰。一般认为，佛教缘起论的经典性提法是《杂阿含经》中的四句偈：“此有故彼有，此生故彼生；此无故彼无，此灭故彼灭。”

佛教最早的缘起论是“业感缘起论”，也就是十二因缘说。所谓“业感缘起”就是将世间的一切现象和有情众生的生死流转，都视为由众生的业因相感而缘生。业，音译“羯磨”，泛

NOTE

指一切身心活动。佛教一般将业分为身、语、意三类：身业，指身体的行动；语业，也称口业，指言语；意业，指思想活动。善业必招致善报，恶业必招致恶报，无记乃非善非恶，不产生什么结果，故曰“不生”。佛教认为，“业”不但是“受身因缘”，而且万物也“从业因生”。决定个人生死祸福的业称“满业”或“别报业”，所得的果报称为“别报”；决定人的共性和共同物质生活条件的业，称“引业”或“总报业”，所得的果报称为“总报”。由此，佛教又引出了有漏果和无漏果、正报和依报等不同的说法。漏，意为由烦恼业因而流传生死。有漏，即导致生死流转的一切法；无漏，即断除三界烦恼、超越生死轮回的一切法。佛教认为，有漏业因招致有漏果，使众生流转于六道之中；无漏业因招致无漏果，使众生得以成菩萨作佛。有漏果和无漏果又有正报和依报之分。正报指有情众生的自体，依报指众生所依止的国土世界。强调众生的自体及其所依住的世界，皆由业力所感而生起，从而宣扬断除惑业、超脱轮回的宗教解脱论，这就是业感缘起论的基本出发点。

佛教传到中国以后，缘起论作为佛学的根本思想，在中国传统思想文化氛围中得到了进一步丰富和发展，并出现了许多富有中国特色的缘起理论。其中以《大乘起信论》为代表的“真如缘起”及由此而展开的“法界缘起”等成为最令人瞩目的内容。

“真如缘起”是建立在“如来藏”缘起的理论之上的。如来藏，意谓如来在胎藏中。它是佛性的别名，但更突出了“如来即在众生身内”，是一切众生的成佛之因。它虽然在众生之中与烦恼杂处，但它的体性却是清净的，因而也称“如来藏自性清净心”。佛性一如来藏系的思想视如来藏为世界的本源和众生解脱的根本依持，通过确立一个绝对永恒的“清净心”或“佛性”来说明世界万法皆依此而缘起。《大乘起信论》进一步发展这种思想而提出了真如缘起论。真如，意为真实不虚，常如其性。真如作为如来藏、佛性的异名，更强调它的绝对、永恒和不变。真如不变，不变随缘。而“法界缘起”则是华严宗的基本理论。它以“一真法界”为万法的本原，认为世界上一切现象都是“一真法界”随缘而生起。“一真法界”也叫“一心法界”，实即“真如佛性”，因此又叫“性起缘起”。缘起的各种现象之间，你中有我，我中有你，相即相入，圆融无碍，处于重重无尽的联系之中，因此又称“无尽缘起”。华严宗专门立四法界、六相圆融、十玄门等来说明这无尽缘起的理论。这种理论被认为是中国佛学发展的成熟形态，它包含了对现象与本体、一与多等许多问题的哲学思考。

（二）三法印

“法印”是对佛教基本教义学说的一个概括，即印证、标志、衡量一切现象的根本标准。印，有印信、印证之义，内外之分、真伪之辨、正邪之别皆以法印印定其说是否正确。三法印，即三种印证是否真正佛法的标准或标记。凡符合这三条者，为真正的佛法；反之，则为外道。《大智度论》卷三十二中说：“佛说三法为法印，所谓一切有为法无常印，一切法无我印，涅槃寂灭印。”三法印一般作“诸行无常”“诸法无我”和“涅槃寂静”，是释家思想的理论基础，是佛法中不可动摇的根本原则，是具有普遍性、必然性、永恒性的定律。

1. 诸行无常 行，有迁流变动的意思；诸行，指一切因缘和合而生的物质现象和精神现象的生起和变化。常，恒常；无常，刹那生灭，变化无常。诸行无常，即世界万物无不处在生灭变化之中，犹如水流与火焰，总是瞬息万变，没有常住性。纵向看宇宙人生，无常的世界是“成、住、坏、空”的过程，无常的事物是“生、住、异、灭”的过程，无常的人生是“生、老、病、死”的过程。横向看宇宙人生，无常的事物虽然此生彼灭、彼生此灭，无常的人生虽然此生彼死、彼死此生，但绝非孤立而单一的存在，而是彼此依存，互为因果。诸行无常是佛教由缘起论而推出的一个重要结论。由“无常”必然进一步推出“无我”。

（1）就现象而论，宇宙万物的变化无常是绝对的，万物的兴起存在是相对的。譬如人生的生、老、病、死是绝对的，要想长生不老和快乐永久是不可能的，人生的存在是暂时的、无常的，因而是相对的。

（2）就现象与本质而论，世间的一切现象都是变化无常的，但这种变化无常主要限于现象，事物在本质上是因缘而起的、自性空的，因而又是不变的、清静的，从这个意义上说，事物现象的变化无常相对于其本质来说是相对的，事物本质的不变性、自性的空寂清静性则是绝对的、普遍的。因此，人生无常，一切皆苦。要想离苦得乐，只有逃出“无常”的圈子，在空寂清静的涅槃境界中解脱这痛苦的人生。

（3）宇宙间万物变化无常的绝对性相对于整个宇宙的无限循环、无始无终、不生不灭的绝对性来说，又是相对的。

2. 诸法无我　法，泛指一切事物和现象。我，指固有不变的本性，有主宰或实体的意思。诸法无我，意思是一切现象皆因缘和合而成，时刻处于变化无常之中，没有固有不变的本性，没有独立的实体或主宰者。如前所述，佛教的“无我论”主要针对当时婆罗门教的神创说（梵我）与不灭的灵魂说（神我）提出来的。它是佛教区别于当时印度其他思想流派的一个根本观点，有人称其“印中之印”是有一定道理的。

“无我论”是以缘起论和无常说为依据的，其原本内涵是指一切事物皆无独立的实在自体。这里的“诸法”原本是佛陀所说法，后来引申为万物的存在。所谓“无我”即是指万物没有实存不变的本性。“诸法无我”又包含“人无我，法无我”两方面含义。

“人无我”认为，人由五蕴和合而成，没有常恒自在的主体。释家认为，平常所谓的“我”，不过是一种无明妄执，是由人的爱欲取著形成的，实际上并不存在一个常恒不变的自我。

“法无我”认为，一切法都由种种因缘和合而生，不断变迁，无常恒坚实的自体。释家无我论旨在教人摆脱对自我的执着，从生老病死的烦恼中解脱出来。

释家“无我论”的根本价值在于它确立或增加了一个整体性、无限性的认识思维向度，有助于我们从更广阔的视域中如实认识人与万物的存在，认识人与万物的不同作用和价值。人由色、受、想、行、识五蕴组成，受想行识四蕴，也统称为“名”，佛法中经常使用“名色”作为五蕴或“物质与精神”的总称。万物皆流，由缘而起。人亦如此，由五蕴和合而成，五蕴始终处于变化无常之中。所谓转生，就是五蕴的转生。转生不过是五蕴刹那生灭的一种表现形式。五蕴和合方能组成为“人”，其中任何一个部分都不能成为整体“人”的永恒主宰者。

3. 涅槃寂静　涅槃，系梵语音译，原意指火的熄灭，佛教用它表示灭尽一切烦恼的最高理想或最终目标。涅槃寂静，意即通过修持，灭尽一切烦恼，超脱生死轮回，进入涅槃解脱的境界。寂静即涅槃境界的法相状态，涅槃非世间因缘法所生，乃是不生不死的出世间无为法（寂灭法）境界。只有灭绝一切烦恼，了尽生死惑业，脱离三界轮回诸苦才能证悟无为法而达到涅槃解脱的妙境，即早期佛教常说的“灭、尽、离、妙”。佛教强调涅槃寂静，主要是突出其对世俗生死、苦乐的超越，表明其解脱境界的殊胜并非一般人所能想象，更非外道所追求的那种解脱。佛教在否定了此岸世界的一切后，高举涅槃寂静的旗帜，为众生指出了绝对幸福的彼岸世界的理想目标。这是佛教中最具神秘色彩、也最具魅力的部分。可以说，佛教的各种理论学说都是围绕着涅槃寂静这一最高理想而展开的。

三法印是与佛法的修行实践紧密联系在一起的。每一法印都开显正觉的内容，依每一法印都能离执证真。依无常而悟入的，即无愿解脱门；依无我而悟入的，即空解脱门；依涅槃寂灭而悟入的，即无相解脱门。由于有情的根性不同，或说一印，或三印并举。完备的三法印，依声闻的修行次第是先观无常、由无常而观无我、由无我而到涅槃。观诸行无常，即能厌世间而求出离；能厌苦，即能通达无我；无我所执，即离一切爱欲；能离欲即离一切烦恼，所以能得涅槃解脱，这也就是经中常说的厌、离欲、解脱。三法印的教说，将诸法的真相与修行的历程、主观与客观、事实与价值统一在一起，是真正佛法的重要标志。判断佛法的是否究竟，即以此三印来衡量。若与此三印相违的，即使是佛陀亲说的，也是不了义法。反之，若与三印相契合，即使非佛所说，也可认为是佛法。

（三）三学

三学指的是戒、定、慧三学。戒学是佛教徒的行动规范和守则；定学是禅定、静虑；慧学是彻悟宇宙人生真相的般若智慧。三学是对八正道的归纳总结，是佛教修行的根本，三学是修行者获得解脱的必由之路。

1. 戒学　戒，指戒律，即防止行为、语言、思想三方面的过失，是三学的第一个阶段。它是佛祖释迦牟尼为其弟子制定的各种戒规，既是佛门弟子必须遵守的日常行为规范和准则，也是佛教伦理观的具体体现。戒学根据内容可分为止持戒和作持戒两大类。止持戒是指止非防恶的各种戒；作持戒是指奉行一切善行的戒。这二者相辅相成，为的是让佛教徒严防身、口、意三业，不做一切非法的、不合理的、足以使身心染污的事情。

戒主要有五戒、八戒、十戒、具足戒、菩萨戒等种类。以五戒为例，①戒除杀生，不仅不伤害人的生命，而且也不故意伤害动物的生命。②戒除偷盗，不仅指有形的偷盗，也指假公济私的贪官舞弊。③戒除邪淫，在家修行者须戒除私通和涉足娼妓等场所。④戒除妄语与恶意欺骗。⑤戒酒。这种戒律与中医学讲求的饮食修养、动静修养与心性修养三大平衡的目的与效果是一致的，亦符合“仁者寿”的道德规范与人生观。

2. 定学　定，是梵文音译，亦称“三昧”“三昧地”“三摩地”，是三学的第二个阶段，指禅定，即摒除一切欲望和烦恼，摒除所有杂念，专心致志，以观悟四谛，从而进入正审思虑、入定修持的境界。佛教认为，这是获得正确认识和智慧的先决条件。“禅”是静虑、思维修持的意思，其修行方法就属于“定”的内容。只有人定达到较高的层次，才能进入禅的境界。佛教生命超越的指归是涅槃寂灭，是要让躁动不宁的生命意志归于平静，因而佛教的生命超越之道对人的心境和精神状态有着特殊的要求，这就产生了佛教的定学。由于禅与定有密切联系，故中国佛教将二者合称“禅定”。这种禅定之修，在养生意义上与《素问·上古天真论》所倡导的“恬淡虚无，真气从之，精神内守”，“防患于未然”的医学养生观是一致的。小乘佛教的定学主要有四禅和四无色定。通过戒学进入禅定的状态，就会去除掉人生许多的烦恼，渐渐进入彻悟之境。

3. 慧学　慧，是宗教意义的智慧，是通过宗教修炼，通过内心体验和证悟而获得的佛教智慧，即宇宙的最高和终极真理，是三学的最高阶段。这就是有厌、无欲、见真，是通晓“四谛”“十二因缘”等佛教义理，把一切事物，包括人生，皆视为假象；进而不执着、不追求、

NOTE

无烦恼而解脱，以窥见真法而获得智慧，达到彻悟的“涅槃境界”。佛教之所以守戒律，习禅定，追求解脱成佛，基本缘由就在于佛教智慧彻悟宇宙人生真相，通达社会事理，所以佛教智慧既是佛教守戒习禅的理性基础又是守戒习禅的理性结果。

（四）四谛

四谛又称“四圣谛”。“谛”字是古印度梵文的音译，意为“真理”“圣谛”，就是圣人所知之绝对正确的真理，包括苦谛、集谛、灭谛、道谛，是释家最基本的人生因果哲学。四谛奠定了佛教教义的基础，可以说佛教所有的重要的哲学思想都与四谛有关，都是为了从某一方面为它论证。四谛理论在佛教的发展中一直占有重要的地位，并且在不断地得到补充和完善。

1. 苦谛　四谛中的第一条真理是苦谛。苦谛是释迦牟尼在彻悟之后，对人生现象的价值判断，认为现实世界中充满了痛苦。这是对社会人生及自然环境所做的价值判断。人生在世，一切皆苦，概而言之，共有八苦：生苦、老苦、病苦、死苦、怨憎会苦、爱别离苦、求不得苦、五盛阴苦。四谛中的苦谛所讲的就是人生的根本痛苦与生命现象是不可分离的，所以具有普遍之真实性。人生苦之事实，不是显而易见的，因为人们都有一种本能，固执地相信这个世界总有某些事情是快乐的，绝不能说一切都是痛苦的，这正是人们不能解脱的缘故。

2. 集谛　四谛中的第二条真理是集谛，意为一切存在都是由条件集合而成。就苦来说，众生一切痛苦皆可以溯源于三项根本原因，即贪欲、嗔恨、愚痴三种本能的烦恼。此三种根本烦恼即是造成一切有情众生痛苦之因。四谛的集谛所解释的就是这三种根本烦恼的性质，以及如何由彼而生死轮回之事实。轮回说和十二因缘说紧密相连，所以集谛又以十二因缘为主体，指出人生之所以苦的原因。因众生的无明而烦恼，引起业的集起。业力是众生的善恶行为所引起的生善恶果报、造作一切的力用，众生的行为和支配行为的意志从本质上说就是业力。

3. 灭谛　四谛中的灭是梵语“涅槃”的意译，梵文和巴利文认为涅槃是熄灭、止灭或吹灭的意思，表示火的熄灭。贪、嗔、痴被佛教视之为三毒火。在圣者的眼界中，这个世界的一切都被这三毒火燃烧，无刹那之安息。圣者能永断贪、嗔、痴等根本烦恼，了除生死患累的苦果，证得清净寂灭的解脱境界，这种解脱境界称为涅槃。

涅槃是人生理想归宿的最高境界、最终目的，也是佛教教人追求的方向和目标。在几乎所有的宗教中，至善之境只有在死后方能达到，涅槃却可以当生成就，不必等到死方能获得。凡是亲证真理、涅槃的人，就是世间最快乐的人。他不受任何状态所束缚，他不追悔过去，不冥索未来，只是扎扎实实地生活在现在里。因此，他能以最纯净的心情欣赏与享受一切，而不掺杂丝毫自我的成分在内，只有清净、温柔，充满了博爱、慈悲、和善、同情、了解与宽容。

4. 道谛　四谛中的道在梵文的原始意义是道路、方法或姿态的意思，释迦牟尼借此词来说明要解脱人生苦恼的现象，就必须修道。道谛就是为解脱痛苦达到涅槃的道路、途径和方法。佛祖在初转法轮时提出了一种中道观，为的是避免两个极端。一个极端是经由感官的享受去追寻快乐，这是低级、平庸、无益的凡夫之道；另一个极端是经由各种自虐的苦行以寻求快乐，这是痛苦的、无价值的、无益的。佛自己都曾尝试过这两种极端，深知其无有实益，才由亲身的证验，发现了能够产生知见，导致宁静、内证、正觉、涅槃的中道。

（五）五蕴

五蕴是佛教对人的本质的看法。佛教认为，人身是五蕴和合而成的集合体。“蕴”也作“阴”，聚积的意思。五蕴指色、受、想、行、识。“色”即物质，指肉体，包括地、火、水、

NOTE

风四大。“受”指感受、感觉、感情。“想”是理性活动、概念作用。“行”专指意志活动。“识”统一前几种活动的意识。佛教理论的基本出发点是：人生就是“苦”，人的生命、生存就是“苦”。所谓“苦”，不是专指感情上的痛苦，而是泛指精神的逼迫性，即逼迫恼忧的意思。关于人生痛苦的根源，释迦牟尼反对当时印度思想界关于人生的一切都是由神的意志所主宰的观点，也不同意那种一切由前世决定，后天不能改变的观点；还反对那种认为人生的一切都无因无缘的观点。佛教把人生划分为许多部分，这些部分互相结合为无止境的痛苦锁链，并进一步阐明人生的痛苦现象及其根源，其中比较重要的是十二因缘说。释迦牟尼还把十二因缘和业力、轮回的思想联系、统一起来，用业报轮回说来说明众生的不同命运。

（六）中道观

中观学派在以往佛教各思想学派的基础上形成发展，成为印度佛教史上倡导大乘“中道”思想的突出代表。中观派的主要理论都与中道思想直接相关，其中最引人注目或最能体现的是“中道”。“中道”是中观派整个理论体系的核心，是一种特殊的思维方式。

在中观学看来，世界上一切事物都依赖于一定的条件而存在，其本身没有任何不变的实体。龙树将这种存在称为“空”，并认为这种“空”并非“虚无”或“空无”，而是一种不可描述的存在，是一切事物最高的存在形式，是一切事物的本原，运用这种观点看待事物，就能不着于“有”“无”两边，而达到“非有，非无，非非有，非非无”的“中道”。《大智度论》卷四十三说道：“常是一边，断是一边，离是两边行中道。”又言：“诸法有是一边，诸法无是一边，离是两边行中道。”即一种不能用语言分别、不能用概念表述的最高存在。

龙树《中论·观四谛品》的“三是偈”集中体现了中观派的“空”观，鸠摩罗什的译文是：“众因缘生法，我说即是空；亦为是假名，亦是中道义。”此偈概括了中观学派的缘起理论，表述了因缘、空、假名和中道四者的内在关联，其中因缘是出发点，由此而表现为空和假名，空和假名是同一缘起法的两个方面，两者密切联系，因为是空才有假，因为假才是空，空和假结合起来来看待缘起就是“中道”。

鸠摩罗什也多次强调中观的要义：“什曰：‘故有无非中，于实为边也。言有而不有，言无而不无。’”认为追寻事物的本体，无论是持有还是持无的见解，都不合中道。他指出，本体是因缘和合的性空，有了因缘所以“不无”；客体也是因缘和合的假名，依赖因缘所以“非有”。既不执迷于假有，也不执着于真空，这便是中观的方法，也就是般若性空的道理。他的弟子昙影称：“不累于有，不滞于无，即中道也。”天台宗创始人智者大师所讲的“三谛圆融”也是这个意思：“不著于空，不执于假，即日中道。”也就是说，一切存在或“法”都是从缘而起，因此无自性。无自性等于空，但空并不是“无”或“不存在”，而是指无自性的存在方式；这无自性的存在方式也就是假名、假有。这种理解的缘起才是中道。龙树为了进一步阐发一切事物自性空的道理，还提出八不缘起说。缘起说是讲没有实在的生灭，必须首先否定生灭才能显示出缘起说的真正本意。据《中论·观因缘品》载，缘起之法是打破生、灭、断、常、一、异、去、来等八种邪见，而阐明空之真理：由否定生灭，进而常断、一异和来去，即所谓克服八种偏见，离开八个极端，就是八不缘起，也称八不中道。

（七）慈悲观

慈悲心是大乘菩提心。《大智度论》说：“慈悲是佛道之根本。”爱护众生，给予欢乐曰慈（与乐）；怜悯众生，拔除苦难曰悲（拔苦）。《大智度论》卷二十七称：“大慈与一切众生乐，

NOTE

大悲拔一切众生苦。”释家慈悲观是建立在对缘起论的整体观、无我论、平等观的体证基础上的。慈悲是佛法最重要的法则，它是一种对万物众生慈爱、悲悯的态度。慈爱众生并给予快乐，称为慈；同感其苦，怜悯众生，并拔除其苦，称为悲；佛陀之悲乃是以众生苦为己苦之同心同感状态，故称同体大悲。大般涅槃经记载，慈悲有三种。

1. 生缘慈悲　又作有情缘慈、众生缘慈，即观一切众生犹如赤子，而与乐拔苦，这是凡夫的慈悲。“三乘”（声闻、缘觉、菩萨）最初的慈悲亦属这一种，故亦称小悲。

2. 法缘慈悲　指开悟诸法乃无我之真理所起之慈悲。系无学（阿罗汉）之二乘及初地以上菩萨之慈悲，又称中悲。

3. 无缘慈悲　为远离差别之见解，无分别心而起的平等绝对之慈悲，此系观音菩萨发之大愿，故特称为大慈大悲、大慈悲。这三种慈悲，并称三缘慈悲。所以慈悲心是佛心。

四、佛学对中医学的影响

佛学传入中土过程中，首先给中医界带来了佛教医学。佛教医学源于印度医学。早在公元前两千年，印度医学已成规模，公元前一千年是印度古代医学的全盛时期，医学典籍为《梨俱吠陀》《阿闼婆吠陀》《阿输吠陀》。在公元前五世纪至公元五世纪佛学加以接受、沿袭、运用并注入佛教教义。内科的《逻阇迦集》、外科的《妙闻集》、儿科的《迦叶波集》就是佛教全盛时期的医学代表作。佛教医学传入中国，逐渐被运用。隋唐时期最甚，隋唐史志经籍中载有《龙树菩萨药方》四卷、《龙树菩萨和香法》两卷、《龙树菩萨养性方》一卷、《婆罗门诸仙药方》二十卷、《婆罗门药方》五卷、《西域婆罗仙人法》三卷、《西域诸仙所说药方》二十三卷、《西域名医所集要方》四卷、《乾陀利治鬼方》十卷、《新录乾陀利治鬼方》四卷、《耆婆所述仙人命论方》三卷、《耆婆八十四门》一卷、《龙树咒法》一卷、《龙树眼论》一卷。以上诸书大抵无存，仅见其目。佛学中现存最多的医籍收录在《大藏经》。《大藏经》中专论医理或涉及医理的经书约四百部，蕴藏着丰富的医药学知识，汇集了生理解剖、药物、临证治疗、摄生保健、心理咒禁等多方面内容，博异丰盈，独具特色，佛教思想中的人生观和世界观对中国古代医家也产生了极大影响。

（一）佛教“四大”与中医五行

1. 佛教“四大”　“四大”是佛教术语，指地、水、火、风。佛教认为，这四种物质是构成世界的基本元素。“四大”又称“四界”。“界”是种类的意思，是指地、水、火、风四种物质都能保持各自的形态，不相紊乱。“四大”亦名“四大种”。“种”有生长繁殖的作用，如种子。佛理认为，一切物质都为四大所生。“四大”之“大”有两种含义：一为相大，如大山大地，大江大海，大山劫火，黑团风、龙卷风等；二为用大，一切物体皆为“四大”组成。“四大”各有不同的性能和业用。地大以坚为性，有一定硬度，其业用能受持万物；水大以湿为性，有一定的湿度，其业用能使物摄聚不散；火大以热为性，有一定的温度，其业用能使物成熟；风大以动为性，有一定的动力，其业用能使物成长。

2. “四大”病因说　佛教认为，人身是由“四大”构成的。《法苑珠林》载《五王经》说：“人由四大和合而成，一大不调，百一病生，四大不调，四百四病同时俱作。地大不调，举身沉重；水大不调，举身膖肿；火大不调，举身蒸热；风大不调，举身倔强，百节苦痛。”也就是说，人体由“四大”构成，“四大”失调则患病。《佛医经》认为，季节变化、饮食男

NOTE

女、心理状况、生活习惯等都会影响人体四大要素的消长，从而使人体内在的机制保持平衡或失去平衡；平衡即健康，失衡即患病。这些理论反映了佛教对人体生理、病理的基本认识，与传统医学理论有相似之处，容易被中国人接受。

3.“四大”病因说对中医学的早期影响 佛教传入中国之前，中国传统医学以阴阳五行学说为其认识论的基础。随着佛教的传入，佛教“四大”开始在中国传播，“四大”理论逐渐影响到中医界。早在东汉安世高翻译的《人身四百四病经》中就论述了印度医学的“四大”学说。三国孙吴时翻译的《佛医经》中有“人身中本有四病，一者地，二者水，三者火，四者风。风增气起，火增热起，水增寒起，土增力盛。本从是四病，起四百四病。”南朝陶弘景在增补晋代葛洪的《肘后方》时首先接受了这一思想，改《肘后方》名为《补阙肘后百一方》。

4.“四大”与阴阳五行的结合 唐代的医书中有许多关于“四大”的论述，如孙思邈的《备急千金要方》说：“地、水、火、风和合成人。凡人火气不调，举身蒸热；风气不调，全身强直，诸毛孔闭塞；水气不调，身体浮肿，气满喘粗；土气不调，四肢不举，言无音声。火去则身冷，风止则气绝，水竭则无血，土散则身裂。然愚医不思脉道，反治其病，使藏中五行共相克切，如火炽然，重加其油，不可不慎。凡四气合德，四神安和，一气不调，百一病生；四神动作，四百四病同时俱发。”王焘《外台秘要》说：“身者，四大所成也。地、水、火、风，阴阳气候，以成人身八尺之体。骨肉肌肤，块然而处，是地大也；血、泪、膏、涕津润之处，是水大也；生气温暖，是火大也；举动行来，屈伸俯仰，喘息视瞑，是风大也。”完全以“四大”代替了五行。这种情况延续了相当长一段时间。其后宋代的《金匮玉函经》、明代张介宾的《类经·序》、清代喻昌的《医门法律》都还在引用“四大”之说。隋代巢元方的《诸病源候论》说：“凡病有四百四种，总而言之，不出五种（恶风有五：黄、青、赤、白、黑）。”这是试图把“四大”与五行结合起来。

总之，“四大”学说确实影响过中医界，其影响最大的阶段恰是佛教在中国最兴盛的时期。“四大”与五行同属朴素的唯物论，有其共性；但五行学说又显然高于“四大”学说。五行学说不但能说明其客观性，又能说明其相生相克的关系。正是这种中国传统文化滋养下的中医理论，以其完整的框架，使“四大”学说不能在中医理论体系中站稳脚跟从而取代以阴阳五行为基础的理论，最终自行在中医理论体系中销声匿迹了。

（二）缘起说与中医病因病机论

“缘起性空”是佛法义理的核心，其关键是缘起法则，即所有的法都超不出“缘起”的范畴。强调“性空”是针对执实的习气而言。“空”是与“有”相对而言的概念，并非虚无、没有，也不是否定现实存在。佛法常说“真空妙有”，或如“色不异空，空不异色，色即是空，空即是色”。故说“性空”也罢，“妙有”也罢，其实质一样。“缘起”是指因缘的相续和作用，如同在一张无限大而复杂的法网之中，因缘流转，相续不断，发生各种作用，显现各种现象。具体而言，“缘”是指关系或条件，“缘起”就是一切事物或现象的生起，是一种相依、相缘、相资的关系，即相互依存、互为因果、互为条件的关系或过程。佛教常言：“此有故彼有，此生故彼生，此无故彼无，此灭故彼灭。”也就是说，一切事物或现象不过是彼此相关的表现或反映而已。有同时相互关系，也有异时相互关系。事物持续存在，无常变迁，都是前因与后果的持续不断，如种子与芽，有种子才有芽的发生，而有芽才又有种子的成长，它们异时而存在，作为因果而相续；然而芽生则种灭，种灭则芽生，又可视为同时发生。它不外说明一切事物都是依各种关系而存在的，所有这些关系组成层层法网，每一事物都在此法网之中。一切事物不过是随缘而动，因而绝对的事物是没有的。总而言之，缘起法与天人相应观，其本质都是在强调一种相依、相缘、相资的关系。这是认识论的方法，也是东方的思维的方法。释家认为，疾病产生的原因为内缘和外缘：内缘（内在条件）就是生理机能和心理因素；外缘（外在条件）就是家庭环境、社会环境和自然环境。释家在论述人体疾病的原因时，其义理特色表现得很明显，即众病有三因：外因、内因和业因。从病因来说，佛教认为，几乎所有的疾病都是由精神因素引起的，就是说百病由心造，“四大”失调为基本病机。《童蒙止观》云：“由心识上缘，故令四大不调；若安心在下，四大自然调适，众病除矣。”这与中医基础理论中的“三因”学说相似，即为内因（饮食劳倦、情志所伤等）、外因（外感、六淫、外力所伤等）和不内外因。释家医学不但认为个体的生理状况、行为是致病原因，而且还深入分析了心理因素在疾病产生过程中的作用。这与中医学重视的体质医学、心身医学思想有相同之处。

（三）慈悲论与中医“医乃仁术”

中医药学素称“仁术”，仁爱精神乃医德之核心。佛教盛行后，它的慈悲观念渐渐为医人所接受。慈悲是佛法的根本，所谓“慈悲”即“拔苦与乐”，意为将众生从苦难中救拔出来，给予快乐。古代有许多医家用佛教的道德观来鞭策自己，怀着大慈恻隐之心，普救含灵之苦。

1. 普度众生的慈悲思想　佛教徒的人生观与道德观是他们生活的一般社会生活条件和特殊宗教生活需要的一种主观反映。原始佛教断定人生为“苦”，只有“灰身灭志”，才算是从“苦”中最后“解脱”出来。这种“苦”的教义，使人终生沉湎于寻求自我解脱的途径之中。大乘佛教则认为，原始佛教太看重自我，太讲“自利”，因为在世间受“苦”的，不单是个人，而是“一切众生”，得到解脱的也不应是个人，而应是“一切众生”。因此，它的口号是“救苦救难”“大慈大悲”“普度众生”，把悲天悯人作为道德的出发点，把“诸恶莫作，众善奉行，自净其意”作为行为的准则。

2. 救死扶伤的医学道德观　佛教的这些训条对医家道德观也产生了深远影响，如唐代孙思邈在《千金要方·大医精诚》中云：“凡大医治病，必当安神定志，无欲无求，先发大慈恻隐之心，誓愿普救含灵之苦。若有疾厄来求救者，不得问其贵贱贫富，长幼妍蚩，怨亲善友，华夷愚智，普同一等，皆如至亲之想，亦不得瞻前顾后，自虑吉凶，护惜身命。见彼苦恼，若己有之，深心凄怆。勿避险巇、昼夜、寒暑、饥渴、疲劳，一心赴救，无作功夫形迹之心。”论述了一个医生应有的医德。

医书的命名常用“慈”“惠”“普济”“普救”等词。如儿科方书《慈幼筏》，“筏”是大船之义，书名之意为以佛之善心普度病儿出苦海。另有《慈惠方》《慈济方》《慈幼心传》《济阴慈幼外编》《慈幼纲目》《慈幼便览》《慈幼痘疹说问》《儿科慈幼录》《慈惠小编》《慈济易简方》《慈恩玉历良方汇录》《慈航集·三元普济方》《普济方》《普济良方》《普济本事方》《普济应验良方》《普济医学堂教科书》《普救回生草》《神医普救方》《救生苦海》等。这些书名都体现了佛教慈悲为怀思想对医书作者的影响。

方剂名有观音散，佛教把观音菩萨作为救世人出苦海的慈悲圣者；又有金刚丸，佛教认为，只要精进修行，便可炼成金刚不坏之身；还有卧佛汤、佛手散、救苦丹、观音应梦散等，都是用了体现佛教精神的词语，以体现拟方者救苦救难的思想，或者说明方剂的类别、功

NOTE

用等。

由此可见，中医书、方命名深受佛教文化的影响。揭示这些文化内涵，不仅有助于理解其书、其方的特点、功用及编创者的目的、用义，还有助于探索中医学术思想、思维方式，以发掘中医药宝库的精髓。

（四）戒定慧与中医养生学

佛教中强调的戒、定、慧三学，归纳起来就是虚、空、静。这与中医学中的养生观，从方法论角度来分析有着极为相似之处。释家烦恼的含义泛指与释家正道相反的一切心理和行为，是负性的、错误的、有害的、罪恶的，可以说一切烦恼皆是虚妄。作为病因的烦恼包括七情致病的主要内容，造成人的性情偏颇，导致心身疾病。佛教讲禅定，就是在讲静，提倡摒除杂念，专心致志。《圆觉经》说："由静力故，永断烦恼""对境无心，八风不能动。"故佛家修炼精神，重在守意明心，认为心是极其微妙的，若被尘世污垢蒙蔽则失去明亮与清澈，不能获取智慧而进入"涅槃境界"。故佛教禅静的目的是戒除欲念，明心见性。以"坐禅"为修炼的方法，实际上就是一种静功。相传佛祖释迦牟尼在菩提树下静坐七天七夜而始成佛，并提出"戒为定基""定慧双修"的法道。坐禅配合调心息，"因息修禅，疾得禅定"，是一种对身心极为有益的静气功，有利于健康长寿和对慢性病的恢复。《摩诃止观》中论述修习养性应具五缘、弃五盖、调五事。"具五缘"是指持戒清净，衣食俱足，闲居静处，息诸缘劳，近善知识；"弃五盖"是指弃贪欲盖，弃嗔恚盖，弃睡眠盖，弃掉悔盖，弃疑盖；"调五事"指调食，调睡眠，调身，调息，调心。这与中医养生八要诀异曲同工，即"悦情志、戒私欲、远房室、适四时、节饮食、常运动、顺性情、服药饵"。所以中医养生提倡培养乐观的人生态度，提高心理上的抗病能力，胸怀要宽阔，情绪宜乐观，要淡泊宁静，知足常乐。另外，平日增加各种有益心身健康的兴趣，寻找精神寄托，这样对预防情志过度、保证脏腑安泰能起到积极的作用。

第五节　其他流派与中医哲学

春秋战国时期，中国哲学出现了震古烁今的高峰，诸子百家从不同角度探讨天道和人道，涌现出大量富有原创性的学术思想，形成了形态各异的哲学流派。除儒家外，还出现了阴阳家、名家、兵家、法家等，其哲学思想对中医学发展都产生了重要影响。

一、阴阳家与中医哲学

阴阳家是战国中晚期将长期并存的阴阳学说与五行学说统一起来的一个学派，主要代表人物是邹衍。邹衍（约前 305—前 240 年），齐国人，代表齐国稷下学派。他的著述较多，据《史记·孟荀列传》记载：邹衍有"《终始》《大圣》之篇十余万言"。据《汉书·艺文志》记载：邹衍有《邹子》49 篇和《邹子终始》56 篇。可惜，均已失传，现只能从先秦的子史材料与佚文中窥见其思想。

（一）阴阳五行的宇宙观

邹衍在《管子》中的《四时》《五行》的基础上，真正融合了阴阳学说和五行学说。他用阴阳消长的规律来说明五行的运动过程，认为阴阳这对矛盾彼此消长，阴胜则阳衰，阳盛则阴衰，一生一灭即为阴阳消息。这一消一息，即为世界万物发生、发展、灭亡的过程，而这种变化过程是有规律可循的，此规律即是五德五行规律。

邹衍在春秋末期五行观念的基础上，系统提出了五行相胜学说，即水胜火，火胜金，金胜木，木胜土，土胜水。五行之间循环往复，既依存又制约，正是这种关系导致万事万物的联系及呈现出各自的规律性。邹衍还提出"主运"的思想，说明了五行之间既生成又流转的关系。《史记·封禅书》云："邹衍以阴阳主运显于诸侯。"《史记集解·封禅书》引如淳的话说："今其书有《主运》，五行相次转用事，随方面为服。"从邹衍的"四时变国火"可见"主运"说。

（二）"五德终始"的历史观

邹衍是第一个用五行相胜解释社会历史发展变化缘由的人。他提出了五德终始历史观，把阴阳五行的宇宙观推广到社会政治、历史领域。《文选·魏都赋》注引《七略》云："邹子有终始五德，从所不胜，土德后木德继之，金德次之，火德次之，水德次之。"《淮南子·齐俗训》注引《邹子》云："五德次之，从所不胜，故虞土、夏木、殷金、周火。"可见，历史上的朝代更换是按照土、木、金、火、水五行相胜规律来进行的。这一思想顺应了当时新兴地主阶级统一中国的政治需求，这对打破世袭制度有着一定作用，秦始皇依此相信他的新政权"水德代火"是历史的必然。汉武帝依据"土德代水"理论改历，"以正月为岁首，而色尚黄"，也是"五德终始"观的典型表现。邹衍承认历史是变化的，不是停止不动的，这是具有合理性的。但变化过程不是发展，而是循环，他把五行相胜循环往复模式固定到人类社会历史中，这是他的局限性所在。他认为，每一德出现之前都有符瑞预先出现，在《淮南子》《论衡·感虚》中有记载邹衍感天动地之举。他的阴阳五行学说与占星术密切相关，经燕齐海上神仙方术之士推衍，逐渐形成了天人感应思想，董仲舒正是继承和发展了这一思想。邹衍的学说从方法上考察，正如《史记·孟子荀卿列传》所云："必先验小物，推而大之，至于无垠。"这是由近及远、由小到大、由今推古、由有限到无限的类推方法，由此还推出了"大小九州"的地理概念，打破了中国即天下的局限。他在两千多年前就对地球上大陆板块被海洋包围有了认识，这种地理观是极其可贵的。

（三）阴阳家对中医学的影响

阴阳家把阴阳和五行的概念合流，使阴阳和五行由实体概念转变为一个哲学范畴，分别指事物对立统一的属性和五种互为关联的基本功能，阴阳五行作为中国哲学的基本范畴和思维模型，对中医哲学产生了深远影响。从《黄帝内经》开始阴阳五行就成为中医学的最基本概念，贯穿于中医理论体系和临床实践的各个方面，从人体生命的生成运动、形质到功能、病因到病机、诊法到辨证、治则到药方、针灸到推拿……无不涉及阴阳之论。正如明代医家张介宾在《景岳全书》所说："医学之要，阴阳而已。"

二、兵家与中医哲学

兵家是春秋战国时期以研究军事理论和实战攻守谋略规律的一个学派。兵家的代表人物主要是孙子。《孙子兵法》是兵家思想的集中体现，兵家与医家的文化背景和思维方式极为相似，其运筹谋划的用兵之道对中医学产生了深远影响。

（一）以"孙子兵法"为代表的兵家思想

孙子，名武，生卒不详，约与孔子同时，齐国人，是当时著名的军事家。其著《孙子兵法》13篇流传于世。孙子的军事思想直到今天仍然闪烁着智慧之光。

1. 重战慎兵、有备无患的安国道 孙子首先认识到战争是为政治服务的，是与国家存亡和人民生死密切相连的。他反对战争，认为保家卫国的最好方式是非战争。《孙子兵法》开宗明义道："兵者，国之大事，死生之地，存亡之道，不可不察也。"他反对轻率用兵，同时强调做好备战准备，只有合于利才动，不合利则止，这才是"安国全军之道"。

2. 知己知彼、求真务实的认识论 孙子认为，战争决策之前提为知己知彼，反对鬼神占卜。《孙子兵法·谋攻》云："知己知彼，百战不殆；不知彼而知己，一胜一负；不知彼，不知己，每战必殆。"了解实情，还要善于识破敌人的伪装和佯攻，尤其要依据敌情变化改变用兵策略，这不仅是军事战争的根本指导原则，而且具有普遍的认识论价值。

3. 不战而屈人之兵的最高境界 孙子认为，用不流血的方式达到"自保而全胜"的目的是战争的至善。《孙子兵法·谋攻》曰："百战百胜，非善之善者也；不战而屈人之兵，善之善者也。故上兵伐谋，其次伐交，其次伐兵，其下攻城。攻城之法为不得已。"只有不战而胜才能实现战争利益的最大化。这是孙子兵法的最高境界。

4. 奇正虚实、辩证灵活的用兵道 战争是不可避免的。孙子用主要篇幅论述了战争之法、用兵之道，这些机动灵活的战略战术中包含着深邃的辩证思想。

（1）奇正相生 在战争中，敌情瞬息万变，没有固定的作战规则。《孙子兵法·势》云："凡战者，以正合，以奇胜。"正兵是常规用兵之道，奇兵是超常规的。奇中有正，正中生奇，奇正相生，变化无穷，"如循环之无端"。善用奇兵制胜的关键是攻其无备，出其不意，使敌措手不及。机动灵活是孙子用兵的精髓。

（2）避实击虚 在作战中，要寻找敌人的薄弱之处击之。《军争篇》云："避其锐气，击其惰归。"这是掌握战争主动权的关键。尤其在敌众我寡的情况下，更要"以患为利"，运用兵以诈立的计谋，以假乱真。《孙子兵法·始计篇》云："强而避之，怒而挠之，卑而娇之，佚而劳之，亲而离之。"促使敌方由实变虚、我方由虚变实，绝处逢生。转变虚实是孙子用兵的又一灵魂。

（二）兵家对中医学的贡献

孙子所论的兵，有士兵与兵器的双重含义。中医中的兵也是一样。兵家谋略与中医学治病有着极其相似之处，正如南朝褚澄在《褚氏遗书·除疾》中所说："用药如用兵，用医如用将。"

1. 重战慎兵与慎用中药理念相通 由于深谙战争与国家安危密切相关之理，《孙子兵法》重战慎兵的思想比较突出。孙子认为，应尽量避免战争，但是面对战争要精思熟虑，擅用精兵强将，不打无把握之仗，有利则动。中医学认为，人命至重，贵于千金，医生治病用药如同用兵打仗一样，必须十分慎重。是药三分毒，即使是补药，使用不当，也会物极必反，所以不能轻易用药，这如同战争中不轻率用兵是一个道理。

2. 不战而胜与"治未病"思想相同 兵家把不战而屈人之兵视为用兵的最高境界，不打无准备之仗，"防患于未然"。中医学自古就将"治未病"视为最高境界。《黄帝内经》中的"上工治未病"思想与孙子的不战而胜可谓不谋而合。《素问·四气调神大论》的"圣人不治已病治未病，不治已乱治未乱"之说影响深远。为预防疾病的发生，就要注重培补正气。《素问·刺法论》云："正气存内，邪不可干。"事实上，兵家和中医学这种"防患于未然"和有备无患的思想，同源于中国古老的哲学思维基础。

3. 全面运筹与整体观念同辙　《孙子兵法·计》曰“道、天、地、将、法”，此“五事”全面分析敌我双方的利弊情况，从全局出发考虑用兵之道，为兵法之核心。中医药学认为，人体本身、人与自然是一个有机整体，中医诊治疾病和维护人体健康都是从整体出发，因此，整体观念是中国古代哲学在中医学中的具体体现，它贯串于中医学的病因病机、诊法、辨证和治疗等各个方面，成为中医学的重要特色之一。

4. 兵贵神速与急则治标一理　孙子在作战方针上主张速战速决，“兵贵胜，不贵久”，久战于国于民不利。中医学治病有标本主次、先后缓急之说，其中急则治标就是体现其辨证施治原则的重要内容之一。遇有突发病症、危重病症时，就要如《医旨绪余》所云：“以攻疾为急，疾去而后调养。”快速解除急症，病情得到缓解后再图根治其本，如清心开窍、疏风解表、急下存阴、回阳救逆等都是先去急症、而后调理的治疗法则。

5. 机动灵活与辨证论治同归　战事变化莫测，用兵之道如《孙子兵法·虚实》所云：“若能因敌变化而取胜者谓之神。”奇正相生，虚实转变，灵活机动用兵，而墨守成规是兵家大忌。中医学认为，天地之气、居住环境等与人的年龄、性别、体质等个体差异不同，病症的临证表现也不同，因此，宜详审病因病机。《伤寒论》云：“观其脉证，知犯何逆，随证治之。”张仲景确立的辨证论治原则至今一直是中医学的重要特色之一。

兵家与中医学的相似之处不胜枚举，这些中华民族智慧之源，值得继续探究。

三、名家与中医哲学

战国中期学派之争激烈，名辩思潮兴起，名家是以辩论名实问题为特征的一个学派，以惠施的“合同异”和公孙龙的“离坚白”为两大主要派别，后期墨家在此基础上，形成了较为系统的逻辑理论，从而创建了独立于世界的辩学即中国古典逻辑学。

（一）惠施的哲学思想

惠施（约前370—前318年），宋国人，曾任魏相15年，博学多才，能言善辩，与庄子为挚友。“合同异”是惠施学派的基本观点。惠施著作失传，只在《庄子·天下》篇中保留了惠施的十个论点，被称为“历物十事”。

1. 无限与有限的相对性　惠施认为，一切事物抽象地看大与小都是相对的，“至大无外，谓之大一；至小无内，谓之小一”。

（1）具体看大，是有限的，但大外还有大，再大的东西都不是至大。只有无限大才是至大，称为大一。大是无限的，有限与无限的大是相对的。具体看小，是有限的，但小内还有小，再小的东西也不是至小。只有无限小才是至小，称为小一，小是无限的。有限与无限的小又是相对的，都归于一，称万物“毕同”。

（2）把大和小统一起来看，从至小到至大没有一个是相同的，都是有差别的，即万物“毕异”，但这种差别也是相对的。因而大与小既是无限的、同一的，又是有限的、相对的。

2. 同与异的相对性　惠施认为，同异是有差别的，分为大同异和小同异，但差别是相对的。“大同而与小同异，此之谓小同异；万物毕同毕异，此之谓大同异”。针对具体事物来说，大同小异和小同大异是不同的，但无论是哪一种情况，这种差异都是小同异；从事物的本质上看，万物有共性，为毕同，是最大的同；万物又有个性，有区别，为毕异，这种是大同异。

NOTE

“合同异”命题还引用了类和种的概念，大同是类，小同是种，类统摄种，种从属类；类反映出种之间的同，种表现出类之间的异，类与种的区别是小同异，而宇宙是统一的多样的，由此推理出万物的大同异结论。

3. 时空的相对性 惠施从日升与日斜、今与昔、生与亡等概念谈时间的相对性，从山泽高低、天地南北、中央与四周等概念谈空间的相对性。这些观点在常识上看是不同的，但在惠施看来可以是相同的，这是视角不同的结果。

4. 难易的相对性 世上无难事，“连环可解也”。这是惠施针对当时流行的连环不可解之说提出的反驳。齐君王后用打碎玉环的办法解之，破与立是相对的，解与不解也是相对的，因而难易也是相对的。据《战国策·齐策》记载：秦始皇尝使使者遗齐国君王后玉连环，曰：“齐多知，而解此环不?”君王后以示群臣，群臣不知解。君王后引椎椎破之，谢秦使，曰：“谨以解矣。”

“泛爱万物，天地一体也”是惠施得出的结论。万物毕同，人是万物之一，人与万物是一体的，所以人就要不分彼此地爱万物。

“历物之意”带有一定的辩证法思想。惠施主张从事物的联系和发展中看世界，反对静止地孤立地看问题，被称为“合同异”派。它标志着人类认识的深化和透过现象看本质的认识能力的提高。但是这种思维也存在一定的片面性，它过分夸大了事物差别的相对性，而忽视了事物差别的绝对性，走向了相对主义。惠施的“合同异”理论揭示了事物之间同异的相对性，改变了以往人们约定俗成的非同则异的传统观点，对于形成中国古代逻辑学有重要价值。

（二）公孙龙的哲学思想

公孙龙（约前325—前250年），赵国人，《公孙龙子》六篇是其代表作。公孙龙与惠施的理论正好相反，惠施强调“合”，公孙龙强调“离”。公孙龙以“白马论”“坚白论”两大命题自成一派，后人把他称为“离坚白”派名家代表。白马过关的故事引出“白马非马”说，是公孙龙的成名论题。他大体从四个方面加以论证。

1. 从概念的内涵上看，“马者，所以命形也；白者，所以命色也。命色者非命形也。故曰白马非马”。马的内涵小，是一种动物，只有一种属性，而白马的内涵却大，有两种属性，既有颜色又是动物，内涵不同的事物是不同的，所以白马非马。

2. 从概念的外延上看，“马者，无去取于色，故黄、黑皆可以应。白马者，有去取于色，黄、黑马皆所以色去，故惟白马独可以应耳。无去者，非有去也。故曰：白马非马。”马的外延大，包括一切马，不论什么颜色，马对颜色没有规定，而白马外延小，是指白颜色的马，排除其他颜色的马，白马对颜色是有限定的，外延不同的事物是不同的，因此，白马非马。

3. 从共性与个性之不同看，马和白马的共性是不同的，“马故有色，故有白马。使马无色，由马如已耳。安取白马？故白者，非马也。白马者，马与白也，白与马也。故曰：白马非马也”。马当然有颜色，所以有白马，假如马没有颜色，只有马的本质，那么，怎么会有白马呢？所以白不是马，白马是马与白的结合，与马已经不是一样的含义了，所以白马非马。而白的共性与白马的共性也是不同的，“白者不定所白，忘之而可也。白马者，言白，定所白也；定所白者，非白也”。白的共性是抽象的白，无论与何物结合都可谓白，同时白还有个性的白，白马的白就是被具体界定的白，白与马结合已经变成了一个新的特定整体，与马是不同的，所以，白马非马。

NOTE

4. 对“白马非马”进行反论，公孙龙先提出一个“白马非黄马”的论断，然后推出既然白马是马，那黄马就不是马，假如黄马是马，白马也是马，就会得出白马是黄马的结论，而这与“白马非黄马”的论断是相矛盾，故黄马非马。既然黄马非马，白马自然非马，否则在逻辑上是自相矛盾的。

从公孙龙“白马非马”说的论证可以看出，公孙龙已经认识到了概念的内涵和外延、抽象与具体、共性与个性之间的区别，这对逻辑学的发展是有贡献的。但也有局限性，他过于强调了概念之间的区别和差异，使之绝对化，而没有看到它们之间的同一性和相对性，容易陷入诡辩论之中。

名家思辨思潮的兴起，激发了人们的逻辑思维能力的提高，对于中医学理论的形成有一定的促进作用。

四、法家与中医哲学

法家是先秦时期各主要思想流派中出现最晚的一派，它不是现代一般字面理解的法学，而是为君主集权统治需要创立的一种理论和方法。法家最早以春秋时期齐国的管仲、郑国的子产和邓析为代表，此外还有李悝、吴起、慎到、申不害、商鞅等。商鞅的“法”、慎到的“势”、申不害的“术”成为前期法家的主要三派，为后期法家集大成者韩非子所继承。

韩非（约前280—前233年），韩国（今河南西部）公子，著名的政治家和思想家。曾与李斯（秦始皇时丞相）同师于荀子。《史记·老庄申韩列传》云：“非为人口吃，不能道说，而善著书。”现有《韩非子》五十五篇流传于世。秦国欲重用韩非，但却遭李斯嫉妒而蒙受冤狱，韩非被迫自杀于秦。

（一）法家主要思想

韩非与荀子一样，深信人性恶，所不同的是，他认为人即使通过后天的教育也不能向善，所以他主张要从现实出发，以法治国。纵观先秦诸子百家思想，唯有法家思想被秦政权成功地实践了。法家不仅顺应了战国末期封建地主阶级建立统一中央政权的时代要求，而且对历代皇权专制产生了深远影响。

1. 重“参验”反“前识”的认识论　韩非在认识论上继承了荀子的思想，充分肯定人的认识能力。他认为，人的感官与思维是获得认识的重要手段，认识事物要尊重客观规律，反对在没有接触事物、不了解规律前就行动的“前识”做法，认为那是一种主观臆断和妄想，是先验论，必然会失败。只有根据事物的自然规律去行事，才会成功。

“参验”是通过比较验证判断是非真伪的经验方法。《韩非子·奸劫弑臣》曰：“循名实而定是非，因参验而审言辞。”只有经过在实际中比较检验才能断定名实是否相符，“参验”不仅要鉴别言论本身是否真实可信，而且要把言论拿到实际中与自然和社会进行对照，从而检验其真理性。同时，要判断某一言论是否正确，仅以一次检验还不够，还必须多法鉴别。否则，即使嘴上讲得头头是道，也不过是空谈。选拔人才、任用官吏也同样如此。

2. “道尽稽万物之理”的天道观　在自然观上，韩非既继承了老子“道”的自然本性思想，又改造了老子“道”的本源意义，抛弃了“道”的神秘色彩，提出了道生万物的天道观。《韩非子·解老》云：“道者，万物之所然也，万理之所稽也。”“道”是自然万物得以如此存在、如此变化的客观总规律。《韩非子·主道》云：“道者，万物之始。”天高地藏、日月恒光等都是

NOTE

"道"的体现，"道"是万物的根源，是适用于各种具体规律之中的最一般、最普遍的规律。

为了解释"道"的一般规律性，韩非第一次引入了"理"的概念。《韩非子·解老》曰："理者，成物之文也。"又说："万物各异理。万物各异理而道尽稽万物之理。"意思是说，"理"是用于区别万事万物的，比如长短、方圆、大小、粗细、坚脆等。万物的"理"各不相同，各有各的"理"，而万物的"道"是完全适合于万物之理的。

"理"与"道"是特殊与普遍的关系。理定而后得道，说明事物的普遍性规律"道"是由事物的特殊性规律"理"中得到的，"道"不是万"理"之外的另一种规律，"道"就在万"理"之中。只有通过认识事物的具体规律，才能认识事物总的规律。《韩非子·解老》曰："理"是"有存亡、有死生、有盛衰"的，而"道"是随万物的变化而变化的，是"无常操"的，是可以论说的，在此，韩非和老子的神秘主义精神本位的"道"区分开来。同时，韩非认为应该顺从自然界的规律，"道"作为客观存在的规律，是不以任何人的意志为转移的，人们只能认识规律。《韩非子·大体》曰："守成理，因自然。"《韩非子·喻老》云："用万物之能而获利其上。"利用规律，为人类造福。

韩非的天道观第一次对哲学范畴的"理"进行了解释，阐明了"理"与"道"之间的辩证关系，对中国古代哲学做出了贡献，也为他以法治国的主张奠定了思想基础。

3. "法""术""势"相结合的治国思想 韩非认为，治国之道"法""术""势"三者都不可缺少，但以"法"为中心。"法"就是法律条文。《韩非子·难三》云："法者，编著之图籍，设之于官府，而布之于百姓者也。"法律具有强制性和权威性，法一旦确立，君臣上下必须遵守执行，不得以私欲变更。"法"主要体现于"赏罚"二柄，二柄之所以发生效力，是由于人性趋利而避害。法律面前人人平等。《韩非子·有度》云："法不阿贵，绳不挠曲。法之所加，智者弗能辞，勇者弗敢争。刑过不避大臣，赏善不遗匹夫。"赏罚要分明，执法要严格；赏罚不明，终成大祸。执法者既要明察秋毫，又要刚直不阿。法治的作用在于国富民强。《韩非子·有度》说："故当今之时，能去私曲就公法者，民安而国治；能去私行行公法者，则兵强而敌弱。"

韩非主张"法""术""势"三者相辅相成。"术"就是统治之权术，是驾驭群臣的保证。"势"是权势和威权，是君主被人尊敬和统治臣民的资本。"法""术""势"三者不可偏废。《韩非子·定法》云："皆帝王之具也。""法"使君主如天；"术"使君主神出鬼没；"势"使君主威严如山。按照韩非的设想，君主运用"术"与"势"应在"法"之下。《韩非子·难势》云："抱法处势则治，背法去势则乱。"然而，法出于君，君在法之上，则使君易于凭术与势行独裁之举，这是自秦汉以来皇权政治的一个突出特征。

（二）法家思想与中医哲学

天与人是中国古代哲学的重要范畴。先秦诸子百家都参与了对这一问题的讨论。韩非子提出了道生万物的天道观，把统治国家的法制、权谋称为"道"，深刻阐述了道与理的普遍性与特殊性的辩证关系。他的思想无疑对中医学天道观的形成产生了影响。韩非子提出了判定常与变的合理性标准。《韩非子·南面》曰："不知治者，必曰：'无常古，毋易常。'变与不变，圣人不听，正治而已。然则古之无变，常之毋易，在常古之可与不可。"即在圣人看来，变与不变要看是否有利于国家。常与变是相对的，不是绝对的，当变古则变古，当守常则守常。中医学虽然没有把常与变作为基本范畴提出来，但在建构中医理论体系时，始终是在常与变的关系中开展，体现了常与变的辩证统一，以及以常知变、守常应变的方法论特点。

第三章 中医哲学源流

从医疗实践经验的积累到医学理论体系的形成，经历了相当长的时间，其中哲学的指导和引入起到关键作用。中国古代哲学不仅为中医理论提供了世界观、认识论和方法论，而且渗透到中医理论体系之中，成为其不可或缺的重要组成部分。

第一节 汉代医学哲学

两汉时期，中国哲学由先秦百家争鸣走向融合统一，汉武帝“罢黜百家，独尊儒术”，使儒家经学成为汉王朝的官方统治思想，并影响了此后两千多年的封建社会。黄老之学在汉武帝以后退隐政治舞台，逐渐成为神仙方术的指导思想。基于帝王迷恋长生、谶纬的神学气氛，以及百姓渴求安乐、平等的社会愿望，道家学说又成为民间宗教的理论依据。二者逐步融合发展，在东汉末年终于形成了以神仙信仰为基本特征的道教。与此同时，印度佛教在两汉之际也已传入中国，道、佛二教在两汉以后都获得了快速发展。

先秦两汉时期，中国哲学的形成和发展对我国古代思想文化、文学艺术以及科学技术等诸多方面都具有深远影响，尤其在中国传统医学的形成与发展上，更具有直接的理论奠基意义。这一时期的阴阳学说、五行学说、元气学说及天人相应等哲学思想，与远古以来不断发展的医学实践相结合，孕育催生了中国传统医学理论体系的形成，并在两汉时期逐渐编定成书的《黄帝内经》《神农本草经》和《伤寒杂病论》等中医药学经典著述中，以极具特色的生命观、疾病观、诊疗观，以及辩证的医学哲学思维方法展现了中国传统医学哲学的丰富内容和独特风采。

一、《黄帝内经》医学哲学思想

《黄帝内经》，简称《内经》，分为《素问》和《灵枢》两部分，是我国现存最早的全面系统阐述中医学理论体系的古典医学巨著。该书总结了先秦两汉时期医学发展的成就，针对人体生命活动的规律，提出整体观念、阴阳平和、邪正斗争和重视预防等基本观点，以及阴阳五行、脏象经络、病因病机、病证诊治、养生、针灸和运气学说等多方面内容，开创了中医学独特的理论体系，为中医学的发展奠定了理论基础。

《内经》在编纂成书过程中，古代医家们不仅广泛吸收了当时的天文、地理、历算、气象、生物、农艺、伦理等多方面的认识成果，更成功地在医学领域运用和发展了先秦两汉时期的阴阳、五行、天人相应和元气自然观等哲学思想，并通过医学具体问题的认识，充实和丰富了上述哲学范畴的内涵，推进了中国古代哲学思想的深入发展。从医学哲学的角度看，《内

NOTE

经》除了对阴阳、五行、天人相应和元气自然观等基本哲学思想的运用和发展外，还表现在运用这些基本的哲学范畴形成了极具特色的生命观、疾病观、诊疗观，以及辩证的医学哲学思维方法，成为中医哲学形成的标志，对于中医哲学的历史发展产生了深远影响。

（一）人本天地的生命观

生命观是对生命现象与生命活动的基本认识。《内经》的生命观，是在先秦两汉的气一元论、阴阳学说、“天人合一”等哲学思想指导下，对自然界的生物和人体自身生命活动的长期观察和研究中逐渐形成的。其中，关于人体生命的起源、内涵和特征的认识是《内经》生命观的基本内容。

1. 关于人体生命的起源 《内经》认为：“天之在我者德也，地之在我者气也，德流气薄而生者也。”（《灵枢·本神》）就是说，天（阳）为生命的起源提供了生机（德），地（阴）为生命的诞生提供了必需的物质（气），于是生命便在天地所代表的阴阳二气的相互感应和结合中自然诞生。人体生命的出现源于天地阴阳二气的有机结合，即所谓“夫人生于地，悬命于天，天地合气，命之曰人”。（《素问·宝命全形论》）这一观点被后世概括为“人本天地”，并被视为中医学“天人相应”整体观的理论基石之一。

在揭示生命起源于“天地合气”的自然条件的同时，《内经》还指出人体生命产生的物质基础——“精”的存在，认为：“生之来谓之精。”（《灵枢·本神》）“夫精者，身之本也。”（《素问·金匮真言论》）“精”既是生命起源的原始物质根本，又是构成生命个体本身和繁衍后代的基本物质。

2. 关于人体生命的内涵 《素问·宝命全形论》说：“天覆地载，万物悉备，莫贵于人。”强调人在自然界一切生物中最为宝贵和重要，具有比其他生物更高级和复杂的生命内涵。这种生命内涵的独特性首先被归结为精、气、神三个方面，所谓：“人之血气精神者，所以奉生而周于性命者也”（《灵枢·本脏》）。精、气、神作为维持生命并贯穿生命过程始终的三大要素，也被后世医家称为“人生三宝”。而人复杂的生命过程，除了由精、气、神三要素构成外，《内经》还概括出“生、长、壮、老、已”的生命进程规律，即人体生命在时间上一般具有出生、成长、壮盛、衰老和死亡五个前后衔接的基本时相。这种“生、长、壮、老、已”的基本生命历程，由于男女性别、先天禀赋与体质，以及是否善于养生等个体差异，对于每个人来说，又具体表现为生命长短寿夭的不同。

3. 关于人体生命的特征 《内经》提出了“神机”“生气通天”和“阴阳合”三大观念。

（1）“神机” 《素问·五常政大论》说“根于中者，命曰神机，神去则机息；根于外者，命曰气立，气止则化绝”，揭示出动物因为具有完善的生命调控机制——神机，从而比“根于外者”的植物高级。而人作为最高等动物，其神机也最为丰富和完备，使人的生命活动展现出显著的目的性、预见性和创造性，这是人的生命活动的一个突出特征。

（2）“生气通天” “生气通天”是对人与自然环境的整体联系的揭示，它既表现为人需要通过呼吸、饮食等途径与自然环境进行物质和能量的交换，通过天地精气的供养来维持人体生命活动，又表现为人的生命活动时时受到自然界运动变化的影响，与自然界运动变化具有同步相应的特征。对此，《灵枢·岁露论》说：“人与天地相参也，与日月相应也。”

（3）“阴阳合” “阴阳合”是《内经》对人体生殖繁衍活动特征的揭示，它既是男女两性发育到一定阶段的自然现象，又是符合人体需要但又必须自觉调节的活动，因为它不仅关

NOTE

系着繁衍后代及后代的身体素质，而且直接关系着成年男女的健康长寿。对此，《内经》提出了一系列具体要求，如强调节制房事以“积精全神”，告诫人们“不妄作劳”，严禁“醉以入房，以欲竭其精”（《素问·上古天真论》）。

在对人体生命的起源、内涵和特征的认识基础上，《黄帝内经》形成了关于人体生命活动的阴阳学说、脏腑学说、精气神学说和经络学说，这些理论内容揭示了人体生命活动的规律性特征，成为中医学理论体系的基本组成部分。

（二）阴阳失调的疾病观

疾病观是关于人体疾病的基本观点。《黄帝内经》认为，疾病是人体异常的生命活动。《黄帝内经》因健康人“阴阳匀平”，所以称其为“平人”。那么，“平人”如何会变成“病人”？疾病的本质是什么？《灵枢·口问》说：“夫百病之始生也，皆生于风雨寒暑，阴阳喜怒，饮食居处，大惊卒恐，则血气分离，阴阳破散，经络厥绝，脉道不通，阴阳相逆，卫气稽留，经脉虚空，血气不次，乃失其常。”就是说，在各种病因作用下，人体阴阳失衡，气血不和，脏腑经络失调，于是人体生命活动“乃失其常”，从而导致疾病发生，“平人”便转化为“病人”。《素问·生气通天论》更总括说：“阴平阳秘，精神乃治；阴阳离决，精气乃绝。”阴阳失调是疾病产生的根本原因，治疗疾病在本质上就是要解决阴阳失调的矛盾，以阴调阳，或以阳调阴，使阴阳重归于新的调和状态，所谓“谨察阴阳所在而调之，以平为期”（《素问·至真要大论》）。

《黄帝内经》认为，疾病在本质上是人体阴阳失调所致，因此，明确反对视疾病为鬼神所为的迷信观点，认为“拘于鬼神者，不可与言至德”（《素问·五脏别论》），使古老的中医学摆脱了鬼神、巫术等迷信的羁绊，体现了可贵的科学理性精神。

《黄帝内经》的理性精神不仅体现在认为疾病非鬼神所为，更可贵的是认为人可以认识与治疗疾病。如《灵枢·百病始生》说：“夫百病之始生也，皆生于风雨寒暑，清湿喜怒。”《素问·调经论》也说：“夫邪之生也，或生于阴，或生于阳。其生于阳者，得之风雨寒暑；其生于阴者，得之饮食居处，阴阳喜怒。”人不仅可以认识疾病，也可以预防和治疗疾病。《灵枢·九针十二原》说：“今夫五脏之有疾也，譬犹刺也，犹污也，犹结也，犹闭也。刺虽久，犹可拔也；污虽久，犹可雪也；结虽久，犹可解也；闭虽久，犹可决也。或言久疾之不可取者，非其说也……言不可治者，未得其术也。”

“治未病”是《内经》的一个突出思想。《素问·四气调神大论》提出了“圣人不治已病治未病，不治已乱治未乱”的著名论点。因为一方面“病已成而后药之”“譬犹渴而穿井，斗而铸锥，不亦晚乎”，即已给病人造成了痛苦和损害；另一方面，预防疾病的发生是完全可行的。如《素问·上古天真论》篇提出了“法于阴阳，和于术数，食饮有节，起居有常，不妄作劳”“虚邪贼风，避之有时，恬淡虚无，真气从之，精神内守，病安从来”等许多养生法则。这些养生法则突出了顺应自然、形神兼养和保养正气三大基本原则，成为《内经》“天人相应”的医学整体观在防未病领域的具体体现。

结合疾病的形成、本质、预防和治疗等理性认识，《黄帝内经》还对病因、病机、疾病的演变与结局，以及病证的概念与分类等进行了深入探讨，这些认识作为中医学理论体系的重要部分，共同构成了《黄帝内经》疾病观的丰富内容。

NOTE

（三）注重整体的诊治观

《内经》的疾病诊断与治疗观非常丰富，是对我国先秦两汉时期长期医疗实践经验的系统理论总结。

1. 诊断观　诊断即对疾病进行诊察和判断，是一个收集病情、病史等资料，并运用医学理论进行分析判断的过程。在古代的历史条件和技术发展水平下，《内经》在诊断上是利用人体自身的感官功能，通过望、闻、问、切四诊方法来获取疾病的各种症状和体征信息的。在理论上，《内经》强调望、闻、问、切四诊合参，所谓“善诊者，察色按脉，先别阴阳。审清浊而知部分，视喘息听音声而知所苦，观权衡规矩而知病所主，按尺寸观浮沉滑涩而知病所生”（《素问·阴阳应象大论》）。

《内经》的诊断理论决定了它在诊断方法上强调从外知内，以象察脏，注重从整体上把握人体疾病的基本特点。根据《内经》对于生命的认识，人体由脏腑、经络、形体、官窍和精气血津液等组成，虽然它们各有不同的生理功能，但是它们相互配合，相互联系，构成了一个有机统一的整体，体表的皮肉脉筋骨与体内的脏腑经络息息相关，所以一旦人体发生疾病，藏于体内的脏腑生理、病理征象必见于外，从而为疾病的诊察提供依据。所以《灵枢·本脏》说：“视其外应，以知其内脏，则知所病矣。”四诊方法的运用正是立足于对人体疾病的整体把握，从而实现从外知内，以象察脏。

《内经》注重整体的诊断特点还表现在强调四诊合参，全面诊察，反对独重某诊的片面做法。如《素问·征四失论》说：“诊病不问其始，忧患饮食之失节，起居之过度，或伤于毒，不先言此，卒持寸口，何病能中？”就是说，要想做出正确的诊断，就必须充分运用医者的感知器官，做到四诊合参，形神并察，才能收集到较为完整的病情资料，从而有助于较为正确的诊断结论，达到《素问·阴阳应象大论》所谓“以治则无过，以诊则不失矣。”

在诊断观上注重整体的特点，也同样体现在《内经》关于疾病的治疗观上。《内经》关于疾病的治疗观，包括论治基本思想、治疗原则、治疗大法和治疗手段等多层次的内容。

2. 论治观　论治就是根据对疾病的症状、体征等各种临床表现的辨证结果确立治则治法，并运用具体手段治疗疾病，使人体的机能恢复生理常态。在论治基本思想上，《内经》强调审机论治和整体调治两个方面。其中，重视病机是辨析病证的基础和论治的前提，因此，必须依据病机，审机论治。由于不同的病机可出现于同一疾病之中，而不同的疾病又可具有相同的病机，因此，“同病异治”和“异病同治”就成为审机论治思想的重要体现。在重视病机的同时，整体调治思想更贯穿于《内经》论治思想的始终，是《内经》论治思想的灵魂。

《内经》认为，人与自然是一个统一整体，天时、地理等因素对人体的生理、病理都发生相应影响，因此在疾病治疗上必须注意因时因地因人制宜，即天人整体调治。与此同时，《内经》认为，人体自身也是一个形神、脏腑、经络气血相联系的统一整体，因此，在疾病治疗上还要进行形神整体调治，对于局部病变可从其所属的脏腑或经络来调治，对于脏腑之间的病变可利用它们相互间的生克关系或经络传变来进行调治，还可以通过调治彼处来达到治疗此处的目的。如《灵枢·终始》说：“病在上者，下取之；病在下者，高取之；病在头者，取之足；病在腰者，取之腘。”这些论治的思想都是立足于人体整体联系的角度所提出的。

在论治基本思想的指导下，《内经》还形成了在疾病治疗中具有普遍指导意义的治疗原则，简称治则，包括早期治疗、治病求本、协调阴阳、扶正祛邪、因势利导、三因制宜等多方

NOTE

面内容，这些治疗原则从不同角度进一步丰富了整体论治的基本思想。

根据治则的指导原则，《内经》还形成了涉及汗、吐、下、和、温、清、消、补等用于治疗的各种具体方法，即治疗大法，简称治法，以及包括针灸疗法、药物疗法、饮食疗法、精神疗法、导引疗法、手术疗法等多种治疗手段，从对不同病症予以治疗的具体性的操作层面，进一步落实了《内经》注重整体的论治基本思想与治疗原则。

无论是诊断还是治疗，《内经》都特别强调从整体联系的角度去认识和把握疾病的本质，在疾病的诊治观上具有整体论治的突出特点。

（四）重视实践经验与辩证思维的医学认识论

《内经》作为先秦两汉时期医学实践经验的理论总结，深受先秦哲学丰富的辩证法思想的影响，在医学认识论上具有重视实践经验与辩证思维方式的鲜明印记。

医学实践经验是中医学理论形成、发展的基本途径，因此，《内经》在认识论上对医学实践经验格外重视。如《素问·腹中论》说："夫子数言热中、消中，不可服高梁、芳草、石药，石药发瘨，芳草发狂。"这里的"发瘨""发狂"正是对大量医学实践经验的理论总结，这些实践经验为药物性味功效理论的形成奠定了基础。在重视医学实践经验的基础上，《内经》特别强调了对于实践经验总结提升的医"道"的可知性。如"道无鬼神，独来独往"（《素问·宝命全形论》）；"至数之机，迫迮以微，其来可见，其往可追，敬之者昌，慢之者亡，无道行私，必得夭殃。"（《素问·天元纪大论》）在这些关于医"道"的阐释上，医道虽玄妙抽象，但却是可知的，明显拒斥了鬼神致病的迷信思想。

《内经》在认识论上对实践经验的重视还表现在疾病诊断观上重信息、重客观的标本理论。如《素问·汤液醪醴论》说："病为本，工为标，标本不得，邪气不服。"就是说，"病"是客观存在的，为"本"，而医生、医学理论乃至诊断技术等"工"则是主观因素，为"标"。"本"是根基，"标"是枝末。医者的诊断、治法等主体因素必须符合患者及其病情等客观情况，才能取得预期疗效，否则便是徒劳。在处理主观与客观、意识与存在的关系问题上，《内经》强调从医学实践中的客观因素出发，来统一主观诊断和客观病情之间的内在关系。《素问·移精变气论》更以此告诫医生："逆从倒行，标本不得，亡神失国。""病为本，工为标"的理论原则，是《内经》坚持尊重客观的反映论的突出体现，为中医临床医学的不断发展奠定了坚实的认识论基础。

在重视实践经验的同时，《内经》在认识论上还非常重视辩证思维方法的运用。如藏象、经络学说中的天人整体和谐观和生命活体动态观，病因病机学说中的邪正斗争、阴阳失调、五行乘侮、病邪传变等论述疾病发生与演化机理、规律的各种思想，诊法学说中的司外揣内、三才并察、四诊合参、知常达变、审证求因与"观其冥冥"，论治学说中的治病求本、伏其所主、调整阴阳、补虚泻实、因势利导、驱邪外出、异法方宜、个体治疗，以及"不治已病治未病"等各种诊治观念，无不体现着辩证思维方法的理论智慧。

可以说，《内经》在研究人体生理、病理和疾病诊治过程中，大量运用了辩证思维方法，深入揭示了生命运动的客观辩证规律，这是《内经》医学认识论的一大突出特色。《内经》中丰富的医学辩证法思想，也是中医学能够历经两千多年的发展而仍旧充满生机和活力的重要原因，其中丰富的学术内涵与科学价值对于中医学的医学认识论的历史发展也产生了深远影响。

二、《神农本草经》医学哲学思想

《神农本草经》是我国现存最早的一部药物学专著，该书又简称《本经》《本草经》《神农本经》。原书已失佚，后世所见均为重辑本。此书初步总结了我国秦汉以前的药性理论和用药经验，较好地解决了药物汇集的分类编写体例，确定了中医辨证的用药准则，成为后世诸家本草之典范。

《神农本草经》是东汉时期医家在前人著作基础上，对中药学所进行的划时代总结。因此，在其成书过程中，自然受到先秦两汉思想文化、哲学观念和宗教信仰的深刻影响。汉代儒学在其发展演变过程中，不断地吸收、扬弃黄老刑名、法家、道家、阴阳家等诸子百家思想，逐渐形成一种多元化的哲学思想体系。在这一体系中，既有占主流的董仲舒天人感应学说及其支派，也有以刘安为代表的道仙家思想的渗透。因此，汉代多元化的哲学思想体系为本草学术的萌芽、形成提供了契机。《神农本草经》以儒家天人观为框架，构建了一个以药数匹配天数，以上、中、下三品分应三才的主体结构，其指导思想却是神仙家的服食、丹鼎理论，而说理工具则更多地借重阴阳术数家的阴阳五行学说和谶纬。

（一）天人相应的药物分类观念

《神农本草经》首创上、中、下三品分类法，载药 365 种，所谓“三品合三百六十五种，法三百六十五度。一度应一日，以成一岁”。度，即古代星象家为测定天体星辰之运行，将天空分为 365 等分距离，称为 365 度，充分体现了古人“天人相应”的思想理念。

汉代以前，古人所认识掌握的药物已远不止 365 之数，《神农本草经》取 365 种药数，实本于儒家天人感应学说，即“人副天数”理念在药物典籍编纂上的对照运用。南朝陶弘景对此曾有详解：“今按上品药性，亦能遣疾……天道仁育，故曰应天。一百二十种者，当谓寅、卯、辰、巳之月，法万物生荣时也；中品药性，疗病之辞渐深，轻身之说稍薄，祛患为速，延龄为缓。人怀性情，故曰应人。一百二十种者，当谓午、未、申、酉之月，法万物成熟时也；下品药性，专主攻击毒烈之气。倾损中和，不可常服，疾愈即止。地体收杀，故曰应地。一百二十五种者，当谓戌、亥、子、丑之月，法万物枯藏时也，兼以闰之盈数焉。”（《本草经集注》）上、中、下三品分别对应于天道运行和四时法则，坚信天与人之间存有某种感应联系，犹如汉儒董仲舒所言：“身犹天也，数与之相参，故命与之相连也。”（《春秋繁露·人副天数》）因此，《神农本草经》以上、中、下三品分应天、人、地，正是受汉儒天人观的影响。

（二）君臣佐使的药物配伍观念

《神农本草经》发展了君、臣、佐、使药物配伍学说，其中上药为君的主张乃汉代儒家尊君思想的折射，将儒家君臣体系在方药配伍中的理想化映射。上药应天，只有上药才具有为君的资格。董仲舒云：“天者，百神之君也，王者之所最尊也。”（《春秋繁露·郊义》）按儒家确立的君臣伦常关系：“天子受命于天，诸侯受命于天子，子受命于父，臣妾受命于君，妻受命于夫。”（《春秋繁露·顺命》）以上药为君，方符合儒家对君王的定义与要求，即“德合天地者称帝”。上药顺受天命，即如“受命之君，天意之所予”，在方剂中只能居于最贵之位，故为君。同样的道理，中药应人为贱，下药应地更贱，故只能居于臣属佐使的地位。

此外，《神农本草经》还规定了方剂中的君臣比例，强调方剂中君药的唯一性，臣多于君，佐多于臣，使多于佐：“药有君臣佐使，以相宣摄。合和者，宜用一君、二臣、三佐、五

NOTE

使，又可一君、三臣、九佐使也。”恰如西汉学者贾谊所说：“等级分明，而天子加焉，故其尊不可及也。”这正是儒家官制典章模式的缩影。

（三）与阴阳五行相应的药性观念

阴阳五行学说是中国古代特有的认知模式，它使用阴阳五行概念归纳纷繁复杂的自然现象，并以此为基本模式推演宇宙演变、天人关系等。作为中国哲学主要推演工具的阴阳五行，是构建古代本草药物学的重要基础之一，此一特征在《神农本草经》亦得以充分体现。

《神农本草经》中已有大量阴阳五行学说的运用。如《证类本草》转引《神农本草经》之论云：“药有阴阳配合，子母兄弟，根茎华（花）实。”又云：“药有酸、咸、甘、苦、辛五味，又有寒、热、温、凉四气及有毒、无毒。”在五色石脂条目，《神农本草经》云：“五石脂，各随五色补五脏。”再如在《神农本草经》六芝条中，青芝味酸补肝气，赤芝味苦益心气，黄芝味甘益脾气，白芝味辛益肺气，黑芝味咸益肾气，将人体五脏与五行一一对应起来。

有学者曾考证，《神农本草经》以苦、辛两味药物居多，分别占据药物总数的 36% 和 27%，认为这与汉代取苦、辛两味以应天地的自然哲学观念不无关系。《汉书·律历志》亦云：“天六地五，数之常也，天有六气，降生五味。”另外《神农本草经》中辛味药多属温热，而苦味药则偏于寒凉，这又与《汉书》中以辛应天为阳、以苦应地属阴的观念相互吻合。

三、《伤寒杂病论》医学哲学思想

《伤寒杂病论》为东汉医学家张仲景所作，为我国第一部临床经典著作，建立了中医临床辨证论治体系，为临床实践提供了一种有效的思维模式和理论指导。此书后世分为两部分，即《伤寒论》和《金匮要略》，从中可以看出张仲景深刻的医学哲学思想贯穿于对疾病的理解和诊治之中。

（一）整体的时间医学观

《伤寒杂病论》一书，中医整体思想体现在它的时间医学观上。节令气候对人体疾病有规律性的影响，如《金匮要略·脏腑经络先后病脉证第一》对节令与气候不相应的描述有“未至而至”“至而不至”“至而不去”“至而太过”，然后又指明“五邪中人，各有法度，风中于前，寒中于暮”。因风为阳邪，寒为阴邪，各从其类。《金匮要略·痉湿暍病脉证第二》提出，风湿加重与“值天阴雨不止”有关。这正是基于“人与天地相参”的整体思想来认识疾病的。

这种整体的时间医学观在探讨疾病的发展变化规律上也得到了很好运用，如《金匮要略》中言“产后不大便，烦躁发热……日晡时烦躁者，不食，食则谵语，至夜即愈”（《金匮要略·妇人产后病脉证治第二十一》），言黄汗见症“暮躁不得眠”“黄汗之病，食已汗出，又身常暮卧盗汗出者，此劳气也”（《金匮要略·水气病脉证并治第十四》），论述妇人崩漏，见“暮即发热，少腹里急”（《金匮要略·妇人杂病脉证并治第二十二》）。

在疾病诊断和治疗上也充分体现了这一观念，如《金匮要略》中云“寸口脉动者，因其旺时而动，假令肝旺色青，四时各随其色。肝色青而反色白，非其时色脉，皆当病”（《金匮要略·脏腑经络先后病脉证第一》），论述“劳之为病，其脉浮大，手足烦，春夏剧，秋冬瘥”（《金匮要略·血痹虚劳病脉证并治第六》），言衄血“从春至夏衄者，太阳，从秋至冬衄者，阳明”（《金匮要略·惊悸吐衄下血胸满瘀血病脉证治第十六》），言胃反症见“朝食暮吐，暮食朝吐，宿谷不化”（《金匮要略·呕吐哕下利病脉证治第十七》）。

NOTE

（二）邪正对立的疾病观

张仲景认为，疾病发生与致病因素有关，但是能否发病的关键在于正气的虚实与气机的状态。如《金匮要略·脏腑经络先后病脉证第一》中言："若五脏元真通畅，人即安和。客气邪风，中人多死。"因此，人们要想避免疾病，就应时时顾护正气，使之不虚，调畅气机，使之不滞。

对于疾病的性质，《伤寒论》以三阴三阳病论治外感，根据正邪斗争的结果概括疾病性质，即正能胜邪、正不胜邪、正邪相持。由于每一类结果都有两种不同的表现形式，故有太阳、阳明、少阳、太阴、少阴、厥阴六种结果。

《金匮要略》以脏腑辨治内伤杂病，从表里、寒热、虚实进行论述。虚和实是对立的两个方面。《内经》有"邪气胜则实""精气夺则虚"的说法，所以虚实也是从正邪对立来考虑的。如《金匮要略·血痹虚劳病脉证并治第六》云："虚劳腰痛，少腹拘急，小便不利者，八味肾气丸主之。""虚劳虚烦不得眠，酸枣仁汤主之。""虚劳诸不足，风气百疾，薯蓣丸主之。""虚劳里急，悸衄，腹中痛，梦失精，四肢酸疼，手足烦热，咽干口燥，小建中汤主之。""虚劳里急，诸不足，黄芪建中汤主之。"此书中虚证有表虚、里虚、虚寒、虚热之分。防己黄芪汤、桂枝加黄芪汤均治疗表虚证，八味肾气丸治疗里虚证，小建中治疗虚寒证，百合地黄汤、沙参麦冬汤治疗虚热证。实证同样有表实、里实、实热、实寒之分，表实有麻黄加术汤证、麻杏石甘汤证，里实有厚朴三物汤证，实热有大、小承气汤证，实寒有附子大黄汤证。

在处理治疗的先后关系时，张仲景同样以正邪两个对立面论治，如《金匮要略》中云："问曰，病有急当救里救表者，何谓也？师曰：太阳病，医下之，续得下利清谷不止，身体疼痛者，急当救里；后身体疼痛，清便自调者，急当救表也。"（《金匮要略·脏腑经络先后病脉证第一》）又言："下利腹胀满，身体疼痛者，先温其里，乃攻其表。温里宜四逆汤，攻表宜桂枝汤。"（《金匮要略·呕吐哕下利病脉证并治第十七》）这些都是在处理正气虚和邪气实两方面的缓急主次关系，如果正气虚为主要的紧急的一面，当先补正气，然后再考虑治疗邪气实的问题。

（三）求同存异的诊疗观

在《伤寒杂病论》中，张仲景创造了一项中医诊疗方法，即辨证论治。这一体系是通过抽象思维工具对临床观察事实进行加工的产物。这个思维过程是将具体的感性经验认识去异求同，又在同一基础上吸取差异。如《伤寒论》太阳病提纲，风寒外邪在肌表，症状可见脉浮、头项强痛而恶寒，在此相同点上，就可以诊断为太阳病，并按照太阳病治疗。但是由于患者体质强弱、病邪性质、病邪微甚的差异，太阳病下又可分出不同的具体病证，而配合采用不同的治疗，如桂枝汤证、麻黄汤证、桂麻各半汤证、桂二麻一汤证。

由于患者体质差异、病程长短、治疗情况、有无宿痰留邪等条件不同，又形成了太阳病的诸多兼证和变证，如太阳中风之桂枝汤证就列出了兼证、变证、坏病、禁忌证等。对于太阳中风兼太阳经脉不利证，用桂枝加葛根汤治疗，即在桂枝汤的基础上，加葛根四两。既往有咳喘病史的人，患太阳中风后容易引发咳喘的兼证，则用桂枝汤加厚朴、杏仁治疗。除了考虑这种同一性下的差异之外，张仲景还对差异之上的同一性进行深入思考。以桂枝汤为例，虽然桂枝汤是为太阳中风证而设，但对于其他病证，只要病机符合"卫强营弱"，无论外感热病、内伤杂病、妇女妊娠和产后病，都用桂枝汤治疗，如营卫不和的常自汗证、太阴病表未解者、妇女妊娠呕吐、妇女产后中风等皆用此方。

NOTE

不仅《伤寒论》中体现了求同存异的诊疗思想，《金匮要略》杂病论治中同样体现鲜明。同一种疾病，虽有共同规律，也有种种不同的具体情况，因此治疗上要区别对待。不同的病，虽各有其特殊性，但其间也有共同性，可归纳出共同的治疗原则。如《金匮要略》中治疗“胸痹心中痞，留气结在胸，胸满胁下逆抢心，枳实薤白桂枝汤主之，人参汤亦主之”（《金匮要略·胸痹心痛短气病脉证治第九》），同为胸痹病，张仲景并未用一方通治，而是在“同”（病机基本相同）的基础上着眼于“异”（各证候的差异），有心中痞气，胸满胁下逆抢心的共同症状，如阳气未虚者，可用枳实薤白桂枝汤；阳气已虚者，则当用人参汤。多种不同的疾病，如果其病因病机相同，虽然症状各异，但是治法可以相同。如《金匮要略》中云：“虚劳腰痛，少腹拘急者，八味肾气丸主之。”（《金匮要略·血痹虚劳病脉证并治第六》）“男子消渴，小便反多，以饮一斗，小便一斗，肾气丸主之。”（《金匮要略·消渴小便不利淋病脉证并治第十三》）“妇人病，饮食如故，烦热不得卧……此名转胞，不得溺也……宜肾气丸主之。”（《金匮要略·妇人杂病脉证并治第二十二》）“崔氏八味丸，治脚气上入，少腹不仁。”（《金匮要略·中风历节病脉证并治第五》）以上五病，虽症状不同，但病机相同，皆属肾阳虚衰，气化功能减退，故均可用肾气丸。

（四）中和平衡的用药观

“和”是中国传统文化的基本精神之一。“和”的最终目的是达到一种平衡。“和”字在《伤寒论》和《金匮要略》两书中多次出现。在张仲景看来，“和”是对正常天人关系及人体状态的描述，“失和”是疾病发生乃至致人死亡的原因，恢复天与人以及人自身之“和”的自然状态就是治疗的最终目标。《伤寒论》第58条言“凡病，若发汗，若吐，若下，若亡血、亡津液，阴阳自和者，必自愈”，这正反映了张仲景“和”的论治思想。这一思想在其临床组方用药上得到充分运用。

“和”的思想在组方用药上主要体现为功效对立之药的杂合运用，正如周学海在《读医随笔》中对和法之论：“以其有相反而相用者也。”

1. 虚实夹杂者，消补兼施谓之和　《伤寒论》中治疗“发汗后，腹胀满者，厚朴生姜半夏甘草人参汤主之”。此为脾虚腹胀，用厚朴、半夏消之，用人参、甘草补之。寒热错综者，寒热并用谓之和。如《伤寒论》中治疗“伤寒本自寒下，医复吐下之，寒格，更逆吐下，若食入口即吐，干姜黄芩黄连人参汤主之”。此为寒热格拒之证，用黄芩、黄连清之，干姜、人参温之。

2. 升降痞塞者，升降相因谓之和　《伤寒论》中治疗“伤寒五六日，呕而发热者，柴胡汤证具，而以它药下之，柴胡证仍在者……若心下满而硬痛者，此为结胸也，大陷胸汤主之。但满而不痛者，此为痞，柴胡不中与之，宜半夏泻心汤”。此中焦脾胃升降失常证，用生姜、半夏辛开之，黄芩、黄连苦降之，以恢复脾胃升降功能。

3. 燥湿并存者，润燥相济谓之和　《金匮要略》论治“大逆上气，咽喉不利，止逆下气者，麦门冬汤主之”（《金匮要略·肺痿肺痈咳嗽上气病脉证治第七》），此为肺胃津亏复加痰气交阻之证，用麦冬、人参、甘草、大枣甘味以润之，取半夏辛味以燥之。

4. 表实里虚者，敛散相成谓之和　《伤寒论》中治疗“伤寒表不解，心下有水气，干呕发热而咳……或喘者，小青龙汤主之”。此为外寒内饮之证，表有寒邪，内有阳虚，邪气在表当散，然恐阳气耗散不收，故用麻黄、桂枝、生姜、细辛、半夏辛散其邪气，五味子、白芍酸敛其正气。

5. 病势急迫者，刚柔相从谓之和 《金匮要略》中言“肺痈，喘不得卧，葶苈大枣泻肺汤主之”（《金匮要略·肺痿肺痈咳嗽上气病脉证并治》），此为痰热壅肺之急证，以葶苈子急泻肺之痰热，同时以大枣之甘柔护正气。

6. 肾气不足者，阴中求阳谓之和 《金匮要略》论治“虚劳腰痛，少腹拘急，小便不利者，八味肾气丸主之”（《金匮要略·血痹虚劳病脉证治第七》），此肾虚气化不利之证，肾气丸以大量滋阴药配伍少许温阳之药，阴阳二药相合，阳药得阴药之柔润则温而不燥，阴药得阳药之温通则滋而不腻。

（五）道法自然的养生观

道法自然是老子思想中的一个重要命题，也是道家学说的主旨之一。老子说：“道大，天大，地大，人亦大。域中有四大，而人居其一焉。人法地，地法天，天法道，道法自然。”（《道德经》二十五章）这里的“道”不仅具有宇宙本原的含义，还具有宇宙根本规律的含义。“自然”是指“道”自然而然的本来面貌，道法自然是指“道”以“自然”为法则，即顺应万物的天然本性，以宇宙的客观规律为法则。在《伤寒杂病论》中可以散见很多养生之法，这些具体方法的背后都体现了道法自然的思想。

如谈及饮食时他说：“凡饮食滋味，以养于生，食之有妨，反能为害。自非服药炼液，焉能不饮食乎？切见时人，不闲调摄，疾疢竞起，若不因食而生？苟全其生，须知切忌者矣。所食之味，有与病相宜，有与身为害，若得宜则益体，害则成疾，以此致危，例皆难疗。”（《金匮要略·禽兽虫鱼禁忌并治第二十四》）这段话简明扼要地指出，食物及饮食方法与机体适宜则有益，否则便有害。

饮食除了考虑宜忌之外，还要考虑到太过与不及。他说“服食节其冷热苦酸辛甘”（《金匮要略·脏腑经络先后病脉证第一》），这一个“节”字，就将饮食要求五味无所偏，均衡摄入的客观规律呈现出来。“节”就是无太过与不及，任何一种性味的食物摄入过多或不足都有可能导致脏腑功能的偏盛偏衰，疾病由此而生。如《金匮要略》中说：“桃子多食令人热，仍不得入水浴，令人病淋沥寒热病。”（《金匮要略·果实菜谷禁忌并治第二十五》）《金匮要略》还谈及食物之间的配伍宜忌，如“羊肉不可共生鱼、酪，食之害人”“马肉、豚肉共食，饱醉卧，大忌。”（《金匮要略·禽兽虫鱼禁忌并治第二十四》）

在谈到人与自然气候的关系时，张仲景认为人应顺应四时气候而养生。《伤寒论·伤寒例》说：“君子春夏养阳，秋冬养阴，顺天地之刚柔也。”如果不顺天养生，必定招致疾病。张仲景言“夫人禀五常，因风气而生长”“风气虽能生万物，亦能害万物，如水能浮舟，亦能覆舟”（《金匮要略·脏腑经络先后病脉证第一》），既然如此，“若人能养慎，不令邪风干忤经络”，则人无恙，倘若不遵循此道，逆天而为之，必会招致“客气邪风，中人多死”的后果。

自然之道是淡泊宁静、无为而治。对于人体来讲，要想维持身体的健康，就一定要清心寡欲，顺其自然，不要过度劳伤形神，这也是必须遵循的规律。张仲景在《金匮要略》中明确指出“房室勿令竭之”（《金匮要略·脏腑经络先后病脉证第一》）。精神情志活动是在脏腑气血的基础上产生的，正常的精神情志活动对人体健康有正面的意义和帮助，所以古人非常重视精神活动的调摄，这就是调神。张仲景在《伤寒杂病论·序》中强烈批评当时一些人“竞逐荣势，企踵权豪，孜孜汲汲，惟名利是务。”这段话清楚地反映出张仲景重视调神养生的思想。

NOTE

张仲景对“惟名利是务”是极不赞同的，也就是说，张仲景期勉世人不唯名利是图，无私寡欲才能到达清静的境界，而保持思想清静才能达到调养精神、却病延年的目的。此外，自然之道不仅是宁静的，还是包容的，充满大仁大爱。因此，在养生方面，张仲景特别强调要常怀仁爱之心，善待他人，善待自己，善待自然。他在《伤寒杂病论·序》中强烈批评当时的一些居世之士“进不能爱人知人，退不能爱身知己”，这里张仲景将“爱”与“知”相提并论，可见所讲的“爱”是养生学意义上的爱。

第二节　晋唐医学哲学

三国两晋南北朝时期是我国封建社会发展中国家分裂和民族大融合时期，在哲学思想发展上，魏晋士人开始转向老、庄道家，通过复活老、庄思想来注释《论语》《周易》等儒家经典，把汉代“天人感应”的神学目的论，以及元气自然观改变为“有无本末之辨”的玄学本体论，多方面论证了道家“自然”和儒家“名教”的一致性，形成了“儒道兼综”的“三玄之学”，玄学风尚取代两汉经学，形成了一代哲学新风。至东晋，玄学一方面与佛教合流，逐步变成佛教哲学的附庸，另一方面则向神秘化方向发展，转向神仙道教。南北朝时期，佛教和道教信仰获得了快速发展，在中国思想界逐渐占据了重要地位。

长期的社会动荡与民族融合客观上推动了临床医学实践与理论的发展。魏晋时期玄学思想流行，崇尚谈玄论道，注重言意之辨的玄风大振，相当部分士人在行为上放荡不羁，服石之风盛行，炼丹术迅速发展。玄学在理论与实践上的时代风尚，对这一时期的医学哲学产生了重要影响，在王叔和、皇甫谧、葛洪、陶弘景等医家思想中留下了鲜明的时代烙印。随着道、佛两教的发展，道家的养生学说与炼丹术、佛经中的医学思想和医疗经验曾为孙思邈、王冰等隋唐医家广泛吸取，极大地丰富了中医哲学，有力地推动了中医哲学的发展。中唐以后，以儒学为基础融合佛、道的思想趋势也成为中医哲学思想发展的重要转向。

一、王叔和医学哲学思想

王叔和（约177—255年），名熙，山阳高平郡（今山东境内）人，曾任三国魏太医令，是魏晋时期著名医学家。他在医学上的突出贡献，一是整理、编撰了张仲景的《伤寒杂病论》，使仲景之学得以流传；二是采集前代医家医著关于脉学的知识，并结合临床实际，撰写了我国第一部脉学专著——《脉经》。《脉经》自问世后，成为学医者的必读之书，并陆续传到日本、朝鲜、阿拉伯、欧洲等国家和地区，对世界医学产生了巨大影响。

王叔和生活在魏晋时代，在医学哲学思想上除了继承《周易》的象数思想、墨家的比类思想，以及东汉王充“重效验”的思想外，也深受当时玄学思辨风尚的影响，在《脉经》关于言、意、象的论述上具有鲜明的玄学思辨的时代烙印。

在魏晋玄学风行的时代，王叔和将言、象、意三者思辨关系的哲学思想具体运用于中医脉学的研究中。在脉学中，“象”为脉象，“言”是描述脉象的文字，“意”是脉理。由于脉理通医理，因此，这个“意”就有揭示人体健康与疾病本质的意义。在对脉学“言”“象”“意”三者关系的认识上，王叔和首先肯定了言可尽象、象可尽意，“言”和“象”对于揭示“意”

具有重要作用。

他在《脉经·序》中开篇就指出："脉理精微，其体难辨。弦紧浮芤，展转相类。在心易了，指下难明。"这里的"脉理"就是"意"，"其体"就是"象"。这就是说，脉象是脉理的表现，按类相别，虽然"在心易了"，无须通过语言也能知道，但"指下难明"，仅仅靠触觉来感知脉象是很难把握的。所以要辨别许多相类似而又不同的脉象，这就需要用"言"来表达"象"，分类相从，这就是《脉经》的言可尽象。不仅言可尽象，通过对脉象的刻画，也可传递出脉理，揭示出人体健康与疾病等内在意义，因此，"象"也可尽"意"。

在《脉经》中，王叔和划分了24种脉象，并进行了细腻描写，如"浮脉，举之有余，按之不足……微脉，极细而软或欲绝，若有若无……虚脉，迟、大而软，按之不足，隐指豁豁然空……动脉，见于关上，无头尾，大如豆，厥厥然动摇"。24种脉象揭示了脉的各种不同状态，医家可以通过脉象把握它所传达的脉理、医理等"本意"。

因此，王叔和强调通过以言明象、循象察意的方式来认知疾病。如《脉经·卷三·肝胆部第一》说："黄帝问曰：春脉如弦，何如而弦？岐伯曰：春脉肝也，东方木也，万物之所以始生也，故其气来濡弱轻虚而滑，端直以长，故曰弦。反此者病。"就是说，弦脉是春天的生理脉象，如果不是在春天见到弦脉，当作病看。在这里，弦是脉之象，病是通过弦这种脉象所察知的"意"。这种以言明象、循象察意的思想，正是立足于言可尽象、象可尽意的认识论基础之上的。

但是王叔和在肯定言可尽象、象可尽意的同时，也进一步指出了"言"和"象"在揭示"意"方面同样具有局限性，可谓言不尽象与象不尽意。这主要体现在脉理精微之不尽、脉象含意之不尽、语言表达之有限，以及脉象辨别之难测等不同方面。由于脉理精微，脉象多端，语言很难表达完整、准确与彻底。这就需要在语言之外，综合其他的条件进行判断，如此触类旁通，才能够把握脉象、脉意的精微。

如《脉经·卷一·迟疾短长杂脉第十三》说："黄帝问曰：余闻胃气、手少阳三焦、四时五行脉法。夫子言脉有三阴三阳，知病存亡，脉外以知内，尺寸大小，愿闻之。岐伯曰：寸口之中，外别浮沉、前后、左右。虚实、死生之要，皆见寸口之中……脉逆顺之道，不与众谋。"就是说，通过脉能知道人体健康、疾病的状况，但是脉象复杂，脉理微妙，这样的"逆顺之道"，不能与人用言语表达。这就强调对于脉学"逆顺之道"的"意"的把握，不能执着于"言""象"，必须超越于"言""象"，才能悟道。

因此，《脉经》中特别强调脉诊与其他诊断方法的综合运用。如《脉经·卷一·平脉早晏法第二》说："切脉动静而视精明，察五色，观五脏有余不足，六腑强弱，形之盛衰，以此参伍，决死生之分。"《脉经·卷一·平脉视人大小长短男女逆顺法第五》说："凡诊脉，当视其人大小、长短，及性气缓急。脉之迟速、大小、长短，皆如其人形性者则吉，反之者则为逆也。"《脉经》这两句话都在强调要四诊合参。

四诊合参之所以如此重要，正因为脉"言"不能尽象，脉"象"不能尽意，所以才要综合整体的言、象来探赜人体之意。《脉经·卷五中·扁鹊华佗察声色要诀第四》，专门阐述五色与疾病的关系，作为脉诊的辅助手段，也说明了这个问题。

王叔和在《脉经》中，无论是对于以言明象、循象察意认识方式的肯定，还是对于脉象难辨、脉理精微的强调，突出超乎言象、四诊合参，都凸显了他关于言、意、象之间复杂关系

NOTE

的认识，渗透着魏晋玄学“言意之辨”的思想气息。

二、葛洪医学哲学思想

葛洪（284—364年?），字稚川，自号抱朴子，丹阳句容（今江苏句容县）人。东晋道教理论家、炼丹家和医学家。少好神仙之术，随从祖葛玄弟子郑隐习炼丹术，尽得其传。后师事南海太守鲍玄修道术，兼修医术。后曾受封为关内侯，隐居罗浮山炼丹。著有《抱朴子》（内、外篇）《神仙传》《肘后方》《西京杂记》等。

自东汉时期道教形成以后，道教的神仙理论尚缺乏系统体系，葛洪继承和发挥先秦及秦汉道家的哲学理论，并汲取儒家的伦理道德学说，建立了以“玄”为最高范畴的道教神仙哲学理论体系。其《抱朴子·内篇》可谓道教神仙哲学成熟的标志，为南北朝时期道教教理的深化、修炼方法的传承、道教经书的编目奠定了良好基础。

（一）以玄为本体的道教思想

葛洪论道之本体，袭用道家范畴，名之曰玄。他认为，“玄”是世界的本体，是宇宙万物形成的根源，是一切事物运动的法则。他说：“玄者，自然之始祖，而万殊之大宗也……乾以之高，坤以之卑，云以之行，雨以之施。”这表明，宇宙的“始祖”或“大宗”是玄，一切（万殊）都从玄产生出来，玄深远高旷，无所不在，无所不有，无所不为，无所不能，一切都从玄出，而玄又超乎一切之上。从玄中产生了元一，产生了两仪，“胞胎元一，范铸两仪，吐纳大始，鼓冶亿类”（《抱朴子·内篇·畅玄》），万事万物都是由“玄”演化而来。“玄”能主宰天地，造化宇宙，生成天地人与万物。“玄”是永恒的存在，是宇宙生化的不竭动力。

葛洪同时又称“玄”为“道”，“玄”“道”是“一”，是独一无二的。他说：“道起于一，其贵无偶，各居一处，以象天地人，故曰三一也。天得一以清，地得一以宁，人得一以生，神得一以灵。”又说：“一能成阴生阳，推步寒暑，春得一以发，夏得一以长，秋得一以收，冬得一以藏。”（《抱朴子·内篇·地真》）“玄”和“道”都是宇宙生成与运动的根源。“道”与“玄”一样，也是无所不在，无所不有，无所不为，无所不能。故“玄”即是“道”，“道”即是“无”。

魏晋以后，易、老、庄并称“三玄”，因此，“玄”就代替了“道”，成为“道”的同义语。葛洪的思想是以“玄”易“道”，故首篇即名《畅玄》，又揭明道意。葛洪以“玄”或“玄道”作为宇宙之形上的本体，其“玄”之属性与老、庄对“道”的阐释基本一致。老、庄之“道”，既是宇宙万物的本体，也是万物之源，为万物之母。而且“玄”这个概念本身亦是《老子》哲学中的重要概念。《老子》中经常以“玄”况“道”，喻“道”以“玄”。葛洪继承了《老子》哲学中“玄”的思想，在其基础上又有所发展。

（二）形、神、气相即不离的生命观

在形神的关系上，葛洪认为：“夫有因无而生焉，形须神而立焉。有者，无之宫也。形者，神之宅也。故譬之于堤，堤坏则水不留矣。方之于烛，烛灭则火不居矣。身劳则神散，气竭则命终。”（《抱朴子·内篇·至理》）这里所讲的“形”，指人的身体，“神”则是人的精神意识。葛洪由“有”“无”之辨引出“形”“神”关系，指出“有”是依赖于“无”生存的，“形”是借由“神”而成立的。“有”是“无”的宫殿，“形”是“神”的住宅。“形”是“神”寄寓的宅舍，“神”是宅舍的主人。葛洪以堤岸、烛火为喻，说明有了“形”的基础，

NOTE

还要有“神”的存在，否则，堤岸崩坏，水就不复存在；蜡烛燃尽，火自然熄灭。若人元气耗尽，即使形体仍然存在，生命也必然终止，“形”因“神”的存在而发挥作用，需要“神”居于“形”中使其长久。

葛洪认为，世界万象禀“玄”而生，“玄之所在，其乐不穷。玄之所去，器弊神逝”（《抱朴子·内篇·畅玄》），人之生命亦禀“玄”而生。而“气”则是构成世界万物的基本元素，也是构成生命的基本材料。“夫人在气中，气在人中。自天地至于万物，无不须气以生也。”（《抱朴子内篇·至理》）人的形体和精神是由气构成的，形、神、气三者相即而不相离。人体是形神相统一的联合体，抽象的“神”和具体的“形”自然联结，才能发挥作用，而使“形”“神”沟通的即是“气”。“气”可以将天、地、人三者联系在一起。“人生先受精神于天地。后禀气于父母”（《抱朴子·内篇·勤求》）。人的生命产生于“气”，“气”不仅是维系生死的关键所在，还是“形”“神”的统一体，人因“气”而生，无“气”则死，禀受之气穷尽，则“形”“神”俱灭。因而要维持真气的充盈，尽力保证“气”之清，去除外在邪气，使“气”正，“形”“神”加以守护，营气、卫气二气时刻固守养气，才能使人体生命处于健康协调的状态。

葛洪还以国家来比拟“形”“气”“神”与生命存养之间的关系。云：“故一人之身，一国之象也……神犹君也，血犹臣也，气犹民也。故知治身，则能治国也。夫爱民所以安其国。养其气所以全其身。民散则国亡，气竭即身死（《抱朴子·内篇·地真》）。”人体之中，“气”是基础，“神”是统帅，“形”是归宿。“形全则生安”“气清则神爽”。可见，“形”“气”“神”相即不离，休戚与共，犹如一国之君、臣、民，三者相互依存，使生命得以长久。

（三）内修外养、道术结合的养生思想

葛洪不仅提出以“玄”或“玄道”作为宇宙的本体，还提出了“思玄之道”。“玄”是形而上的存在，“思玄之道”则是以具体的方法引导修道者达到“玄”的重要途径，为道教信仰确立明确的终极宗教目标，即“长生久视”“精神逍遥”的神仙境界。故而养生之术是修道者最基本的实践内容，养生包括多种途径，需“藉众术之共成长生”（《抱朴子·内篇·微旨》），如服食金丹大药、小药、行气、符箓、咒语、房中术等等，以内修外养、道术结合的养生方法达到终极目的。

养生以不伤为本，这是葛洪对养生的基本要求，即是说要减少损伤生命的各种因素。这些因素一是外来因素，如“毒恶所中也，邪气所伤也，风冷所犯也”（《抱朴子·内篇·至理》）；一是内在因素，如“诸欲所损”“才所不逮而困思之，伤也。力所不胜而强举之，伤也。悲哀憔悴，伤也。喜乐过差，伤也。汲汲所欲，伤也。久言谈笑，伤也……沉醉呕吐，伤也。饱食即卧，伤也”。这些损伤多由小事积累而成，因此，养生也须由极细微处做起，“是以养生之方，唾不及远，行不疾步，耳不极听，目不久视，坐不至久，卧不及疲”（《抱朴子·内篇·极言》），生活中之行止坐卧，饮食冷暖，饥饱劳役，这些小节之处如能有制有节，有法有度，则可养生延年。

“玄”与人的生命息息相关，葛洪认为，“玄”存在于人身丹田之中，称作“一”“玄一”或“真一”，如果能够“得道”“通玄”，就会具有无限的超自然力量，可以使人长生不老，“守一存真，乃能通神”。要想“得道”，就要“修道”，“修道”要在内修与外养两方面下功夫。内修主要是“守一”，并且还有“守真一”与“守玄一”的不同，“守形却恶，则独有真

一”（《抱朴子·内篇·地真》）。内修“守一”，主要为行气导引之法，内修可益寿延年，“服药虽为长生之本，若能兼行气者，其益甚速。若不能得药，但行气而尽其理者，亦得数百岁”（《抱朴子内篇·至理》）。

葛洪认为，万物由气而生，生命的本质即是气，“夫人在气中，气在人中，自天地至于万物，无不须气以生者也。”（《抱朴子·内篇·至理》）善于行气，可以养生，可以却恶，可以禳天灾，可以禁鬼神，可治百病。虽然行气可延年益寿，但还不能达到长生不老的境界，因此还需要外养。外养主要是服食药物，“若夫仙人，以药物养身，以术数延命，使内疾不生，外患不入，虽久视不死，而旧身不改，苟有其道，无以为难也。”（《抱朴子·内篇·论仙》）。

葛洪时代的道教练养，重视服食药物，尤其重视丹药的服食。葛洪按《神农四经》将药物分为三类，“上药令人身安命延，升为天神……五芝及饵丹砂、玉札、曾青、雄黄、雌黄、云母、太乙禹余粮，各可单服之，皆令人飞行长生”，“中药养性，下药除病”（《抱朴子·内篇·仙药》）。丹药可分为九种，称为“九丹”，分别是丹华、神符、神丹、还丹、饵丹、炼丹、柔丹、伏丹和寒丹。“服神丹，令人寿无穷已，与天地相毕，乘云驾龙，上下太清”。把金丹视为上品神药，以服食金丹为成仙的根本和关键，“长生之道，不在祭祀事鬼神也，不在导引与屈伸也。升仙之要，在神丹也”（《抱朴子·内篇·金丹》）。并强调说：“不得金丹，但服草木之药，及修小术者，可以延年迟死耳，不得仙也。”（《抱朴子·内篇·极言》）

金丹虽然极为重要，但要使金丹真正发挥作用，必须先服食有轻身益气之效的草木类药物，为服食金丹作好铺垫。这些草木类药，首先是具有补益作用的药物，如白术、天门冬、黄芪、枸杞、桂、胡麻等。其次是重镇安神和养心宁神的药物，如朱砂、磁石、远志、菖蒲等。“先服草木以救亏缺，后服金丹以定无穷，长生之理尽于此矣”（《抱朴子·内篇·极言》）。

尽管金丹为成仙的关键，但金丹大药极为难得，因此葛洪还记载了很多药物服食法，可以达到如能行水上、身轻力劲、劳而不疲等各种奇异功效。如断谷不食法，“先作美食极饱，乃服药物以养所食之物，令不消化，可辟三年”（《抱朴子·内篇·杂应》），所服药物主要为甘草、防风、芡实之类。又如服药可不畏寒热，服太阳酒、紫石英朱漆散之类可使人不寒，服玄冰丸、飞霜散之类可使人不热。还有不畏风湿之法，如金饼散、三阳液之类，“可以十年不畏风寒……姚先生但服三阳液，便袒卧冰上，了不振寒”（《抱朴子·内篇·登涉》），这里的三阳液大概类似于五石散之类的功效。

就成仙的方法而言，除了所谓的内修外养与金丹道法等，葛洪还一再强调积善立德的重要性。“人欲地仙，当立三百善。欲天仙，立千二百善。若有千一百九十九善，而忽复中行一恶，则尽失前善，乃当复更起善数耳。故善不在大，恶不在小也……积善事未满，虽服仙药亦无益也。若不服仙药，并行好事，虽未便得仙，亦可无卒死之祸矣。”（《抱朴子·内篇·登涉》）要成为神仙，必须力行善事，而且不得中途停止。这个善，就是当时社会伦理道德的具体体现。

葛洪以儒家文化的核心思想“孝”来具体论述“成仙”是一种“大孝”：“盖闻身体不伤，谓之终孝，况得仙道，长生久视，天地相毕，过于受全归完，不亦远乎……然则今之学仙者，自可皆有子弟，以承祭祀之事……父母所生身体，不得私自损毁，不然是为大不孝。”（《抱朴子·内篇·登涉》）如果通过修仙一途，使得自己身体永远长存，对父母便为大孝，比一般人更尽到了孝道。因此，修仙一事，从各个方面来说都是符合当时社会的规范和要求的。

NOTE

《抱朴子·外篇·自叙》称："其《内篇》言神仙方药，鬼怪变化，养生延年，禳邪却祸之事，属道家。《外篇》言人间得失，世事臧否，属儒家。""夫道者，内以治身，外以治国"，把道教的长生成仙与儒家的内圣外王统一起来，"欲求仙者，要当以忠孝和顺仁信为本。若德行不修，而但务方术，皆不得长生也"（《抱朴子·内篇·对俗》）。将儒家的忠孝仁信纳入道教戒律，将"救人危使免祸，护人疾病令不枉死"列为修炼成仙的根本条件，按儒家的伦理纲常建构起道教的神仙体系，显示了积极的修炼精神和度人济世的情怀，明显地体现了内道外儒的思想。

三、陶弘景医学哲学思想

陶弘景（456—536年），字通明，自号隐居先生或华阳隐居，时人谓为"山中宰相"，卒后谥贞白先生，丹阳秣陵（今江苏镇江）人。陶弘景在道教史上影响很大，是茅山宗的开创者，主张道、儒、释三教合流，是三教融合的代表人物。他一生博学多才，勤于探索，著述宏富。其中，在道教思想上有《真诰》《登真隐诀》《真灵位业图》等，在医药养生上，有《本草经集注》《养性延命录》《养生经》《药总诀》《补阙肘后百一方》《效验方》等。此外，在炼丹、天文、历算、地理、工艺、经学、文艺等方面都有深入研究，是在多个领域都有重要影响的思想家，被人誉为中国古代达·芬奇式的人物。

陶弘景作为南北朝时期道教的重要人物，其思想和实践活动集中体现了这一时期道教融摄儒佛，由汉末原始道教向理性化方向发展的时代特征。这种思想特征，既体现在他在宇宙观上以道气为本体，并明确区分经验与超验世界，又表现在他"假学而知"的认识论、"通立定格，共为成准"的方法论，以及以道教为本位融摄儒佛的形神观等多个方面。这些宗教理性化的思想认识，作为陶弘景医药养生活动的指导思想，构成了他的医学哲学思想的基本内容。

（一）以"道气"为本体的元气论宇宙观

陶弘景在宇宙观上承袭了汉代以来的元气自然论。汉代人所谓的"元气"，既是构成万物的原始物质，又是具有灵性化的"气"与"神"的混合体，因此，元气论的宇宙观也是道教神仙信仰建构的重要基础。经过魏晋玄学与佛学盛行本体论探讨的思维激荡，陶弘景在继承元气自然观的同时，将"气"与形上之"道"统一起来，赋予了"气"的本体论意义。他在《养性延命录·服气疗病篇》中指出："道者，气也。""道"作为宇宙及生命本体，其对象载体即"气"。这里的"气"，作为先天性的物质与精神的统一体，是具有"本体"意义的存在——"道气"。在陶弘景的概念系统中，宇宙就是以"道"为最高本质的一个有机整体，"道"和"气"尽管有本原与派生之别，但二者也不妨看作是同一的。

按照陶弘景的理解，道是宇宙的本原，宇宙万物都是道通过元气演化而成的，因此，宇宙万物是由元气沟通关联的一个有机整体。但道的归趣，则是一种本原性的真实自然性状，达到这种状态就是得道。万物众生均为元气所化，其性状莫不与道相合，人修道就是追求这种与道相合的本原性的真实自然性状。按照神仙道教的传统，这种得道也就是成仙，从而将元气自然的宇宙观与道教的神仙信仰统一起来。

但是作为道教思想家，神仙信仰的神灵观念与元气自然的理性主义毕竟存在着冲突。对此，陶弘景做出了经验与超验的区分。他在《许长史旧馆坛碑》中说："悠哉旷矣，宇宙之灵也，固非言象所传，文迹可记，然则后之人奚闻乎？含吐万有，化育群生，本其所由，义归冥昧。至于形域区分，性用殊品，事限观听，理穷数识者，倘或可论。”

他将“含吐万有，化育群生，本其所由，义归冥昧”这样的超经验问题与“形域区分，性用殊品，事限观听，理穷数识”这样的经验性问题区别开来，前者“义归冥昧”，因而使得宇宙奥秘在总体上成为“非言象所传，文迹可记”；后者“傥或可论”，即有可能得到确切的解答。这样他对涉及超验的宗教信仰领域不勉强求确切解答，只是推测备考，而对经验世界的特殊性问题，则在元气自然论的框架内力求获取可靠的知识。

这种超验和经验的区分，凸显了陶弘景作为宗教思想家难能可贵的理性精神。这种理性精神，使他在面对经验世界时，有神论的宗教信仰并没有成为他求知探索的障碍。这也是他在医药养生等科技领域取得重大成就的一个重要原因。如《重修政和证类本草》卷一引《梁陶隐居序》说：“人生气中，如鱼在水，水浊则鱼瘦，气昏则人病。邪气之伤人最为深重，经络既受此气，使入脏腑，随其虚实冷热，结以成病。”虽然这里没有排除所谓鬼神入侵人体导致疾病的观点，但他确认人体自身阴阳二气失调才是致病的根本原因。“若饮食恣情，阴阳不节，最为百疴之本，致使虚损内起，风湿外侵，所以共成其害。如此者，岂得关于神明乎！惟当勤于药术疗理尔”！就是说，疾病是“邪气”“阴阳不节”等导致的，与“神明”无关。

（二）“真学之理”“假学而知”的认识论

南北朝时期，道教的技术实践与知识理性化程度日益深化，人们已不再满足于对道教知识、技术采取经验性解释，而要寻求一种更为普遍的理性认识方法论及其形上依据。在长期的炼丹和医药学研究中，陶弘景意识到，把握知识的全面性和准确性至为重要。他常引用他祖父的一段名言：“辨释经典，纵有异同，不足以伤风教。至于汤药，小小不达，便致寿夭所由，则后人受弊不少，何可轻以裁断？祖之此言，可为仁识，足为龟镜矣。”（《本草经集注·序录》）

在此认识下，陶弘景提出了“真学之理”的认识理念。所谓“真学之理”，就是要求全面、准确、理性地把握各种知识材料。他在《登真隐诀序》中说：“今更反覆研构，表里洞洽，预是真学之理，使了然无滞，一字一句，皆有事旨，或论有以入无，或据显而知隐，或推机而得宗，或引彼以明此，自非闲练经书，精涉道数者，率然览之，犹观海尔。必须详究委曲，乃当晓其所以，故道备七篇，义同高品。尝闻古言：非知之难，其在行之。意非学之难，解学难也。”

就是说，“预是真学之理，使了然无滞”。学者须知“一字一句，皆有事旨，或论有以入无，或据显以知隐，或推机以得宗，或引彼以明此”，而“自非闭炼经书、精涉道数者率然览之犹观海也”。这种认识论观念具有突出的实证理性精神。

根据“真学之理”的认识理念，在认识途径与方法上，陶弘景主张“假学而知”。在注释《鬼谷子》卷下时，陶弘景提出：“内修炼，谓假学而知之也。然圣人虽圣，犹假学而知。假学即非自然。故曰以类知之也。”就是说，“道”并不可以被先天地赋予，因而人需要“假学而知”，即通过学习的途径而获得知识。

（三）“通立定格，共为成准”的方法论

陶弘景认识论上的理性精神还表现在他对完整、系统的归纳逻辑的理论建构上。他认为，人类对客观世界和物质对象的认识，应该达到一种“通衢”之理的阶段，并获得一种“通立定格”的统一、规范的知识逻辑形态。

NOTE

这种逻辑建构的步骤是：首先“穿鉴异同”。就是对各种实证知识材料进行“察同异、别是非、见内外、知有无”的分析考察，搞清楚它们各自的规定性，以及差异与共性，进而把握其内在联系。其次“诠综纬绪”，即把握对象的运动本质和规律，形成具有普遍规律性的“常通”之理。为此，人们必须通过归纳与综合来实现。陶弘景借用织布机“纺纱成布”，来比喻人们从感性上升到理性的归纳综合过程：“夫经之为言，径也。经者，常也，通也。谓常通而无滞，亦犹布帛之有经矣。必须铨综纬绪，仅乃成功。若机关疏越，杼轴乖谬，安能斐然成文?”（《登真隐诀序》）这一“纺纱成布”之喻，是对形成科学理论的归纳逻辑方法的形象表达，充分反映了他的科学理性思维。最后，为保证知识的真实、准确及有效性，陶弘景强调要“通立定格，共为成准”（《华阳隐居补阙肘后百一方序》），即建立明晰而准确的整体性知识规范原则，构建统一的知识体系。

为建立这种统一规范的知识体系，就必须有严密的逻辑一致的范畴和分类体系。因此，陶弘景特别重视“物”“实”“名”之间的语义规范统一，并提出了“载其纲要”“撮其枢要”的分类原则。正是在这种认识逻辑和知识规范思想指导下，陶弘景通过修订《肘后备急方》及《本草经集注》的编撰等活动，推进了逻辑清晰、统一、规范的中医药知识体系的理论构建。

（四）融摄儒佛的仙道形神观

南北朝时期，儒、佛、道三家鼎立的局面已经形成，并呈现相互渗透和融合的发展趋势。陶弘景虽以道教学者著称于世，但他同样具有深厚的儒、佛修养，学问广博，融贯三家。作为陶弘景三家合流观的重要成果，是他融摄儒佛，提出的“亦离亦合，仙道可依”的形神观。

陶弘景在吸收玄、佛、儒的形神思想基础上，应对现象界自然生死“形神俱灭”问题的挑战，提出“亦离亦合，仙道可依”的形神观，在本体论与终极价值论层面为道教重建了形神合同、形不可灭的神仙信仰基础。

陶弘景对于生命要素的“形”做出“质形”和“神形”的区分，认为“质形”即感性实存的器质形体，是不可永固的，而“神形”或“真形”则是修炼后达到的形神合一的生命本真状态，是不灭的。这种“神形”的不灭远非佛教生命观所可比拟。陶弘景认为，佛教关于世界与生命本质的观念是“非离非合”的，因为佛教主张“神不灭”，但这个“神”是脱离“气”的形上本体，本性为“空”，从而使它的终极解脱并未达到真正、完整的生命关怀，只是一种虚幻的承诺。修炼者即使“教功令满”“亦毕竟寂灭矣”。而道教所论之“神”本性为“道气”，气合则形神合，气散则形神离，神仙就是气之聚合成精的结果。因此，“仙道所依”的形神观是“亦离亦合”，“欲合则乘云驾龙，欲离则尸解化质”，完成由“质形”向“神形”的转变，实现“形神同仙”的终极生命理想。这种形神合一的生命观才真正实现了对于生命的完整关怀。

这种不灭的“神形”何以可能呢?陶弘景基于道教的技术理性，将其归结为“铸炼之事极”和“感变之理通”，认为人类只要通过对生命本质及其运动规律的掌握，并以正确的方式修炼自身，便可使自我生命与道合一，固形成仙，就好像“埏埴以为器”那样，“是土而异于土，虽燥未烧，遇湿犹坏；烧而未熟，不久尚毁。火力既足，表里坚固，河山可尽，此形无灭”（《答朝士访仙佛两法体相书》）。

陶弘景的仙道形神观，从理论上回应了儒家在经验层面“形尽神灭”论与佛教在超越层面“形尽神存”论对于传统形神合同论的不同批评，同时也破除了拘执于现象视域下形、神二分的经验思维，在理论思维层次上坚持了传统的形神合同论，维系了中国人的终极价值和信仰传统。这一融摄儒佛的仙道形神观，作为陶弘景三教合流思想的重要成果，也成为道教信仰与修炼思想的核心内容。它以终极信仰的价值意义构成了陶弘景炼丹与医药实践活动的动力源泉和理论依据，在他的医学哲学思想上具有基础性的理论意义。

四、杨上善医学哲学思想

杨上善（585—670年），隋唐时人，官至太子文学、太子司议郎。深研《内经》，取《素问》《灵枢》予以重新编排注释，著成《黄帝内经太素》（以下简称《太素》）三十卷，为注释《内经》最早医家之一。此书保存了早期的《素问》风貌，是研究《黄帝内经》的重要参考书。另著有《黄帝内经明堂类成》十三卷，是对唐代医家杨玄操《黄帝明堂经》的注释。杨上善的《太素》对《黄帝内经》的阴阳学说进行了深入发挥，提出了阴阳者一分为二的哲学思想，并将阴阳学说与人体结构、疾病的治疗实践充分结合，对阴阳学说的发展起到了重要作用。

（一）以阴阳为万物之本的自然观与治疗观

阴阳学说是中国古人认识宇宙本原、解释宇宙变化的哲学理论。《内经》以此来阐释自然界万事万物的生长衰老及人体生理病理的变化规律，使之成为中医理论体系的重要组成部分。杨上善在《太素》中对阴阳学说做了深入探讨，使《内经》的阴阳理论更加深化，为后世阴阳学说的发展起到了重要的奠基作用。

1. 阴阳者一分为二的哲学思想　作为一个哲学概念，阴阳是对立统一的矛盾体，世界上一切事物或现象都存在着阴阳两个方面，这两个方面的属性既是相对的、矛盾的，但又是统一的。杨上善提出了阴阳一分为二的思想，说明了阴阳无限可分性：“从道生一，谓之朴也。一分为二，谓天地也。”世间万物皆源于阴阳二气所化生之“和气”，“从二生三，谓阴阳和气也。从三以生万物，分为九野、四时、日月，乃至万物。一一诸物皆为阴阳气之所至，故所至处不可胜量”（《太素·卷十九·知针石》）。

阴和阳的任何一方都可以再分阴阳。他说：“言阴阳之理，大而无外，细入无间，毫末之形，并阴阳彫刻，故其数者，不可胜数也。故阴中有阴，阳中有阳，阳中有阴，阴中有阳。然则混成，同为一气，则要一也。”如以昼夜言，昼为阳，夜为阴。昼中又以上午为阳中之阳，下午为阳中之阴。以气血言，气为阳，血为阴，但气又可生血，血又可载气。人身与整个宇宙一样，其基本结构都是一个阴阳相反相成的对立统一体。作为这样一个个体，人身基本结构中处处体现出阴阳的关系。“夫人身阴阳应有多种，有背腹上下阴阳，有脏腑内外阴阳，有五脏雄雌阴阳，有身手足左右阴阳，有腰上下天地阴阳也”。（《太素·卷五·阴阳和》）

若脏腑阴阳属性的划分，“心、肺居膈以上为阳，肝、脾、肾居膈以下为阴。故阳者呼，心与肺也，阴者吸，脾与肾也。心肺俱阳，心以属火，故为阳中太阳也。心肺俱阳，肺以属金，故为阳中少阴也……肝脏属木，故为阴中少阳也。脾在膈下属土，耳以居下，故为阴中至阴。肾下属水，故为阴中之太阴也”（《太素·卷五·阴阳和》）。

《庄子·杂篇·天下》云：“一尺之捶，日取其半，万世不竭。”有限的事物却可以无限地分割下去。一分为二是自然界万事万物普遍存在的客观规律，它“大而无外”，没有边际，

NOTE

“细入无间”，无所不在。杨上善这一思想不仅为中医阴阳学说的建立和完善起到重要作用，而且对中国哲学的发展也做出了重大贡献。

2. 阴阳为万物终始之根本　《内经》将阴阳作为万物终始之根本，如《素问·四气调神大论》云：“故阴阳四时者，万物之终始也，生死之本也。”说明阴阳决定了自然界万事万物的生长变化。杨上善对以上原文注云：“阴为万物终始之本也，阳为万物始生之源也（《太素·卷二·摄生》）。”在原文阴阳为万物终始之根本的前提下进一步划分阴阳的作用，注文完全符合《周易》的阴阳思想，乾之《彖》曰：“大哉乾元，万物资始，乃统天。”坤之《彖》曰：“至哉坤元，万物资生，乃顺承天。”乾坤分别应天地，应阴阳，以阳为产生生命的本源，生命的原动力，阴的作用为滋养生命的生长发育，从兴盛直至衰亡。

“终始”的概念在《周易》之中是一个重要的哲学概念，《周易》以“终始”来描述事物的本体，“易之为书也，原始要终以为质也”“惧以终始，其要无咎，此之谓易之道也”。事物在变化过程中，最重要的就是终始两端，推究事物的终与始，即可以获得事物的本质，只要把握住这两个关键，就可以更好地抓住事物发展变化的规律。

杨上善不仅在天地生成的问题上重视阴阳终始，在疾病治疗上也以阴阳终始为根本。如《灵枢·终始》云：“凡刺之道，毕于终始，明知终始，五脏为纪，阴阳定矣。”《灵枢·根结》又云：“九针之玄，要在终始。故能知终始，一言而毕，不知终始，针道咸绝。”杨上善注云：“凡刺之道，其要须穷阴阳气之终始。”（《太素·卷十四·人迎脉口诊》）“终始，根结也。”“根，本也。结，系也。人之不知根结是脏腑之要，故邪离经脉，折太阳骨节关，亦败少阳筋骨维枢，及开阳明之阖，胃及太阳气有失泄也。良以不知根结，令关枢阖不得有守，故阴阳失于纲纪，病成不可复取也。”（《太素·卷十·经脉根结》）

杨上善以阴阳终始为脏腑之根本，针道之根本。若不知此根本，一者“针道咸绝”，一者“病成不可复取”。此处之终始又称根结，实际是指经脉走行的起止之处，如《灵枢·根结》云：“太阳根于至阴，结于命门”“阳明根于厉兑，结于颡大。”若不知经脉之终始即根结，也就是说如果不了解经脉的起止之处，不明白此根结是脏腑之关键而错误治疗，使邪气侵扰脏腑而致功能失常，枢机败坏，气走泄而阴阳失序，终致病成而不可治。此处杨上善将阴阳终始落实到治疗之实处，将阴阳终始的自然之理与经脉走行及疾病治疗之理紧密结合。

3. 四时寒暑为阴阳变化之根本　阴阳是一对哲学概念，如何使其更好地与生命的发展规律相联系，将其更直观、更全面地用于说明人体的生命规律，《内经》以四时寒暑来说明阴阳变化之道。《素问·宝命全形论》云：“人能应四时者，天地为之父母。知万物者，谓之天子。天有阴阳，人有十二节。天有寒暑，人有虚实。能经天地阴阳之化者，不失四时。知十二节之理者，圣智不能欺也。”能应四时，不失四时，即可符合天地阴阳之变化，即可知万物，即可以为天地之子，这里实际是将阴阳阐释为一个时间概念、时间范畴。杨上善将《内经》之观点引而伸之，从哲学和医学两个方面更加深入细致地予以发明。

一方面，杨上善将四时所代表的时间概念与人体相结合，如“阴阳已有四时，四时以脉为期，为期在于四时相得失处，即知四时之脉分在四时之际，脉分四时有期，则死生之期可知。”（《太素·卷十四·四时脉诊》）人身之脉与四时相应，通过四时之脉的变化，即可推断阴阳消长之变化。“天有十二时，分为阴阳，子午之左为阳，子午之右为阴，人之左手足六大节为阳，右手足六大节为阴，此为一合也。”（《太素·卷十九·知针石》）先将一个昼夜分为两部分，从子时到午时为左，这一时段是阳气从初生到旺盛的过程，为阳，应人之左手足六大节；从午时到子时为右，这一时段是阳气由盛转衰的过程，为阴，应人之右手足六大节。

四时与昼夜的阴阳盛衰规律是相同的。“一气离为阴阳，以作生养之本，复分四时，遂为生长收藏之用。终而复始，如环无端，谓之常也。若失其常，四时之施壅塞不行也”（《太素·卷五·阴阳合》）。“阴阳即为寒暑者也，盈虚以为虚实者也”（《太素·卷十九·知针石》）。阴阳二气在四时寒暑之中周而复始，以使万物生长收藏，故顺四时也就是顺阴阳，通过四时寒暑将阴阳这个范畴具体化，与人身生理病理的变化规律相呼应。

另一方面，仅以昼夜、四时表明阴阳盛衰的规律，杨上善认为还不能全面反映阴阳的消长变化，因此进一步将四时分为十二月，援引汉易的卦气说，以十二月卦的方法予以深入阐释。如“十一月一阳生，十二月二阳生，正月三阳生。三阳生寅之时，其阳已大，故曰大阳也”（《太素·卷八·经脉病解》）。十一月为复卦，复卦阳爻只有一个，即初爻，表示一阳始生之意。十二月为临卦䷒，临卦初爻、二爻为阳爻，表示阳气逐渐增多，阴气逐渐减少，故称为“二阳生”。正月为泰卦䷊，泰卦初、二、三爻均为阳爻，表明阳气之增长已经与阴气呈势均力敌之状态，故曰“其阳已大”“大阳”。又如“五月盛阳，一阴爻生，即是阳中之阴也”。五月为姤卦䷫，姤卦初爻为阴爻，表明阳由盛而衰，一阴始生，故称为“阳中之阴”。

十二消息卦反映了一个动态的阴阳消长的过程，表示一年寒暑交替的自然变化规律，利用卦象不仅使四时节气的变化发展得到了形象化和量化的说明，而且使阴阳概念与自然界的生命过程联系得更加紧密。杨上善还运用十二月卦来说明疾病的原理。《素问·脉解》云：“所谓浮为聋者，皆在气也。”杨上善注云：“诊人迎之脉，得三阳浮者，皆是太阳之气为聋也。”人迎之脉即颈动脉，人迎之脉候三阳，即太阳经脉、阳明经脉、少阳经脉。若诊得三阳俱为浮脉，据前述“三阳生寅之时，其阳已大，故曰大阳”，因而判断此耳聋病是由于大阳即太阳（膀胱经脉）之气所致。又如《素问·脉解》云：“太阴所谓病胀者，曰太阴者子也，十一月万物气皆藏于中，故曰病胀。”杨上善注云：“以十一月阴气大，故曰太阴。阴气内聚，阳气外通。十一月阴气内聚，虽有一阳始生，气微未能外通，故内病为胀也。”十一月为复卦，表示一阳始生，但一阳爻上有五阴爻，故“阴气大”，阳气微弱，受阴之制而不能外达，故病胀。

（二）人与天地相合的生命观

《内经》在人与自然的关系上提出了人与天地相参的理念，《灵枢·岁露》云：“人与天地相参也，与日月相应也。”对于生命的来源，《素问·宝命全形论》云：“夫人生于地，悬命于天，天地合气，命之曰人。”认为人之生命由天地合气而成，杨上善对生命的产生机制作了进一步发挥。其注云：“天与之气，地与之形，二气合之为人也。故形从地生，命从天与（《太素·卷十九·知针石》）。”将《内经》之“天地合气”拆分为天之气、地之形，二者合而为人。既然生命由天地合气而成，人身之结构与规律自然符合天地自然之结构与规律：“人身合天，故请言人身与天合气转运之道也。夫万物之外，六合之内，天地之变，阴阳之应，万物各受一形，自万物一形之外，从于六合苞裹之内，皆是天地为其父母，变化而生，故万物皆与天地之气应而合也。”（《太素·卷十四·四时脉诊》）

一方面，人之生理结构与天地相应，如五脏六腑之数符合天道之数：“天地变化之理谓之天道，人从天生，故人合天道。天道大数有二，谓五与六。故人亦应之，内有五脏，以应音、色、时、味、位等，主阴也；外有六腑，以应六律，主阳也。”（《太素·卷九·经脉》）

NOTE

另一方面，人之生理功能亦与天地相应，如人身生理变化规律与日月运行规律相一致，“人之身也，与天地形象相参，身盛衰也，与日月相应也。”（《太素·卷二十八·三虚三实》）月满之时也是人身体壮盛之时，“人身盛时，法月及与西海，皆悉盛实也。但贼邪不入……贼风虽入，不能深也”。

人之脉象变化符合四时阴阳的变化规律。“暖、暑、急、怒，是天之运四气变动，人之经脉与彼四气上下变动亦不异也。”（《太素·卷十四·四时脉诊》）不同的时间段正常脉象随季节而发生不同变化。“凡人之身，与天地阴阳四时之气皆同，故内身外物虽殊，春气俱发。肝气春王，故春脉来，比草木初出。”（《太素·卷十四·诊候》）春天是草木生发的季节，故春天的脉象有如出生之草木，又肝气旺于春，故春天的脉象即为肝脉，具有草木初生时生气勃发的特点。故而通过不同时间的脉象变化，便可以诊断疾病，判断预后。如《素问·玉机真脏论》云：“阴阳有时，与脉为期，期而相失，知脉所分，分之有期，故知死时。”杨上善注云：“阴阳以有四时，四时与脉为期，为期在于四时相得失处，即知四时之脉，分在四时之际，脉分四时有期，则死生之期可知。”（《太素·卷十四·四时脉诊》）

（三）以和为贵、志意清净的养生观

《内经》在养生上一直以人与自然相应为根本宗旨，杨上善遵循《内经》这一原则，“谓阴阳而摄其生，则通天之义。上古、中古人君摄生，莫不法于天地，故生同天地，长生久视。通天地者，生之本也。”（《太素·卷三·调阴阳》）对养生之道作了深入探讨。

杨上善对养生之道强调内摄生与外摄生，无论内外，皆以和顺为本。在注释《素问·四气调神大论》养生之道时云：“广步于庭，劳以使志也。被发缓形，逸以使志也。劳逸处中，和而生也。故其和者，是以内摄生者也……故顺、成、和，则外摄生也。内外和顺，春之应也。斯之顺者，为身为国养生道也。”（《太素·卷二·摄生》）将人之病因分为两大类，一者为内因，由五志所致，一者为外因，由自然界阴阳寒暑所致：“人之生病，莫不内因怒、喜、思、忧、恐等五志，外因阴阳寒暑，以发于气而生百病。”“所以善摄生者，内除喜怒，外避寒暑，故无道夭，遂得长生久视者也。”（《太素·卷二·摄生》）

杨上善所说之“和”，在外摄生即为顺时和气，如“天地间九州等物，其生皆在阴阳及和三气。阴阳分为四时和气，人之纵志，不顺四时和气摄生，为风寒雨湿邪气伤也。此顺三气养生，寿之本也。”（《太素·卷二·摄生》）此处之“三气”是指阴阳之气与四时和气，而四时和气又是阴阳之气在自然界的具体表现，因此杨上善强调摄生须“顺四时和气”，此为“寿之本”，若不能顺此四时和气，则必为风寒雨湿等诸邪气所伤。

“和”，在内摄生则较为复杂，一者为饮食之五味，一者为五志。饮食之五味濡养脏腑，为“脏腑血气之本”，须将五味与脏腑依五行生克相配，方可谓“和性之道”，他说：“五谷、五畜、五果、五菜，用之充饥则谓之食，以其疗病则谓之药……此谷畜果菜等二十物，乃是五行五性之味，脏腑血气之本也，充虚接气，莫大于兹，奉性养生，不可斯须离也。黄帝并依五行相配，相克相生，各入脏腑，以为和性之道也。”（《太素·卷二·摄生》）

五志对人之养生至为重要，若五志过极，则可伤及五脏之神，以致夭亡。“五脏之神不可伤也，伤五神者，则神去无守，脏守失也。六腑为阳，五脏为阴，脏无神守，故阴虚也。阴脏气无，遂致死也。故不死之道者，养五神也。人皆怵惕思虑，则以伤神；悲哀动中，日亡魂性；喜乐无极，神魄散扬；愁忧不解，志意悗乱；盛怒无止，失志多忘；恐惧惊神，伤精痿

骨。□①以千端之祸，害此一生；终以万品欲情，浇乱真性。”（《太素·卷六·脏腑之一》）杨上善在此处对魏晋以来服食丹药之风提出批评，认为金石丹药不仅不能延年益寿，成仙得道，反而戕害性命，祸患无穷。如云：“仍服金石贵宝，摧斯易生之躯，多求神仙芳草，日役百年之命。”真正的养生之道还须“以道怡性”，以清静之道保神守形，故引广成子语曰：“至道无视无听，抱神以静，形将自正也。必静必清，无劳汝形，无摇汝精，心无所知，神将守形，可以长生。”（《太素·卷六·脏腑之一》）

杨上善所云外摄生与内摄生是相互作用，不可分割的。四时和气之性质为清静之气，可令人志意皆清静，“天地之和气，清而不浊，静而不乱，能令人志意皆清静也。人能顺清静和气，则脏气守其内，腑气固其外，则虽有八正虚风贼邪，不能伤也，斯因四序之和自调摄也。”能行此清净和顺之道，即可益寿延年，方为智者。“智者行和节养之道，则五养（萧延平按：注五养恐系五脏之误）神安，六腑气调，经脉用营，腠理密致，如此疵疠元本不生，八正四邪无由得至，自斯已往，或齐天地，莫见冬獮，或类彭年，长生久视也。”（《太素·卷六·脏腑之一》）

五、孙思邈医学哲学思想

孙思邈（约581—682年），世称孙真人，京兆华原（今陕西耀州区）人。唐代著名医学家，也是唐代著名道士，宋崇宁二年（1103年）被追封为“妙应真人”，后世尊称为“药王”。孙氏少时体弱多病，青年时代就立志以医为业，刻苦研习岐黄之术，主要著述有《备急千金要方》30卷、《千金翼方》30卷。

孙思邈历经隋唐两代，是一位知识渊博、医德高尚、医术精湛的医家。他的两部《千金方》是唐代以前医药学成就的系统总结，被誉为我国第一部临床医学百科全书，对后世医学的发展影响深远。在中医哲学思想史上，孙思邈也是一位集大成者。他立足于“道”理深入医理，以道论医，以医行道，又能融儒家伦理于医学实践，首次系统、全面地论述了医德。同时，他还借鉴吸收佛教思想为医学所用，在医学哲学思想上融摄儒、道、佛三家，有力推动了中医哲学思想的丰富与发展。

（一）以道论医的医疗实践观

道教自产生起，就与中医学发展密不可分，也产生了许多“道医”。但比较而言，葛洪、陶弘景偏重于“药”，孙思邈则投身于医疗济世实践，以道论医，以医行道，堪称一位不折不扣的“道医”。孙思邈认为，要成为一个合格的医生，必须通晓“道”；欲为“大医”，必修“高道”。他的道教思想在他的代表作《大医精诚》中得到了充分体现。在这篇名作中，孙思邈从医德、医术、医体、医法四个方面对“大医”作了言简意赅的阐述，并最后融会贯通于“老君”之“道”。

1. 关于医德　《大医精诚》说：“凡大医治病，必当安神定志，无欲无求，先发大慈恻隐之心，誓愿普救含灵之苦。若有疾厄来求救者，不得问其贵贱贫富，长幼妍蚩，怨亲善友，华夷愚智，普同一等，皆如至亲之想，亦不得瞻前顾后，自虑吉凶，护惜身命。见彼苦恼，若己有之，深心凄怆，勿避险巇，昼夜寒暑，饥渴疲劳，一心赴救，无作功夫形迹之心。如此可为

① □：书写专用符号，用以表示原文此处缺损。据下面对文推测，此处疑为“始”字。

苍生大医，反此则是含灵巨贼。”

道教所言之道，是宇宙万物的生化根源和存在本体；所言之德，注重济世利民，只有积功累德，才能悟道得道。故道教尊道贵德。医作为一种“艺”，是“道之有形者也”，所以，医之德与道之德内在交融。孙思邈强调“大医治病”要“先发大慈恻隐之心，誓愿普救含灵之苦”，充分体现了医之德与道之德的高度融合。

2. 关于医术 《大医精诚》说：“夫经方之难精，由来尚矣……惟用心精微者，始可与言于兹矣。今以至精至微之事，求之于至粗至浅之思，其不殆哉……故医方卜筮，艺能之难精者也，既非神授，何以得其幽微……故学者必须博极医源，精勤不倦，不得道听途说，而言医道已了，深自误哉！”

道教的重要特点是有极丰富的“术”，且玄妙圆通，有许多常人不可思议之处。如此玄妙圆通之术，当然求之甚难，非大精诚、大功德、大智慧而不可得。关于“道”和“术”间的关系，《云笈七签》说：“道者，虚无之至真也，术者，变化之玄伎也。道无形，因术以济人，人有灵，因修而会道。人能学道，则变化自然。”（《卷四十五·秘要诀法》）道是术之本，人是术之主，会道行术，关键在人。道教史上，道教的发展总依赖于高道。医的发展总依赖于大医。从这个角度说，“大医”也是“高道”。唯有精诚精微，始可言医术，而行医道。

3. 关于医之体态 《大医精诚》说：“夫大医之体，欲得澄神内视，望之俨然，宽裕汪汪，不皎不昧。省病诊疾，至意深心，详察形候，纤毫勿失，处判针药，无得参差。虽曰病宜速救，要须临事不惑，惟当审谛覃思，不得于性命之上，率尔自逞俊快，邀射名誉，甚不仁矣……夫一人向隅，满堂不乐，而况病人苦楚，不离斯须，而医者安然欢娱，傲然自得，兹乃人神之所共耻，至人之所不为，斯盖医之本意也。”

清静寡欲是道教修道之基，入道之门。只有内心虚一而静，才能产生悟通大道的智慧，与道相合。如果内心躁动不安，心神外驰，追求物欲，就会智昏而害道。孙思邈强调欲为大医，必须“澄神内视”“至意深心”“临事不惑”“审谛覃思”，正是立足于道教的清静寡欲“功夫”。没有这种入道修养，必然会“率尔自逞俊快，邀射名誉”，则“甚不仁矣！”

4. 关于行医之法 《大医精诚》说：“夫为医之法，不得多语调笑，谈谑喧哗，道说是非，议论人物，炫耀声名，訾毁诸医。自矜己德。偶然治瘥一病，则昂头戴面，而有自许之貌，谓天下无双，此医人之膏肓也。”“戒律”是道教的宗教规范，行为操守。学道之士通过持戒以净心，心净则行明，行明则身正，身正则德备，德备则道成。孙思邈对医法的主张也主要借鉴于道教戒律，以便医者能够“净心”，免受外物侵扰，从而达到“清静寡欲”“无为抱朴”的境界，在具体内容上也多取自道教戒律。

在《大医精诚》中，孙思邈以道教的基本教义为指导，从德、术、体、法四方面规范了“大医”的思想和行为。在篇末，他借老君之口对医、道关系总结说：“老君曰：人行阳德，人自报之；人行阴德，鬼神报之。人行阳恶，人自报之；人行阴恶，鬼神害之。寻此二途，阴阳报施，岂诬也哉？”在他看来，医、道是统一的，医为道之用，道为医之体，二者玄妙圆融，不可分离。

（二）以儒为主的医学伦理观

孙思邈是张仲景之后到唐代成就最高的一位医家。他不仅医术精湛，而且医德高尚，对医德的重视也是他思想的一个突出特征。在《备急千金要方》首篇《大医习业》中，孙思邈就

NOTE

对医生的业务与医德修养同时提出了明确要求，认为只有医术与医德两方面都过关的医生，才能“于医道无所滞碍，尽善尽美”，凸显了他对医德的极端重视。在两部《千金方》中，孙思邈更立足于仁、勇、智、礼、恕、忠、孝等儒家伦理，系统、广泛地阐述了他的医学伦理思想。

1. 仁　仁作为儒家伦理的核心规范，在医德中同样居于首位。仁的核心内容是爱人，在医德上主要表现为体恤、同情病人。对此，孙思邈在《大医精诚》中说：“若有疾厄来求救者，不得问其贵贱贫富，长幼妍蚩，怨亲善友，华夷愚智，普同一等，皆如至亲之想。”又说：“见彼苦恼，若已有之，深心凄怆……一心赴救，无作功夫形迹之心。”这些充分体现了儒家仁者“爱人”的思想境界和推己及人的“恕道”精神。

2. 智和勇　智和勇与仁共同构成了儒家强调的“三达德”，在医德中同样重要。医是以术载道的职业，以济世为怀，以救人为务，必然少不了“智”。“智”与“仁”的关系在一定角度体现了权与经的关系，要守经达权，就离不开“智”。至于“勇”，在《大医精诚》中，孙思邈要求医生“勿避险巇，昼夜寒暑，饥渴疲劳，一心赴救……其有患疮痍，下痢臭秽不可瞻视，人所恶见者，但发惭愧凄怜忧恤之意，不得起一念蒂芥之心”，即是对“勇”的揭示。除了不畏艰险、污秽外，医者还须不计个人得失，胆大心细，勇于承担医疗责任。孙思邈对智和勇的提倡，突出表现在他提出的“行欲方而智欲圆，心欲小而胆欲大”的著名论断中。因此，“智”和“勇”不仅是医术修养的必须，也是医德修养的必备要素。

3. 礼　孙思邈告诫医生不可“炫耀声名，訾毁诸医，自矜已德”，要求对同行应有谦虚辞让之心。同时，要求医生到病家，“不得多语调笑，谈谑喧哗，道说是非，议论人物”，需要尊重病人，不可有非礼之举。这很明显受到儒家“非礼勿视，非礼勿听，非礼勿言，非礼勿动”的影响。

4. 忠、孝　忠、孝也是医德的重要内容。孙思邈说：“君亲有疾不能疗之者，非忠孝也。”（《千金要方·序》）而他编辑本草书籍的目的，也是为了“使忠臣孝子匆遽之际，造次可见”（《千金翼方·本草上》）。

由于隋唐时期奉行儒、道、佛三教并立共宏的政策，孙思邈本人又博学多闻，“弱冠，善谈庄、老及百家之说，兼好释典”（《旧唐书·列传·孙思邈》），因此，在医学伦理思想中，孙思邈以儒家思想为主外，还兼收佛、道二教关于普度众生、不杀生，以及自然无为、长生久视等思想，形成了内涵丰富的医学伦理思想，在历史上也成为系统论述医德的第一人。

（三）佛教思想的兼收并蓄

孙思邈“兼好释典”，佛教思想对他的医学思想也有重要影响。

1. 关于疾病的基本理论　佛教的“医方明”认为，宇宙万物都由“地、水、风、火”四大构成，“四大”不调，则百病丛生。每“大”可致“一百一病”，“四大”共致“四百四病”。佛教的这种疾病观直接影响了孙思邈的医学思想。他在《备急千金要方·诊候》中说：“地、水、火、风和合成人……凡四气合德，四神安和。一气不调，百一病生。四神动作，四百四病，同时俱发。又云一百一病，不治自愈；一百一病，须治而愈；一百一病，虽治难愈；一百一病，真死不治。”这种由“四大”论病及“四百四病”的观点显然取自佛教的“医方明”。

2. 方剂和养生　在方剂和养生方面，孙思邈也受到佛教思想的影响。他在《千金翼方·

药录纂要》中直接引用天竺大医耆婆的观点："天下物类，皆是灵药。万物之中，无一物而非药者，斯乃大医也。"书中还收集了不少以耆婆命名的方剂，如耆婆百病丸、耆婆治恶病方、耆婆汤、耆婆大士补益长生不老方等。两部《千金方》中对佛教的咒禁之法与导引按摩养生方法也有收录。

3. 佛教的因果报应观　佛教的因果报应观对孙思邈也有影响。孙思邈在《千金翼方·养性》中说："人生天地气中，动作喘息，皆应于天，为善为恶，天皆鉴之。人有修善积德而遭凶祸者，先世之余殃也。为恶犯禁而遇吉祥者，先世之余福也。"这里将人"遭凶祸"或"遇吉祥"，归咎于"先世"的"余殃"或"余福"，是来自佛教的"业报"思想。这种因果报应观对于认识病因病机或指导治疗用药上并无意义，孙思邈借此目的在于劝导人们行善避恶，并对医家的行为进行约束。

事实上，孙思邈的著作中，带有佛教教义和术语的阐述非常之多。如"不读《内经》，则不知有慈悲喜舍之德""先发广大心，仍救三途大苦，普度法界含生""诵言紧沙迦罗""烧香礼十方诸佛""万物众色不同"及"种种形相"等都有明显的佛教思想印迹。

正是在汲取儒、道、佛三家哲学思想的丰厚营养中，孙思邈兼收并蓄，融会贯通，在医德医术、疾病治疗、养生防病、药物方剂等不同领域，以自己突出的医学思想和成就，成为集唐以前医学之大成的杰出医家。

六、王冰医学哲学思想

王冰（约720—805年），籍贯不详，号启玄子，唐宝应中（762—763年）为太仆令，后世称王太仆，是唐时期著名医学家。王冰少时笃好易老之学，究心医学，尤嗜《黄帝内经》，他精勤博访，经过12年的努力，注成《补注黄帝内经素问》，首次全《素问》九卷之数，并通过补入七篇大论，将运气学说全面纳入中医理论体系，成为后世运气学说之本。王冰的补注后经宋代林亿等人校正，以《重广补注黄帝内经素问》而广为流传，是《素问》现存最早的全注本。

在医学哲学思想上，王冰次注《素问》是以道家思想为旨归的。他将道家思想与自己在医学实践中的心得体会相融合，融道于医，以道释医，以医述道，使道家思想在与医学的结合中得到多方面展开，并在运气学说中以整体恒动的天人观与临床诊治的辩证思维，突出展现了其医学思想的道家学术精神。

（一）医学思想的道家旨归

王冰所处的唐代，唐王室极力倡导推崇老庄之学，道教作为"国教"备受尊崇。在这种崇道论道的社会风气中，王冰自幼受道家思想陶冶，"弱龄慕道"，曾师从方外道家孟诜习医，后又师事玄珠先生，并自号"启玄子"。玄珠先生生平无考，但玄珠二字则带有浓厚的道家道教寓意。在《素问》的整理和注释中，王冰全面继承和发挥了道家思想，使《素问》成为融道于医、以道释医的典范，其编次与注文上带有鲜明的道家学术风格。

1. 在篇目数字上，王冰将《素问》重新编次为81篇，以应《道德经》之数；在篇目次序上，他将可以发挥道家思想的《上古天真论》列为篇首，并在《素问》前五篇着重突出了道家保精、调神、养气、顺应四时阴阳的基本思想，反映了《素问》"不治已病治未病"，防重于治的重要观点。

NOTE

2. 在次注《素问》的书目上，王冰大量引用《老子》《庄子》《广成子》《庚桑楚》《真诰》等道家经典来注释《素问》，大力宣扬道家“道法自然”“清静无为”“清心寡欲”“奉养天真”等观点，所引道家经典居所引诸家著述之冠。

3. 王冰在《素问》中补入的七篇大论所阐释的运气学说，在思想渊源上与道家更是密不可分，王冰在注解中也充分发挥了老庄的辩证法与“气论”思想，突出展现了其医学思想的道家旨归。

（二）整体恒动的天人观

王冰在次注《素问》中，补入《天元纪大论》《五运行大论》《六微旨大论》《气交变大论》《五常政大论》《六元正纪大论》与《至真要大论》七篇，后世称为“运气七篇”或“七篇大论”，它们集中、全面、系统地介绍了运气学说。在医学思想发展史上，运气学说以道家的道气自然观为核心，把汉代以前的五行占和六气占统一为一个预测体系，脱去了神秘主义色彩，演变成以医学为主的病症预测，成为中医学探讨天象气候规律及其与人体生理、病变、防治规律的理论，既丰富充实了中医的天人关系，又直接启迪、催化了金元四家，并在医学预测实践上得到了重要运用。

在医学哲学思想上，中医学作为我国古代人民在长期实践过程中形成的一门自然科学，其基本指导思想是天人关系的整体恒动观。所谓“整体”，即关于人体自身的完整性及人与自然和社会环境的统一性认识；所谓“恒动”，即一切物质都处于永恒的运动、变化之中，必须摒弃一成不变的、静止的、僵化的观点。整体恒动观贯穿于《内经》之中，而在“七篇”中表现尤为突出，具体表现为天地一体、五脏一体、人与天地相应三个方面。

1.“天地一体” “天地一体”是说整个自然界是一个整体。《天元纪大论》开篇就说：“天有五行御五位，以生寒暑燥湿风，人有五脏化五气，以生喜怒思忧恐。”又说：“变化之为用也，在天为玄，在人为道，在地为化。”“在天为气，在地成形，形气相感而化生万物矣。”自然界的一切现象都是相互依存、相互影响、相互作用的，天地不仅一体，并且处在永无休止的运动变化中。《六微旨大论》称：“成败倚伏生乎动，动而不已，则变作矣。”又说：“帝曰：有期乎？岐伯曰：不生不化，静之期也……出入废则神机化灭，升降息则气立孤危。故非出入，则无以生长壮老已；非升降，则无以生长化收藏。”就是说，自然界的一切变化都是在不断运动中形成，没有运动就没有变化，也就没有生命。

2.“五脏一体” “五脏一体”是说心、肝、脾、肺、肾这五个系统及其所属器官，虽各有独特作用，但又是密切相关的一个整体。在中医学中，五脏是组成人体的五个系统，人体所有的器官都包括在这五个系统之中，对此，《五运行大论》中“肝生筋，筋生心”“脾生肉，肉生肺”“肺生皮毛，皮毛生肾”“肾生骨髓，髓生肝”，以及《至真要大论》讨论病机时强调“必先五胜，疏其血气，令其条达，而致和平”等，无不体现着五脏一体、相生相制的整体精神。

3.“人与天地相应” “人与天地相应”即人与自然界是相应的，自然界中的一切变化都直接影响人体并发生与之相应的变化。所谓“上下之位，气交之中，人之居也……气交之分，人气从之，万物由之”（《素问·六微旨大论》）。“人与天地相应”是“七篇”的中心内容，具体又分为两个方面：①认为人秉天地正常之气而生存，没有正常的气候变化，就不会产生生命，有了生命也不可能正常发育和成长。②认为天地变化与人体的健康和疾病密切相关。在气

NOTE

候变化方面，一年四季气候、季节气候，以及六十年周期中的每一年气候变化对人体健康和疾病都有不同影响。《气交变大论》称："太过者先天，不及者后天，所谓治化而人应之也。"在地理环境方面，地势高下与气候变化密切相关，因而与人体的健康和疾病也有机联系。如《五常政大论》说："东南方，阳也，阳者其精降于下，故右热而左温。西北方，阴也，阴者其精奉于上，故左寒而右凉。是以地有高下，气有温凉，高者气寒，下者气热。故适寒凉者胀，之温热者疮，下之则胀已，汗之则疮已。"这种"人与天地相应"的思想也成为中医学"因人制宜""因时制宜""因地制宜"治疗原则的理论渊源。

运气学说在本质上是天人关系的世界观、生命观的哲学思考，它以天地一体、五脏一体、人与天地相应等基本观点，揭示出自然界的一切变化，包括人体的健康和疾病都必须以整体恒动的观点予以观察和分析的基本思想，在中医哲学体系上具有奠定"元"点的基础意义。

（三）思维方法的辩证观

王冰医学哲学思想的另一个鲜明特征，是他深受道家辩证思维方法的影响，在阐释人体生理、病理和疾病的诊治上，提出了阴阳刚柔、升降出入、物极必反、寒热水火、方制异同、气候常变等诸多对立的概念，使辩证思维方法得到拓展和升华。如他在《天元纪大论》"曰阴曰阳，曰柔曰刚"注中说："阴阳，天道也。柔刚，地道也。天以阳生阴长，地以柔化刚成也。《易》曰立天之道，曰阴与阳，立地之道，曰柔与刚，此之谓也。"柔可以克刚，刚可以化柔，阴阳刚柔之间存在着互根互用、相互转化的关系，由此，他提出寒热水火的理论和治疗原则。他在《至真要大论》注文中说："夫如大寒而甚，热之不热，是无火也……大热而甚，寒之不寒，是无水也。"无火者不必去水，宜"益火之源，以消阴翳"，无水者不必去火，宜"壮水之主，以制阳光"。对阴虚、阳虚所致阴阳偏胜之证，不攻其强，助弱制强，以柔制刚，实现阴阳互化。这作为王冰的治则名言，备受后世推崇。

在补入的运气七篇中，王冰也以辩证思维方法为工具，对运气之说进行了深入解析，认为四时更替，万物化生，均本于自然界五运六气。他在《天元纪大论》注中说："五运更统于太虚，四时随部而迁复，六气分居而异主，万物因之以化生。"而人作为"太虚中之一物"，运气的变化必然会影响人体的气血变化，所以人必须与天地之气相适应。而运气有变也有常，若运气失常，则会导致气候、气象、物候变异，亦可使人体气血受扰而致病。但这些复杂的变化是有规律可循的。"太过不及，岁化无穷，气交迁变，流于无极。然天垂象，圣人则之，以知吉凶"（《素问·气交变大论》）。王冰以道家的辩证思维方法为工具，详细阐发注解了运气学说的奥义妙理，惠赐后学。

王冰思维方法上的辩证观，在运气七篇对疾病诊治中辨证论治原则的多方面归纳阐释上更是突出体现。他在《至真要大论》中说："必伏其所主而先其所因。其始则同，其终则异，可使破积，可使溃坚，可使气和，可使必已。"所谓"伏其所主而先其所因"，就是在诊治上要治病求本，辨证论治，并表现为"从内之外者调其内；从外之内者治其外；从内之外而盛于外者，先调其内而后治其外；从外之内而盛于内者，先治其外而后调其内；中外不相及，则治主病"，揭示出中医学辨证论治原则的基本精神。在七篇中，王冰还通过"谨察阴阳所在而调之，以平为期""正者正治，反者反治""微者调之，其次平之，盛者夺之""上下所主，随其攸利，正其味，则其要也"（《素问·至真要大论》）"大毒治病，十去其六……谷肉果菜，食养尽之""必养必和，待其来复"（《素问·五常政大论》）等多方面阐释丰富和深化了辨证论

NOTE

治的具体内容，使辨证论治作为中医学疾病诊治的基本原则，成为中医理论体系的一个基本特点。

中医学形成发展中所具有的道法自然、整体恒动等道家思想的鲜明特征，与王冰以道家思想为旨归注解《黄帝内经素问》存在着直接联系。以《重广补注黄帝内经素问》为载体，王冰的医学哲学思想在中医学术思想发展中产生了深远影响。

第三节　宋金元医学哲学

宋代以“理学”作为主流文化。理学以儒家经典为依据，以纲常伦理为核心，融合了道家思想和汉传佛教的精神，构建了一个精微博大的哲学体系。

宋代理学不同流派的学术思想对宋代医学的发展起了很大作用，尤其理学的发展促进了医学界对五运六气理论的探索，使运气学说在宋代得以盛行。理学家们敢于怀疑历来奉为神圣的经典，对旧有文化持某种分析的态度，更直接影响到医学界，成为当时医学界学术空气活跃的缘由之一。正是在这样的学术背景下，中医发展进入了一个新的时期，出现了各家学术争鸣，形成了不同的学术流派。主要有以刘完素为代表的河间学派、以张元素为代表的易水学派、以张从正为代表的攻邪学派和以朱丹溪为代表的丹溪学派。这些学派的理论和实践都充分体现了各自的医学哲学思想。

一、刘完素医学哲学思想

刘完素（1120—1200年），字守真，别号宗真子，自号通玄处士，又号河间居士，河北省河间市人。宣和七年，金兵南下灭辽，次年灭北宋，刘完素遂为金朝之民。刘完素是中国医学发展史上一位举足轻重的人物，被后人尊称为“金元四大医家”之首。由于倡导“火热论”，用药多取寒凉，而成为“寒凉派”的开山祖师。刘完素深受道家思想影响，堪称道医。刘完素以道者自居，从他的名、字、号等就得到了充分反映。如其名“素”字就是道家、道教很常用的术语，“完素”二字表达的意思是要求自己以道德为操行之本，“抱朴守静”，完善“虚无”“平易”之道，由此，其道心可谓明矣。其字“守真”，从物质层面而言，是守住真气，从精神层面而言，是守住无为之道，而达到“真人”境界。其号“通玄处士”，“通玄”二字也是道教术语。刘完素的中医哲学思想是以道为本体，从道推衍的。刘完素的著作主要有《宣明方论》《伤寒直格》《素问玄机原病式》《素问病机气宜保命集》《三消论》。

（一）五运六气天人观

刘完素在《伤寒直格·六步主位平脉》一节重点论述了“天人相应”之理，认识到人和自然界二者之间息息相关，并相互渗透，相互影响。书中曰：“天气万物人脉与造化同。”刘完素的天人相应观是通过五运六气阐发的。他在《素问玄机原病式·热类》中说：“夫一身之气，皆随四时五运六气兴衰，而无相反矣。”刘完素将五运六气视为“天地造化自然之理”，并论述了它对医学的指导作用，以及天地气候变化与人体疾病的关系。他在《保命集·气宜论》中说：“治病必明六化分治，五味五色所主，五脏所宜，五行之营运数，六气之临御化，然后明阴阳三才之数。”

NOTE

运气学说是应用阴阳五行的观点解释和推论气候变化及其与生物（包括人体）关系的一种学说。《内经》的五运六气学说，集中于《至真要大论》等七篇大论中，内容很庞杂，主要论述气候变化与年序、时序的关系，并谈到在不同时间所表现的不同气候对于人体生理、病理的影响。它强调指出人对自然的依存和受自然密切影响的客观情况，以及人与外界环境的统一性。

刘完素认为，不但自然界的运气变化依五行的生克制化规律发生演变，而且人体的“一身之气”也“皆随四时五运六气兴衰，而无相反也”。于是，他在此基础上提出“识病之法，以其病气归于五运六气之化，明可见矣”。他以五运六气作为纲领，对人体各种常见病证进行了系统归纳。他以五运（木、火、土、金、水）分别概括五脏疾病，以六气（风、热、火、湿、燥、寒）分别概括各种外因所致疾病，这样在疾病分类上他提出了与众不同的见解。刘完素从客观实际出发，独取小运和主气，还超越时限来论述各气的特性，如《素问玄机原病式》论述“五运主病”中“诸风掉眩，皆属肝木”一条，明确提出“五运六气，千变万化，冲荡击搏，推之无穷，安得失时而便谓之无也”。由此可见，六气并不只在各自所主的时限以内存在和发挥作用，这就打破了病因与时序的固定关系。

这种既承认运气与时序相关，又不拘泥于这种对应关系的看法，为他的运气病因理论提供了更多的现实性和灵活性。正因为如此，他才能够更加深入地结合临床实际进行辨证，并根据实践经验提出“六气皆从火化”的观点。在刘完素看来，天地固然存在大道理，并且人应该遵循它，但是这个理不应该在“物外”，而应该在“物中”，所以天地变则理也当变，一切都应该从实际出发，以人为本。刘完素在《素问病机气宜保命集》里更明确地提出“主性命者在乎人”，“修短寿夭，皆自人为”的观点。

（二）亢害承制平衡观

《素问·六微旨大论》言：“亢则害，承乃制，制则生化，外列盛衰，害则败乱，生化大病。”刘完素运用和发展了这一思想，他运用五行“亢害承制”理论认识和说明病理现象本质与标象的内在联系，认为运气承制关系是维持其正常运动的必要条件。刘完素将“亢害承制”的意义延伸于病机，提出五运之中一运过极，必有承制之现象，因此在临床上可见似是实非的假象。他批评当时一些医者对“亢极反似胜己之化”没有认识，导致在病机分析时“认似作是，以阳为阴，失其本意”，从而在治疗上犯“诛罚无过”的错误。为了纠正这种弊病，他反复论述“热极似寒而非真寒，寒极似热而非真热”的观点。比如，对吐下霍乱，他强调指出，“或云热无吐泻，止是停寒者误也。大凡吐泻，烦渴为热，不渴为寒。但寒者脉当沉细而迟，热者脉当实大而数。或损气亡液过极，则脉亦不能实数而反弱缓，虽尔亦为热矣”。然辨痢色“以明寒热者，更当审其饮食药物之色”，不可以仅凭痢白“便言为寒，当以脉证别之。大法泻痢，小便清白不涩为寒，赤色者为热”。他强调指出，“完谷不化而色不变，吐利腥秽，沉澈清冷，小便清白不涩，身凉不揭，脉迟细而微者寒证也”，“不可反以为热”。

刘完素认为，五运六气的相互承制关系不仅是维持人体气化正常活动的必要条件，而且一身之气皆随自然界五运六气兴衰而无相反，人体的生命活动与运气变化也是相应的，一年五时之气分别与人体五脏相对应。刘完素运用亢害承制思想论述了自然界中气候变化的道理，如春季多风而天气温暖，夏季炎热而潮湿多雨，秋季凉爽而天气干燥，冬季寒冷而水凝如地等，都做了详尽的说明。他认为：“春令风木旺而多风，风大则反凉，是反兼金化制其木也。大凉之下，天气反温，乃火化承于金也。夏火热极而体反出液，是反兼水化制其火也。”只有这样，才能保持“制则生化，外列盛衰”（《素问玄机原病式》）。

刘完素运用亢害承制理论阐释了五脏病的症状，如在论述“诸风掉眩，皆属肝木”时，他说：“由于风木旺，必是金衰不能制木，而木复生火，风火皆属阳，多为兼化，阳主乎动，两动相搏，则为之旋转。”这说明，风邪太过之时，不仅风邪本身可以导致疾病，根据亢害承制理论，其本质原因是金运虚衰不能制约木运，过亢的木又能生火，风火相合，共同导致了眩晕的发生。对于六气致病，刘完素根据亢害承制理论解释了人体诸多病证，如《素问·至真要大论》“诸颈项强，皆属于湿”一条，刘完素解释为“病湿过极则为痉，反兼风化制之也”，说明凡是筋脉强直而不柔和的疾病，由于湿气过亢，土气过极，而亢则害，承乃制，相承的木气就会起而制之，木气为风气，就会造成筋脉拘急强直的疾病。因此，在刘完素看来，五行任何一方过亢，就会对所胜之行克制太过，而相承之气就会起而克之，如果这种自然规律失调，则会导致疾病的发生。

刘完素还用这种亢害承制理论来指导临床治疗，他指出，所有这些“兼化”之象，不同于一般的相兼同病，而是一种假象，应该认真辨清再施以治疗。因此，他说：“其为治者，但当泻其过甚之气，以为病本，不可反误，治其兼化也……夫五行之理，甚而无以制之，则造化息矣。而热极似寒而非真寒，寒极似热而非真热。”对于热盛于里而反战栗恶寒，出现火极似水、阳证似阴的假象，治疗当泻其火以治其本病，而不可误认为寒则泻其兼化之气。刘完素在论述带下病时，针对当时医者认为带下病为寒证，误用辛热药，他指出：“谓亢过极，则反兼胜己之化，制其甚也。”他举例说道：“以火炼金，热极则反为水。又如六月热极，则物反出液而湿润，林木流津”（《素问玄机原病式》）。

（三）水善火恶阴阳观

刘完素在《素问玄机原病式》中说：“夫水数一，道近而善；火数二，道远而恶。水者，内清明而外不彰，器之方员、物之气味，五臭、五色从而不违，静、顺、信、平，润下而善利万物，涤洗浊秽以为清静，故上善若水。水火相反则下愚如火也。火者，外明耀而内烦浊，燔焫万物，为赤为热为苦为焦，以从其已，躁乱参差，炎上而烈，害万物，熏燎鲜明，以为昏昧。水生于金而复润母燥，火生于木而反害母形，故《易》曰：润万物者莫润乎水。又言，离火为戈兵，故火上有水制之，则为既济；水在火下不能制火，为未济也。是知水善火恶。”刘完素引用《道德经》的“上善若水”，以及《周易》的“既济”“未济”，说明了水之“上善”、火之“下愚”，明确表达了“水善火恶”的思想。他将其引入医理，使其以道为本体的医学思想得到了鲜明体现。

基于这种“水善火恶”的思想，在对药物的认识上，刘完素提出“善药”之说。在《素问玄机原病式》一书中他说：“凡用大毒之药，必是善药不能取效，不得已而用之可也。幸有善药，虽不能速效，但有益而无损者，何必用大毒之药，而漫劳巇险也。经曰：宁小与其大，宁善与其毒，此之谓也。”刘完素把“有益而无损者”称之为善，并且与其他“毒药”相对应，主张治病“宁小与其大，宁善与其毒”，可见，刘完素提出的“善药”之说受道教思想影响很大。

刘完素提出的“火热论”，除了受到《素问》“病机十九条”中关于火热的论述启发之外，还有一个思想渊源就是“水善火恶”观点。刘完素把凡是符合常规，使事物自身发展的过程

NOTE

称为“水”，把违背常规，使事物自身的有序性遭到破坏的过程称为“火”，由于火有“躁乱参差，炎上而烈，害万物”的特点，又不顺应人体固有的规律性，导致人体失去阴阳平衡，出现以“火热”为特征的疾病状态。因此，他提出“六气皆从火化”的论断。刘完素认为，六气之中除火热外，其余四气也能转化为火热。六气间存在着同化和兼化的关系，即四气皆能与火热相兼而为病，进一步突出了火热在六气中的主导地位。他提出：“风木生热，以热为本，风为标，言风者，即风热也。”“湿病本不自生，因于火热怫郁，水液不能宣行，即停滞而生水液也。凡病湿者，多自热生。”“燥金虽属秋阴，而其性异于寒湿，燥阴盛于风热火也。”“人之伤于寒，则为病热。寒毒藏于肌肤，阳气不得散发，而内为怫结，故伤寒者，反病为热。”由此可见，化火是疾病的主要转归。

刘完素根据五脏功能与五志的密切关系，提出“五志过极化火”之说。他认为，“五脏之志者，怒、喜、悲、思、恐也，若五志过度则劳，劳则伤本脏，凡五志所伤皆热也”（《素问玄机原病式·六气为病·热类》）。他提出“诸所动乱劳伤，乃为阳火之化”（《素问玄机原病式·六气为病·火类》）。五志化火是中医情志疾病的一个重要观点。刘完素在《素问玄机原病式》中云：“五脏之志者，怒、喜、悲、思、恐也。悲，肺金之志也，金本燥，能令燥者火也。”“战栗，惊恐，悲笑，谵妄歌唱，骂詈癫狂，皆为热也。”他又指出“若五志过度则劳，劳则伤本脏，凡五志所伤皆热也”。五志之中，喜为心志，多喜则气滞不散，气有余便是火，火扰心神，神志不明，故心火甚则多喜而为癫；怒为肝志，多怒则肝气过旺，则易动肝火，故肝火甚则多怒而为狂；悲为肺志，肺金属燥，悲而气消，故燥结而化火；思为脾志，思则气结，阳气怫郁化火；恐为肾志，肾水衰而心火自盛而成火象。

在火热病的治疗上，一方面他主张热者寒之，郁者散之，治以寒凉药，以辛味药佐之，另一方面，热病后期，邪热伤阴，阳实阴虚，刘完素循从道家重“水”恶“火”的思想，加之他提出的主火论，进一步发挥了养阴之法，创立了养阴退阳法。刘完素还把水火与心肾联系起来，在《素问玄机原病式》一书中提出“上善若水”“下愚如火”“火上有水制之，则为既济，水在火下，不能制水，为未济也”。基于这些认识，他又提出了养肾水、泻心火的治法，反对庸医用热药滋水退热，提出“抑不知养水泻火，则宜以寒，反以热药欲养肾水，而令胜退心火，因而成祸不为少矣”。

二、张元素医学哲学思想

张元素（1151—1234 年），字洁古，金代易水（今河北易县）人。27 岁殿试，因犯讳下第，于是弃仕而学医。经多年苦读医书与经验积累，逐渐形成独特的医学体系，在中医学中独树一帜。张元素之学被其高足李杲、王好古等继承并发扬，自成一派，后人称为易水学派。宋代理学家打破了传统儒家经学的沉闷局面，在阐发儒家经典的同时，他们结合自己的思考和观察，敢于提出独立见解和学说，最终产生了自成体系的宋代理学。张元素生活的年代，医家们多固守前人经验，以成方成法治疗疾病，不知因证变通，他认为这有悖于张仲景提出的辨证论治精神，于是苦心钻研前人著述，结合自己的实践经验，提出了新的理论，其学术受宋代理学的思想影响很深。张元素著述颇丰，可惜大多散佚，现仅存《医学启源》《珍珠囊》《脏腑标本寒热虚实用药式》等。

NOTE

（一）理在物先的认识论

张元素对医理的研究不仅仅只是从书本、文献中阐发，从临床经验中归纳总结，而是运用一个存在于医学之先的理进行推演，这个理就是五运六气。张元素运用五运六气学说创立了脏腑辨证、升降出入的药性理论，以及五行生克的制方大法，为后世中医学术的发展奠定了基础。

1. 运用五运六气创立脏腑辨证学说，以此理论阐发脏腑与经络　张元素说："肝之经，肝脉本部在于筋，足厥阴，风，乙木也。胆之经，足少阳，风，甲木。心之经、心脉本部在于血，手少阴，君，丁火也。小肠经，手太阳，丙火。脾之经，脾脉本在肌肉，足太阴，湿，己土。胃之经，足阳明，湿，戊土。心包络，手厥阴，为戊火。三焦，手少阳为亥火。肺之经，肺之脉本部在于皮毛，手太阴，燥，辛金。大肠经，手阳明，燥，庚金。肾之经，命门，肾脉本部在足少阴，寒，癸水。膀胱经，足太阳，寒，壬水。"（《医学启源·卷之上·五脏六腑除心包络十一经脉证治》）

2. 以五运六气阐发脉象　张元素指出："小满巳上，三之气，小满至大暑，少阳相火之位，阳气发万物俱盛，故云太阳旺。其脉洪大而长，天气并万物人脉盛，大暑未上，四之气，大暑至秋分，太阴湿土之位，阳气发散之后，阴已用事，故曰太阴旺，此三阴三阳，与天气标本阴阳异矣。脉缓大而长，燥金旺，紧细短涩，以万物干燥，明可见矣，秋分酉上，五之气，秋分至小雪，阳明燥金之位，阳衰阴盛，故曰金气旺，其脉细而微，小雪亥上，终之气，小雪至大寒，太阳寒水之位，阴极而尽，天气所收，故曰厥阴旺。厥者，极也，其脉沉短而微。万物收藏在内，寒气闭塞肤腠，气液不能越，故脉微也。"（《医学启源·卷之上·六气主治要法》）

3. 以运气的盛衰变化探索发病规律，分析疾病病理反应　在《医学启源》中，张元素阐述了节气和疾病发病的关系，认为"大寒丑上，初之气，自大寒至春分，厥阴风木之位，一阳用事，其气微。故曰少阳得甲子元头，常以大寒初交之气，分以六周甲子，以应六气下。十二月、正月、二月少阳，三阴三阳亦同"（《医学启源·卷之上·六气主治要法》）。他根据运气从大寒丑上初之气至小雪亥上终之气这六气的气候变化特点，详析每一气的发病特点和规律。

4. 将运气盛衰致病与脏腑相联系，阐述五郁之病与五脏的关系　张元素说："木郁之病，肝酸木风；火郁之病，心苦火暑；土郁之病，脾甘土湿；金郁之病，肺辛金燥；水郁之病，肾咸水寒。"张元素针对五郁之病，制定了五运之治法，如"木郁之病，经曰木郁则达之，谓吐令其调达也。火郁之病，心苦火暑，经曰火郁发之，谓汗令其发散也。土郁之病，脾甘土湿，经曰土郁夺之，谓下之令无壅滞也。金郁之病，肺辛金燥，经曰金郁泄之，解表利小便也。水郁之病，肾咸水寒，经曰水郁折之，谓抑之制其冲逆也"。

5. 运用五运六气阐述药物的药性　张元素取法于天地五运之象，将药物分为五类，即风升生、热浮长、湿化成、燥降收、寒沉藏，在详尽阐释药物药性之后，补充了风、暑、湿、燥、寒五类制方大法，对药物的研究更加全面。

（二）整体恒动的生命观与诊疗观

张元素认为，人自身是一个统一的整体，人与自然天地也是一个统一的整体，并且二者是相应的。他以《黄帝内经》取象比类的方法，构建了人体生命活动的功能结构模型，从藏象思维出发建构了病因、病理、诊断、治疗理论。他采取五行模式将人体分为五大系统，并与自然界相关事物相联系，建立了以五脏为核心的人体整体功能动态模型。在人体，五脏与六腑、五窍、五体、五华、五志、五声、五色相配，十二经脉内属络于腑脏，外络于肢节、形体诸窍，形成上下相连、内外相应的立体网状有机整体。在自然界，五脏分属于五时、五气、五味等，用以说明人体与季节气候、饮食等密切相关。

药物认识方面，张元素将药物与五时相联系，分为风升生、热浮长、湿化成、燥降收、寒沉藏五类，并将五运六气、药物补泻主治及升降沉浮特性相融合，创立了药物分类的新说。关于制方之理，张元素在审察病因病机、辨别脏腑寒热虚实，了解药物气味厚薄寒热、阴阳升降之理的基础上，把制方之法分为风制法、暑制法、湿制法、燥制法、寒制法。他将遣药与制方巧妙地联系起来化裁，创制方剂。张元素是按照整体思想把人、自然、疾病统一起来，构建了一个脏腑辨证论治体系，进而讨论人体疾病的发生发展、诊断和治疗规律。

张元素的学术理论里还充分体现了恒动的思想。他继承并发挥了刘完素对六淫为病以及五脏之间生克制化、亢害承制的理论认识，对疾病机制的认识较前人更深入和细化。针对复杂多变的疾病，他用药灵通变化、举一反三。他认为，药物发挥补泻作用，必须结合五脏苦欲，如此才能正确使用药物。比如，因心肺苦欲不同，同一酸味的五味子既可收心养血，又能补肺降气。他根据药物气味厚薄、阴阳升降理论，讨论每味常用药的气味厚薄、阴阳升降属性，以指导临床灵活用药。张元素认识到，医学实践是永无止境的，因此，他谦虚地说："以上诸药，此大略言之，以为制方之阶也，其用有未尽者。"正是基于与中医理论一脉相承的中国古代宇宙恒动的自然观，张元素认为，随时代的发展，天地时空及人不断在变化，"古方今病，不相能也"。《医学启源·张序》曰："洁古治病，不用古方，但云古方新病，甚不相宜，反以害人。每自从病处方，刻期见效，药下如攫，当时目之曰神医。"

（三）求同存异的药物认识观

张元素运用求同存异的思维回答了药物为何具有不同功效，具有同样气或味的药为何功效不同。他在《医学启源》一书中引用《素问·阴阳应象大论》条文说："味为阴，味厚为纯阴，味薄为阴中之阳。气为阳，气厚为纯阳，气薄为阳中之阴。"又曰："味厚则泄，味薄则通。气厚则发热，气薄则发泄。"张元素认识到药物之气与味各有阴阳，各有厚薄，故而各有功效，升降沉浮作用趋势有别。张元素还以茯苓、麻黄、附子、大黄、竹叶、茶叶为例加以说明。他说："茯苓，淡，为天之阳。阳也，阳当上行，何谓利水而泄下？经云气之薄者，阳中之阴，所以茯苓利水而泄下。麻黄，苦，为地之阴。阴也，阴当下行，何谓发汗而升上？经曰味之薄者，阴中之阳，所以麻黄发汗而升上。附子，气之厚者，乃阳中之阳，故经云发热；大黄，味之厚者，乃阴中之阴，故经云泄下；竹淡，为阳中之阴，所以利小便也；茶苦，为阴中之阳，所以清火目也。"《医学启源·卷之下·气味厚薄寒热阴阳升降之图》

张元素认为，药物的升降浮沉作用主要受药物气味厚薄的支配与制约，故他将各种药物气味的厚薄情况综合进行分析，从而得出每味药的作用趋向。张元素还认识到，同一种药物由于入药部分不同，升降浮沉的作用趋向也各异。他指出，一般花叶和质地轻扬的药物则升浮，子实和质地重浊的药物则沉降，如麻黄"体轻清而浮升"，薄荷"浮而升"，石膏"体重而沉降"，杏仁"浊而沉降"。根据用药根梢的不同，张元素提出了"根升梢降"理论。他认为，"生苗者为根，入土者为梢"，在辨证用药时，"当知病在中焦用身，上焦用根，下焦用梢"。基于这些认识，《医学启源》一书详细论述了药物的升降浮沉作用，并根据《内经》的理论，

NOTE

创制了“气味厚薄寒热阴阳升降之图”。

张元素运用求同存异思维研究了药物的作用部位，探讨了药物归经和引经报使的问题。他认为，深刻了解药物的性味使之各归其经，则力专用宏，疗效更著。比如同为泻火药，他指出黄连则泻心火，黄芩则泻肺火，白芍泻肝火，知母泻肾火，木通泻小肠火，石膏泻胃火，柴胡泻三焦火，黄柏泻膀胱火。如果药物归经不明，则疗效必差。为了更好地发挥药物作用，张元素在制方时还同时配以引经报使药。如太阳小肠、膀胱经病，在上则用羌活，在下则用黄柏；阳明胃与大肠经病，在上则用升麻、白芷，在下则用石膏；少阳胆与三焦经病，在上则用柴胡，在下则用青皮；太阴脾和肺经病用白芍；少阴心和肾经病用知母；厥阴肝与心包络经病，在上则用青皮，在下则用柴胡。

张元素认为，治头痛必用川芎，但必须分经配伍，阳明经火痛配白芷，少阳经头痛配柴胡，太阳经头痛配蔓荆，少阴经头痛配细辛，太阴经头痛配苍术，厥阴经头痛配吴萸。他在气味厚薄与升降浮沉理论的基础上，提出独具特色的制方法度。他指出：“药有寒、热、温、凉之性，有酸、苦、辛、咸、甘、淡之味，各有所能，不可不通也。夫药之气味不必同，同气之物，其味皆咸，其气皆寒之类是也。凡同气之物，必有诸味，同味之物，必有诸气，互相气味，各有厚薄，性用不等，制方者，必须明其用矣。”（《医学启源·药类法象》）张元素根据药物气味厚薄、升降浮沉、补泻之法，并结合生、长、化、收、藏之理，把药物分为五类，即风升生、热浮长、湿化成、燥降收、寒沉藏。

三、张从正医学哲学思想

张从正（1156—1228 年），字子和，号戴人，睢州考城（今河南兰考）人。出身于世医之家，受家族影响，他幼年就开始研习医术，贯通《难经》《内经》《伤寒》之学，融会《千金方》《本事方》之论，其学术思想远绍扁鹊，私淑刘河间。他勤求博采，善于总结经验，不袭陈说，独创新意，论病首重邪气，主张治病以祛邪为先，邪去则正安，善用汗、吐、下三法祛除病邪，形成了攻邪治病的独特风格，后世尊称他为攻邪派的宗师。张从正一生著述甚多，惜多散佚，仅《儒门事亲》《心镜别集》传世。

（一）邪去正安的疾病观

张从正认为，人体发病皆由邪气侵袭所致。邪气入侵机体，必然会使人体出现气血的虚实变化。疾病的病程长短与病情轻重皆与邪气有关。若要治愈疾病，必先攻其邪气，使邪气得以祛除，正气才能得以恢复。《儒门事亲》中云：“夫病之一物，非人身素有之也。或自外而入，或由内而生，皆邪气也”“人身不过表里，气血不过虚实。表实者里必虚，里实者表必虚；经实者络必虚，络实者经必虚，病之常也”“邪气加诸身，速攻之可也，速去之可也……先论攻其邪，邪去而元气自复也（《儒门事亲·汗下吐三法该尽治病诠》）。”张从正视妄补的庸医为“鲧湮洪水之徒”，这是其对疾病病因和发病的认识。基于这种思想，他确立了“论病首重邪气，治病先论攻邪”的诊治疾病总原则。

在正邪两方面，张从正并非只是考虑邪气实的一面，亦顾及正气虚。张从正提出“制其偏盛即补”的补法思想，不同于传统意义上直接针对虚损病证实施补益的方法。张从正阐述补法时指出：“余取补法则不然，取其气之偏胜者，其不胜者自平矣。医之道，损有余乃所谓补其不足也（《儒门事亲·推原补法利害非轻说》）。”“陈莝去而肠胃洁，癥瘕尽而荣卫昌，不补之中，有真补者存焉（《儒门事亲·湿门》）。”他还明确指出：“良工之治病者，先治其实，后治其虚，亦有不治其虚时”“纯补其虚，不敢治其实，举世皆曰平稳，误人而不见其迹，渠亦不自省其过”（《儒门事亲·汗下吐三法该尽治病诠》）。“余虽用补，未尝不以攻药居其先，何也？盖邪气未去而不可言补，补之则适足资寇（《儒门事亲·凡在下者皆可下式》）。”他主张虚实夹杂之证宜先行攻邪之举，而后施补虚之法，先论攻邪，邪去而元气自复。这些论述均反映了张从正“邪去正安”的医学思想。正是基于这样的认识，所以在临证治病时，他主张“善用药者，使病去而进五谷者，真得补之道也”。

（二）天地人三才认识观

对疾病病因，张从正认为，疾病产生的原因与病邪有关。邪之所来，或由外侵，或内生，邪留而不去，故病所以生。无论是由外而来的六淫，还是由内而生的七情及病理产物，张从正将它们统称为“邪”。他认为，正常情况下，天、地、人之气是人体赖以生存的必需条件，是正常的生理之气。一旦六气、六味太过，即变为邪气。邪气是人体发生疾病的原因。对于诸多病邪，张从正没有采用阴阳二分法分为内因、外因，或阴邪、阳邪，而是根据邪气的不同发病途径分为三类，即“天邪”“地邪”“人邪”。

由于机体所感邪气的发病部位不同，临床症状表现各异，不同发病部位邪气的驱除途径就有差异。张从正从这一理论出发，提出了相应的祛除不同病邪的汗、下、吐三法。在表者皆用汗，在下者皆用下，在上者皆用吐。他指出：“天之六气，风、暑、火、湿、燥、寒。地之六气，雾、露、雨、雹、冰、泥。人之六味，酸、苦、甘、辛、咸、淡。故天邪发病，多在乎上。地邪发病，多在乎下。人邪发病，多在乎中。此为发病之三也。处之者三，出之者亦三也（《儒门事亲·汗下吐三法该尽治病诠》）。”张从正认为，汗、吐、下三种方法可以囊括各种具体治法，即三法中的任何一法都包含有很多不同的具体形式。正如他所说的“圣人止有三法，无第四法也”，各种治疗方法均统于三法之中，“三法可以兼众法”。

在确立了治疗方法、祛邪途径的基础上，张从正把诸药统论于三法之中。他认为，“辛、甘发散，淡渗泄，酸、苦、咸涌泄。发散者归于汗，涌者归于吐，泄者归于下。渗为解表归于汗，泄为利小溲归于下”。这样张从正采用一分为三的思维把病邪性质、攻邪方法及药物功用统一起来，为临床实践提供了理论指导依据。

（三）因势利导的治疗思想

张从正认为，要根据病邪所在之处，合理选用汗、吐、下三法。这实际上强调要因势利导，给邪气以出路。这一理论认识根源于《内经》。《素问·阴阳应象大论》中说：“因其轻而扬之，因其重而减之……其高者，因而越之；其下者，引而竭之；中满者，泻之于内；其有邪者，渍形以为汗；其在皮者，汗而发之。”

1. 关于吐法 张从正认为，凡邪气在上者，皆可吐之。张从正用吐法，方药众多。如伤寒头痛用瓜蒂散吐之；杂病头痛用葱白豆豉汤吐之；痰滞宿食用瓜蒂加茶末少许吐之；两胁肋刺痛用瓜蒂加全蝎梢吐之。张从正认为，采用吐法前，要与病者彼此相信，不听信浮言，标本相得，审明经络，脏腑气血，病邪体质，分清主次。

2. 关于汗法 张从正认为，凡在表者，皆可汗之。他在《儒门事亲》一书中云：“诸风寒之邪，结搏皮肤之间，藏于经络之内，留而不去，或发疼痛走注、麻痹不仁及四肢肿痒拘挛，可汗而出之”“风寒暑湿之气入于皮肤之间而未深，欲速去之，莫如发汗。”还有飧泄不化，

NOTE

脉浮大而长，身表微热者，破伤风、惊风、狂、酒病、痹证等，皆可酌用汗法。所采用的方药，张从正亦不废辛温解表之法，认为外感风寒之邪非热不能解表，故解表常宜热。

3. 关于下法　张从正认为，凡在下者，皆可下之。下法在胃肠之病用之最宜。《儒门事亲》云："《内经》曰脾为之使，胃为之市。人之食饮酸咸甘苦百种之味，杂凑于此，壅而不行，荡其旧而新之，亦脾胃之所望也。"脾主运化，胃主消磨，总以通畅为贵。此外，下法还可体现为泄热兼利小便。

（四）以通为用的治疗思想

张从正认为，人体的气血必须畅通，营卫必须调和，肠胃必须健运，阴阳必须平衡，即以流通为贵，平调为贵，不偏不亢。人体本气不自病，疾病皆因邪而生。三邪从外而入，客邪之中，以火热为多，而火热为患，多导致气血阻滞，经络失利，肠胃脏腑失运，且为病多实。他把气血壅滞和肠胃失运比喻为江河中陈莝，认为若去其邪，则等于施以补益，所以必须令之通畅条达，以通为用。他指出："积聚陈莝于中，留结寒热于内，留之则是耶？逐之则是耶？《内经》一书，惟以气血通流为贵……《内经》之所谓下者，乃所谓补也。陈莝去肠胃洁，癥瘕尽而荣卫昌。"（《儒门事亲·凡在下者皆下式》）

张从正所创立的祛邪三法，以下法用得最多。不管杂病、伤寒皆有使用。他认为，"下者，是推陈致新也""使上下无碍，气血宣通，并无壅滞"。汗法则多用于外感风寒湿之邪，"寒去则血行，血行则气和，气和则愈"。吐法多用于疑难杂证。如治郁证，他强调用吐法和下法，"吐之令条达"。张从正的攻邪理论和祛邪三法，均是以"以通为用"作为立论依据。他对汗、下、吐三法的运用面很广，具体方法手段较多。

（五）五行相胜的治疗思想

《黄帝内经》指出："怒伤肝""喜伤心""思伤脾""忧伤肺""恐伤肾"，说明情志失调先伤及相应五行配属的脏腑，主要表现为气机升降紊乱。张从正提出，"气本一也，因所触而为九。所谓九者，怒、喜、悲、恐、寒、暑、惊、思、劳也"（《儒门事亲·卷三·九气感疾更相为治衍二十六》）。另外，他认为，情志失常致病既可引起本脏气机逆乱，还可导致所胜之脏的气机异常，而产生多个脏腑的病变。诚如他在书中所言："夫怒伤肝，肝属木，怒则气并于肝，而脾土受邪……思伤脾，脾属土，思则气并于脾，而肾水受邪，土太过，则脾亦自病。"（《儒门事亲·卷三·九气感疾更相为治衍二十六》）

关于情志病的治疗，《内经》有以五行相胜治疗情志疾病的论述，张从正继承了《内经》的这一理论，结合自身的临床经验，总结出一套"更相为治"，也就是"以情胜情"的精神治疗方法。从《儒门事亲》中可以看到很多张从正运用其所创疗法治愈情志病的案例。

（六）三因制宜的治疗思想

《儒门事亲》一书集中反映了张从正的学术思想和临证经验，其中因时、因地、因人制宜的思想在书中得到了充分体现。

1. 因时制宜　张从正认为："病如不是当年气，看与何年运气同，只向某年求治法，方知都在《至真》中。"（《儒门事亲·卷十四》）他论述疾病，非常重视时节的变化。如痹证，他指出："此病之作，多在四时阴雨之时，及三月九月，太阳寒水用事之月，故草枯水寒为甚（《儒门事亲·指风痹痿厥近世差玄说》）。"他认为，治疗疾病，运气不同，治法则异。如对于冒风、时气、温病、伤寒的治疗，他指出："扰攘之世，常与《内经》岁火太过同法。岁火太过，炎暑流行，火气大剧，金肺受邪，上应荧惑，大而明显。若用辛凉之剂解之，万举万全。人民安静，则便同水化，可以升麻汤、葛根汤、败毒散辛温之剂解之，虽有潮热，亦无加害。亦可加豆豉、葱白，上涌而表汗自出。”（《儒门事亲·卷十一》）

2. 因地制宜 张从正认为，地域有异，从而疾病不同，因此治疗也有所区别。他在书中言，“其用药也，各据其方”，如东方濒海卤斥，而为痈疡；西方陵居华食，而多赘瘿；南方瘴雾卑湿，而多痹病；北方乳食，而多脏寒满病；中州食杂而多九疸。“其用药也，亦杂诸方而疗之。如东方之藻带，南方之丁木，西方之姜附，北方之参苓，中州之麻黄、远志，莫不辐辏而参尚”（《儒门事亲·七方十剂绳墨订》）。

3. 因人制宜 张从正认为，对于富贵之人、黎藿之人，妇人、小儿、老人，虽患同一疾病，但是需要采取不同的治疗方法，体现了同病异治的思想。他认为，富贵之人多食膏粱厚味，黎藿之人饮食粗简，衣服寒薄，劳力动作，因而虽患同一疾病，治法却不同。比如同是疟疾，富贵膏粱之人，“宜以大柴胡汤下之，过三五行，次服白虎汤，或玉露散、桂苓甘露散之类。”田野贫寒之家，“临发日，可用《野夫多效方》中温脾散治之。如不愈，服辰砂丹治之必愈矣。”（《儒门事亲·卷四》）

四、李杲医学哲学思想

李杲（1180—1251 年），字明之，晚号东垣老人，为金代著名医学家。李杲年少聪颖，博学强记。二十多岁时因母病故而发奋学医，拜著名医家张元素为师，尽得其传。在张元素脏腑辨证学说的启示下，通过对古典医著的学习，结合自己的临床实践，提出了“人以胃气为本”的学说，临床善于从调理脾胃治疗疾病，被后世称之为“补土派”，与刘河间、张子和、朱丹溪齐名，合称“金元四大家”。东垣生平著述颇多，有《内外伤辨惑论》《脾胃论》《兰室秘藏》《医学发明》《活法机要》《东垣试效方》《脉诀指掌病式图说》等。

（一）顺应四时的天人观

天人相应的思想早在《黄帝内经》中就有体现，如《灵枢·岁露论》云：“人与天地相参也，与日月相应也。”李东垣继承了《内经》的天人相应理论，对其进行了发挥。他指出，“夫圣人治病，必本四时升降浮沉之理……天地之气，以升降浮沉，乃从四时，如治病不可逆之”（《兰室秘藏·卷中·经漏不止有三论》），认为脏腑生理机能与四时气机升降相类。在《东垣试效方》中云：“夫人之身，亦有四时天地之气，不可止认在外，人亦体同天地也（《东垣试效方·卷四·崩漏治验》）。”论述脾胃气机升降时说：“盖胃为水谷之海，饮食入胃，而精气先输脾归肺，上行春夏之令……乃清气为天者也；升已而下输膀胱，行秋冬之令……乃浊阴为地者也。”“损伤脾胃，真气下溜，或下泄而久不能升，是有秋冬而无春夏，乃生长之用，陷于殒杀之气，而百病皆起。”（《脾胃论·卷下·天地阴阳生杀之理在升降浮沉之间论》）李东垣认为，病因病机与四时密切相关。《脉诀指掌病式图说》中云“风善伤肝，热善伤心，湿善伤脾，燥善伤肺，寒善伤肾”，以此强调了五脏对应四时，因此在不同季节机体所患疾病有别。

在临证治疗方面，李东垣倡导治则治法应顺四时升降之气，不可逆之。他认为，春气之升、夏气之浮、秋气之降、冬气之沉，是为四时之宜。升浮属阳，春夏应肝心之病，治宜用辛甘温热之剂，及味之薄者，以助春夏之浮，发散透达阳郁之热，如防风、葛根、羌活、柴胡等；沉降属阴，秋冬沉降，应肺肾之病，治当以酸苦寒凉之剂，并淡味渗泄之药，以助秋冬沉降。总结治疗大法云，春宜吐，象万物之发生，使阳气之郁者易达；夏宜汗，象万物之浮而有余；秋宜下，象万物之收成，推陈致新，而使阳气易收；冬周密，象万物之闭藏，使阳气不动。

李东垣遣方用药从四时相宜考虑。他对时令方药的实际应用，表现为按照季节特点组方用药和因时令加减用药两个方面。比如他根据四时变化和时病制定了四季时方。春季时方为补中益气汤，长夏时方为清暑益气汤，秋季时方为升阳益胃汤，冬季时方为神圣复气汤。在随病证加减中，他认为补中益气汤为春季良剂，但并非春季独用，可根据季节气候变化加减使用，春月寒热腹痛加白芍、甘草；夏月腹痛而不恶热者，冬月或春寒，或秋凉时腹痛，各宜加去跟节麻黄五分。如春令大温，只加佛耳草三分，款冬花一分。如夏月病嗽，加五味子三十二枚，麦冬去心，二分或四分。

在养生保健方面，李东垣认为，天地四时阴阳，人之十二脏应之，善摄生者，调停顺适，使二气和静，内外交养，无过不及。告诫世人，养生必须顺应自然之道，参合四时气候变化特点。他根据四时理论提出了调适寒温之法，指出衣薄而气短则添衣，于无风处居止；衣厚不通风处居之而气短，则宜减衣，摩汗孔令合，于漫风处居止。对外界不正之气要及时避开，以免邪气侵袭伤害人体。

（二）土治中央的疾病观

李东垣对内伤杂病从脾胃论治，因此被后世称为补土派的开山人物。他提出“内伤脾胃，百病由生”的观点，认为“若胃气之本弱，饮食自倍，则脾胃之气既伤，而元气亦不能充，而诸病之所由生也”（《脾胃论·脾胃虚实传变论》）。

关于脾胃内伤的病因病机，李东垣认为，不管饮食、情志、劳倦、外邪所伤，最终都会累及脾胃，导致疾病变生。《脾胃论》中云：“夫饮食不节则胃病，胃病则气短，精神少而生大热……胃既病，则脾无所禀受……故亦从而病焉”“形体劳役则脾病，脾病则怠惰嗜卧，四肢不收，大便泄泻。脾既病则其胃不能独行津液，故亦从而病焉”“天地之邪气，感则害人五脏六腑，及形气俱虚，乃受外邪……诸病从脾胃而生明矣”“喜、怒、忧、恐，损耗元气，资助心火……此所以病也”。关于脾胃内伤导致热中证之病机，他指出“火与元气不两立，一胜则一负，脾胃气虚，则下流于肾，阴火得以乘其土位”（《脾胃论·饮食劳倦所伤始为热中论》），脾胃亏虚，不能升清而下陷于肾，使得阴火上冲侵害脾胃，从而导致元气亏虚。故而，脾胃气虚、阳气不升、阴火上乘为内伤热中证的主要病机。

李东垣认为，内伤杂病的发生与脾胃气机升降失常有关，“损伤脾胃，真气下溜，或下泄而久不能升，是有秋冬而无春夏，乃生长之用陷于殒杀之气，而百病皆起；或久升而不降亦病焉”（《脾胃论·天地阴阳生杀之理在升降浮沉之间论》）。他进一步指出脾胃虚则九窍为之病，导致气血两虚。他说：“胃者，行清气而上，即地之阳气也，积阳成天，曰清阳出上窍，曰清阳实四肢，曰清阳发腠理者也。脾胃既为阴火所乘，谷气闭塞而下流，即清气不升，九窍为之不利。胃之一腑病，则十二经元气皆不足也。气少则津液不行，津液不行则血亏，故筋骨皮肉血脉皆弱，是气血俱羸弱矣。”（《脾胃论·脾胃虚则九窍不通论》）

李东垣认为，脾胃居人体中央，脾升胃降在协调其他脏腑的升降活动中起着重要的枢纽作用。如果脾升胃降正常，则机体脏腑气化功能正常，否则人体气化活动就会发生紊乱。脾胃虚弱可兼见“心火亢盛”“肺金受邪”“肝木妄行”“肾水反来侮土”。他认为，脾胃虚弱，运化失司，不能生血以养心，可导致心血亏虚，而且脾胃气虚也可导致心火亢盛。脾虚不能益气，导致肺气虚，肺虚则卫气不固。脾虚招致肝木乘克，风木偏盛，或脾胃虚弱，水谷精微不能化生营血，肝失所养，导致风动。若饮食不节，损伤胃气，胃腐熟水谷功能减退，大小肠无所禀受，津液涸竭。

既然百病生于脾胃内伤，治疗当从脾胃着手。李东垣认为，对内伤杂病一般治则是补脾益气升阳，降阴火（或散阴火），同时反复强调“治病不宜损人脾胃，克伐元阳”。他基于脾胃内伤创制了补脾胃泻阴火升阳汤、升阳益胃汤、黄芪人参汤等一系列方剂。

（三）中庸平和的治疗观

李东垣从调和元气与阴火、脾胃气机的升与降、阴和阳的平衡来论治内伤杂病，主张升阳气与降阴火并进。如在“补脾胃泻阴火升阳汤”中，他用人参、黄芪、白术、甘草益元气以制阴火，同时用黄芩、黄连、石膏泻阴火以助元气。再如在补中益气汤的加减中，他以甘温补中、升提阳气的同时，加入黄柏、生地黄以降火清润。其他方剂也都从升阳气、降阴火论治，如补中益气汤、升阳散火汤、升阳益胃汤、清暑益气汤、通幽汤、润肠丸、导气除湿汤、三黄丸都是调和元气与阴火、气机升降的方剂。

李东垣强调升脾阳，但也重视养胃阴，临证治疗往往两者兼顾。他认为，“人禀天之湿化而生胃也，胃之与湿，其名虽二，其实一也。湿能滋养于胃，胃湿有余，亦当泻湿之太过也。胃之不足，惟湿物能滋养。”（《脾胃论·用药宜禁论》）他常把甘温补中的参、术、芪与甘凉的生地黄、麦冬巧妙地柔和在一起配合使用，如人参芍药汤中，用参、芪扶脾阳，麦冬、五味滋养肺胃之阴，又如黄芪人参汤、清暑益气汤均体现扶脾阳为主，兼顾养胃阴的治则。

李东垣认为，由于劳倦饥饱损伤脾胃，造成营气下溜而为浊阴，因此他主张升清阳与降浊阴同治。如升阳除湿汤中，用升麻、柴胡、羌活、苍术升发阳气；用猪苓、泽泻等以降浊阴。总的来说，东垣用药往往以升清阳为主，降浊阴为次，以“升”作为基本方法，以“降”作为权宜之计。

关于制方之法，他认为：“君药分量最多，臣药次之，使药又次之，不可令臣过于君，君臣有序，相与宣摄。”（《脾胃论·君臣佐使法》）以此为指导，李东垣所创制方剂，或以黄芪为君，或以柴胡为君，或以数药并为君药，用量在方剂中最重；其次，其处方用药特点是药味多，药量轻，其药物虽多，但不杂乱，他把升与降、温与清、燥与润、补与泻各种治法巧妙有机地结合起来，灵活加以应用，药量轻重有据，治法刚柔相济，足以体现出其重视调和平衡的思想。

（四）元气为本的养生观

关于元气之说，《内经》《难经》早已提出，前者谓“真气”，后者谓“原气”，其实质都归于肾气。李东垣发展了这一理论，认为无论内伤或外感发病，都是由于人体元气虚，内伤杂病的形成，乃是元气不足的结果，而元气之所以不足，实由脾胃损伤所致。他认为，“真气又名元气，乃先身生之精气也，非胃气不能滋之”（《脾胃论·脾胃虚则九窍不通论》）。“夫元气、谷气、荣气、清气、卫气，生发诸阳上升之气，此六者，皆饮食入胃，谷气上升，胃气之异名，其实一也”（《内外伤辨惑论·辨阴证阳证》）。“脾胃之气既伤，而元气亦不能充，而诸病之所由生也。”（《脾胃论·脾胃虚实传变论》）所以调补脾胃成为脾胃学说的基本论点。

NOTE

李东垣主张从培护元气来养生。他提出“寿夭在乎元气”的观点。对于人类自然寿限，《素问·上古天真论》云：“其知道者，法于阴阳，和于术数，食饮有节，起居有常，不妄作劳，故能形与神俱，而尽终其天年，度百岁乃去。”然而，绝大多数人往往未接近这一寿限而中道夭亡。关于此问题，李东垣认为，促成人体早夭的根本因素在于元气耗损，谓“人寿应百岁……其元气消耗不得终其天年。”（《兰室秘藏·脾胃虚损论》）

李东垣所称元气，亦即人之真气，“乃先身生之精气”。在他看来，此气“非胃气不能滋之”。“元气之充足，皆由脾胃之气无所伤而后能滋养元气。若胃气之本弱，饮食自倍，则脾胃之气既伤，而元气亦不能充。”（《脾胃论·脾胃虚实传变论》）由此可见，元气的盛衰取决于脾胃的强弱。

李东垣为了强调脾胃在人体中的重要作用，还援引《内经》“阴精所奉其人寿，阳精所降其人夭”之论，并加以阐发，他指出：“阴精所奉，谓脾胃既和，谷气上升，春夏令行，故其人寿，阳精所降，谓脾胃不和，谷气下流，收藏令行，故其人夭。”（《脾胃论·脾胃虚实传变论》）“究乎生死之际，所著《内经》悉言人以胃气为本。”（《医学发明》）“胃之一腑病，则十二经元气皆不足也。气少则津液不行，津液不行则血亏。故筋、骨、皮、肉、血、脉皆弱，是气血俱羸弱矣……凡有此病者，虽不变易他疾，已损其天年。”（《脾胃论·脾胃虚则九窍不通论》）总而言之，脾胃病则元气衰，元气衰则折人寿，因此，李东垣论养生，强调以元气为本，而培护元气的途径则是调养脾胃，东垣养生学的精髓由此可见。

五、朱震亨医学哲学思想

朱丹溪（1281—1358年），讳震亨，字彦修，元代浙江义乌人。当地有一溪流名“丹溪”，故而尊之为“丹溪翁”。他早年曾经跟随名儒许谦修习理学，许谦授以天命人心之秘，内圣外王之微，朱丹溪日有所悟，苦读默察，如是者数年，学有所成。后来，许谦患重病，嘱托朱丹溪研习医学，于是，朱丹溪受教于刘完素的再传弟子罗知悌，同时吸收河间、子和、东垣三家之论，并融会各家。他提出阴常不足、阳常有余论，相火论，创滋阴降火法。后世尊之为滋阴派的开山祖师。由于以理学为宗，使他认识问题的角度、学习方法都以理学为出发点，这些都体现在了他的学术思想里。代表著作有《格致余论》《局方发挥》《丹溪心法》等。

（一）言天验人的天人观

依据天人相应思想，朱丹溪提出阳有余阴不足论。《格致余论》中云：“日，实也，亦属阳，而运行于月之外。月，缺也，属阴，禀日之光以为明者也。人身之阴气，其消长视月之盈缺（《格致余论·阳有余阴不足论》）。”他认为，人受天地之气以生。太阳属阳，给人以温暖，不断充养人身之阳气；月亮属阴，可使阴气固守而滋长。太阳无盈缺之变，始终充满，月亮每月分别有七八天左右缺损，故而太阳实而月亮虚。人与天相应，人道合于天道，因此，人体就处于阳有余而阴不足的体质状态。朱丹溪认为，“苟值一月之虚，亦宜暂远帷幕，各自珍重，保全天和，期无负敬身之教”（《格致余论·阳有余阴不足论》），这是告诫人们在每月初或每月下旬月亏之时，人身本已阴气不足，应该节制房事，保养阴精，如此才能保全天和，不辜负前贤养身之教。

根据天人相应思想，朱丹溪还提出四时脏腑盛衰之说。《格致余论》中云：“天地以五行更迭衰旺而成四时，人之五脏六腑亦应之而衰旺。”（《格致余论·阳有余阴不足论》）说明随

NOTE

着自然界四时气候变化，人体脏腑气血阴阳也随之变化。他进一步指出，四五月火气旺，火旺必克肺金而肺虚，肺金能滋养肾水，肺金受损可致肾水不足。六月土气旺，土旺则克水，也可致肾水不足。四五六三个月均属夏季，肾水不足乃自然规律，因此，古人养身常于夏季独宿，且淡味饮食，其目的在保养肺肾两脏之阴精。十月、十一月正火气内伏于肝、肾二脏。肝藏血，肾藏精，养身之道常当保其真阴，不可恣情纵欲，克伐肾精，否则必有“冬不藏精，春必病温”之虑，此乃以四时五行生克，论四、五、六三个月均为阴虚。

（二）太极为本的生命观

周敦颐在《太极图说》中云：“无极而太极，太极动而生阳，动极而静，静而生阴，静极复动，一动一静，互为其根，分阴分阳，两仪立焉。”此为“太极之理”，系统、完整地阐述宇宙产生发展过程的哲学模式，并指出太极是万物本原，其性状无形无象，不可言说。朱熹改造了周敦颐的《太极图说》，提出“太极理也”的新命题，并以理作为宇宙本体和终极本原，视理为其哲学体系的最高范畴。

朱丹溪“参以太极之理”来阐发医理，以太极之理解释君、相二火。他指出：“太极动而生阳，静而生阴，阳动而变，阴静而合，而生水火木金土”“惟火有二，曰君火，人火也；曰相火，天火也（《格致余论·相火论》）。”这里朱丹溪强调了太极的动静运动状态，进而引出君、相二火。他认为，生理状态的动静，尤其是“动”不能太过，更不能“极”，否则就会引起严重的病理状态。正如他说：“人之疾病亦生于动，其动之极也，病而死矣。”（《格致余论·房中补益论》）

朱丹溪还得出了火“主乎动”“凡动皆属火”的结论，为进一步阐发相火生理病理。他在《丹溪心法》中提出：“《内经》之言火，盖与太极动而生阳，五性感动之说有合。”朱丹溪据阳气动之说论述了火的性质，即“火内阴而外阳，主乎动者也”。关于人体之相火及相火为病的防治，朱丹溪引用太极之理来说明了相火的二重性，一方面“人有此生，亦恒于动”；另一方面相火过动则“煎熬真阴”而为病。因此，他强调了相火妄“动”的病理意义，申明相火平“静”的生理意义。

朱丹溪认为，精神情志因素会引起相火妄动，并用“五性感物”来解释精神情志活动过极的原因。他说：“仁义礼智信之性，即水火金木土之理也”“有知之后，五者之性为物所感，不能不动”（《格致余论·相火论》）“心，君火也，为物所感则易动，心动则相火亦动”（《格致余论·阳有余阴不足论》）。至于如何预防相火妄动为病，朱丹溪引用《太极图说》“圣人定之以中正仁义而主静”之理，提出“儒者立教，曰正心、收心、养心，皆所以防此火之动于妄也。医者立教，曰恬淡虚无、精神内守，亦所以遏此火之动于妄也”（《格致余论·房中补益论》）。因此，若要相火“裨补造化，以为生生不息之运用”，需要“人心听命乎道心，而又能主之以静”。

（三）存理去欲的养生观

宋代理学以性理学说讨论天理人欲问题，如程颢、程颐认为“大抵人有身，便有自私之理，宜其与道难一”，“目则欲色，耳则欲声，鼻则欲香，口则欲味，体则欲安”（《二程文集》）。由于人有这些欲望，很难与圣人之道统一，因此，理学家主张“存天理，灭人欲”。朱丹溪把这一理学宗旨和谨身节欲的医学观点相结合，形成了独具特色的养生观。在养生防病问题上，朱丹溪特别强调节欲。他认为“饮食男女，人之大欲存焉，予每思之，男女之欲，所关

NOTE

甚大，饮食之欲，于身尤切，世之沦胥陷溺于其中者盖不少矣”（《格致余论·茹淡论》）。

朱丹溪一方面强调男女之间要“成之以礼，接之以时”，不要“徇情纵欲”，应“暂远帷幕，各自珍重，保全天和”；另一方面强调节制饮食，主张常食茹淡，少进肥甘。他认为茹淡之品，如谷菽菜果之类，是出于天赋的自然冲和之味，食之有补阴之功，而烹饪调和的偏厚之味是出于人为，有致疾伐命之毒。因而他指出，“安于冲和之味者，心之收，火之降也；以偏厚之味为安者，欲之纵，火之胜也”（《格致余论·茹淡论》）。朱丹溪一生更是身体力行，名儒宋濂称赞他“居室垣墉，敦尚俭朴；服御惟大布宽衣，仅取蔽体，藜羹糗饭，安之如八珍……其清修苦节，能为人之所不能为，而于世上所悦者，淡然无所嗜”（《丹溪心法·故丹溪先生朱公石表辞》）。朱丹溪把理学中的“存天理、灭人欲”的观点引入医学领域，形成了存理去欲以调济阴阳、保全天和的养生指导思想。

（四）气为本体的自然观

宋代理学家张载提出“太虚即气”的著名观点。《正蒙·太和篇》中说：“太虚无形，气之本体，其聚其散，变化之客形尔。”朱丹溪在医学领域里充分运用并发挥了这一理学思想。他提出“夫自清浊肇分，天以气运于外而摄水，地以形居中而浮于水者也。是气也，即天之谓也，自其无极者观之，故曰天气”（《格致余论·天气属金说》）。“天地以一元之气化生万物……万物同此一气，人灵于物，形与天地参而为三者，以其得气之正而通也。故气升亦升，气浮亦浮，气降亦降，气沉亦沉，人与天地同一橐龠”（《格致余论·夏月伏阴在内论》）。

他还引用邵雍的“天依地，地依天，天地自相依附”，以及周敦颐的“惟人也得其秀而最灵”来进一步说明天地为万物父母，“人受天地之气以生，天之阳气为气，地之阴气为血”（《格致余论·阳有余阴不足论》）的道理。朱丹溪从“天地人统一于气”的理论来阐述自然界的物质性，以及人与自然的统一性，他把这一思想运用于医学理论探讨，即以气的升降运动阐述人的生理。如《局方发挥》中言：“夫周流于人之一身以为生者，气也，阳往则阴来，阴往而阳来，一升一降，无有穷已”“气为阳，宜降，血为阴，宜升，一升一降，无有偏胜，是谓平人。”

（五）仁者爱人的道德观

儒家讲“仁”，理学家也讲“仁”，这个“仁”字的含义界定为“仁者，爱人也”。朱丹溪充分吸收了这一思想，并把它贯彻到具体的道德实践之中。

奉养老人应做到“敬”和“孝”。他认为，疾病和死亡是人类自然衰老过程中不可避免的。老年人对此常充满恐惧，作为子孙应当常伴左右开导劝谕，消除老年人的恐惧心理。他郑重提出“为子为孙，必先开之以义理，晓之以物性，旁譬曲喻，陈说利害，意诚辞确，一切以敬慎行之”（《格致余论·养老论》）。人近老年，犹如夕阳近黄昏，常常触景生情，感悟人生将尽，疾病缠身，悲观消极等情绪郁郁而生。朱丹溪认为，此时子孙应该在床前尽守孝道。侍奉老人饮食有度最能体现子孙之孝与敬，他说：“惟饮与食，将以养生，不以致疾，若以所养，转为所害，恐非君子之所谓孝与敬也。”（《格致余论·养老论》）

朱丹溪告诫人们，食养是老年人补养精血的主要方法，子孙当小心料理，谨慎为之。若食养不得法就会引起疾病，违背了奉养老人的“孝”与“敬”之理。老年人要饮食有度，“好酒腻肉、湿面油汁、烧炙煨炒、辛辣甜滑，皆在所忌”，这些常识需要在平时的生活中向老人明示，“开导诱掖”，不要等到老人“饥肠已鸣，馋涎已动，饮食在前，馨香扑鼻”之时才极力阻拦老人食用，此为不孝不敬之举。朱丹溪在《格致余论·养老论》中以医理为指导，详尽阐述了老年人的生理病理特点及用药禁忌，并指导人们如何奉养老人生活，体现了“仁者爱人”的思想。

养护小儿要做到“慈”。朱丹溪在《格致余论·慈幼论》中详细分析了小儿的生理病理特点。他指出，小儿禀纯阳气，阳常有余而阴不足，因此，对于小儿调护方法，在饮食方面，朱丹溪认为小儿“血气俱盛，食物易消，故食无时”，然小儿肠胃尚脆而窄，运化能力不足，故“稠黏干硬，酸咸甜辣，一切鱼肉、木果、湿面、烧炙煨炒，但是发热难化之物，皆宜禁绝”。他建议小儿“只予干柿、熟菜、白粥，非惟无病，且不纵口，可以养德”。另外他指出，当时社会妇女对于小儿哭闹，一味给予食物安抚，这种做法极为不当，容易损伤脾胃，甚则积成痼疾。在衣着方面，朱丹溪提出小儿“下体不与帛绢夹厚温暖之服，恐妨阴气”，主张小儿下体衣着不宜过暖。

第四节 明清医学哲学

明清时期理学哲学以陆王心学、清代朴学为主流，深深影响了这一时期的医学哲学。一方面在于理学之理论内涵对医学理论的影响，另一方面在于理学治学方法对医学研究方法的影响。关于前者，最具代表性的是引入理学太极之理创命门学说。孙一奎、赵献可、张景岳等明清医家将太极与命门相联系，使中医学基本理论得到深化。理学治学方法如理气论、格物致知等最具代表性，明代医家张介宾在其著述中屡次提及“格物致知”，认为“格物致知”是从事医学研究的不二途径，李时珍将医药学视作格致之学。清代朴学对医学的影响也主要表现在治学方法上，使清代医家更多关注《内经》《伤寒论》等古典医籍的文字训诂考据工作。

一、李时珍医学哲学思想

李时珍（1518—1593 年），字东璧，号濒湖，湖广蕲州（今湖北蕲春）人。一生著述颇丰，除代表作《本草纲目》外，尚有《奇经八脉考》和《濒湖脉学》流传后世。《本草纲目》作为 16 世纪的百科全书，字里行间处处闪耀着古代自然哲学的思想光芒，因此该书不仅在医学上树立丰碑，同时对古代自然哲学的发展亦有独特的历史贡献。李时珍从元气化生万物的思想出发，肯定阴阳调摄、五行胜复、物性相别的相互关系，最后得出天人统一、人定胜天的结论，体现出对传统哲学的创造性运用和发展。

（一）万物化生，皆由一气

李时珍继承和丰富了中国古代气的学说，建立了以阴阳之气为主要内容的医学哲学思想体系。其对世界的演化阐述为“天造地化而草木生焉。刚交于柔而成根荄，柔交于刚而成枝干。叶萼属阳，华实属阴。由是草中有木，木中有草。得气之粹者为良，得气之戾者为毒，故有五行焉，金木水火土；五气焉，香臭臊腥膻；五色焉，青赤黄白黑；五味焉，酸苦甘辛咸；五性焉，寒热温凉平；五用焉，升降浮沉中”（《本草纲目·草部》）。在这里，天气为刚，为阳；地气为柔，为阴。在李时珍看来，自然界万事万物都是由气构成的，皆是阴阳二气相互作用、矛盾运动推动形成的。同理，最初的人亦是由气产生的，所谓“太初之始，天地氤氲，一气生人，乃有男女”（《本草纲目·人部》）。他还进一步分析了人身器官的各部分也是由气构成的，把心、肝、脾、肺、肾等称为肝气、脾气、肺气、肾气、小肠气、膀胱气等。

李时珍在面对物质与意识、形体与精神的关系时，将精神情感也归结为气所产生的结果。“怒则气逆，喜则气散，悲则气消，恐则气下，惊则气乱，劳则气耗，思则气结，暑则气泄，寒则气收。”（《本草纲目·主治》）一方面把人的喜、怒、悲、恐、惊、思等精神现象看成是物质“气”的消、散、结、泄、逆、乱等运动变化，把各种不同精神现象归结为气不同运动变化形态的显现；另一方面，他把精神现象与物质现象联系起来，认为喜、怒、悲、恐等精神现象是依赖于物质“气”而存在的。

面对无限多样性的客观世界，李时珍认为无论是人兽草木、意识活动，还是宇宙天地、雨露冰霜，尽管各有特性和存在的具体物质形态，但它们之间其实都有着统一性存在。这个统一性不是精神或神，而是物质的“气”。总而言之，李时珍的唯物主义自然观可概括为纷繁复杂的现实世界，既不是心的产物，也不是理的派生，而是由气构成的，宇宙万物无非一气所生；人的生命存于一气；疾病乃气的反常变化造成；研究医药，即研究利用何种气味的药物，扶持正气，祛除邪气。

（二）互动联系，执常应变

李时珍在药物学的研究中认识到，自然界的各种现象是互相联系的，例如药物的质量、疗效往往与药物出产的地区、土质、气候有密切关联。以雄黄而言，“雌黄、雄黄同产，但以山阳山阴受气不同分别”（《本草纲目·雌黄》）。雌黄、雄黄虽共生，由于向太阳和背太阳受气不同而产生差异。至于药物之间，既有相互联系的一面，又存互相排斥的一面。这种普遍联系的哲学思辨观念，体现在“药有七情。独行者，单方不用辅也。相须者，同类不可离也。如人参、甘草、黄柏、知母之类。相使者，我之佐使也。相恶者，夺我之能也。相畏者，受彼之制也。相反者，两不相合也。相杀者，制彼之毒也”（《本草纲目·序例》）。所谓相须，相互依赖、不可分离之意；相使，即互为佐使、相互联系之意；相恶、相反、相杀，指两者对立之意。在李时珍看来，认识、依据药物之间既相互依赖又相互排斥的关系，才能处方治病。他提出“相须相使同用者，帝道也；相畏相杀同用者，王道也；相恶相反同用者，霸道也。有经有权，在用者识悟尔”，精辟地阐述了药物之间存在的对立统一关系。

李时珍认识到世界客观事物不是一成不变的，而是千变万化的，所谓“天地之造化无穷，人物之变化亦无穷”（《本草纲目·人部》）。《本草纲目》中，物质之间相互联系、化合，使甲药物转化为乙药物的例子比比皆是。这种转化的现象还体现在用药治病中。如他用巴豆治好近百人的腹泻，总结经验为“用之得宜，皆有功力；用之失宜，参术亦能为害，况巴豆乎！”他认为，剂量得宜与否，是使巴豆由致腹泻药转化为治腹泻药的重要条件。虽未概括为对立面依其一定条件而转化问题，但他根据自己医疗实践，推测到某一具体事物在一定条件下是可以转化的，实际上已经触及辩证思维方法。

“常”和“变”也是李时珍经常运用的哲学范畴。他在临床诊治上时常考虑一般的、普通的原则，如何在特殊条件下进行具体运用，知其常而窥其变，认为医家必须精通于“常”与“变”的辩证关系，“虽然岁有四时，病有四时，或春得秋病，或夏得冬病，神而明之，机而行之，变通权宜，又不可泥一也”（《本草纲目·四时用药例》），坚持辩证的常变观，反对不知权变的形而上学。

NOTE

（三）循名责实，格物穷理

李时珍研究医药注重从实际出发，讲求名实统一，循名责实。“名”和“实”是传统哲学中一对认识论范畴。实，客观存在的事物；名，关于客观事物的概念，乃人们对客观事物的认识与反映。循名责实要求名与实一定要相符，即名副其实，反对名实割裂。欲达此目的，格物穷理乃唯一认识途径，他主张从客观存在的事物中去探索事物本质及其运动变化的规律性。

他曾细述编撰《本草纲目》的缘由，乃是前代本草著作中存在药物名称混淆、名实不符现象，所谓“虽有朱、墨之别，三品之名，而实已紊矣。或一药而分数条，或二物而同一处；或木居草部，或虫入木部；水土共居，虫鱼杂处；淄渑罔辨，玉珷不分；名已难寻，实何由觅。今则通合古今诸家之药，析为十六部。”（《本草纲目·序例》）李时珍认为，随着客观实际的发展和变化，或人们对客观事物认识的深入，原有的“名”（概念）已经不能反映发展了的客观实际和认识的深入。通过自己的亲身实践经验，他发现在前代的本草典籍中存在一药分数条、二物同一处、本草混淆等名不符实的情形，这就需要按照已经发展了的“实”（实际）来改变原有的“名”（概念），以实正名，使其名实相符。这是因为概念并不是静止不动的，而是永恒运动的，否则，它们就不能反映活生生的实际。

在以实证名的基础上，李时珍打破了从《神农本草经》以来不尽合理的药物分类法。他依照对药物新的认识和实际情况，根据药物的属性和功用，分为水、火、木、金、土、草等十六部，即根据植物、动物、矿物等进行分类。李时珍之所以在人类认识药物的历史上做出卓越贡献，与他坚持循名责实、格物穷理的认知思维是分不开的。

李时珍医学哲学思想包含有“变化皆由于一气”的本体论、“古今六合变化无穷”辩证思维法和“医者贵在格物”的认识论，这足以证明，其之所以能够在探索医药奥秘中取得辉煌成就，实在离不开哲学观念的指引。

二、孙一奎医学哲学思想

孙一奎（1522—1619 年），字文垣，号东宿，别号生生子，安徽休宁人，明代医家汪石山的再传弟子。孙一奎一生对于岐黄医术勤求博采，医名显赫一时。其治学重视理论研究，反对以方书为捷径，以为未有不读书而能为医者，在医学理论上颇有建树，尤其对于命门、三焦等有独到发挥，著述有《赤水玄珠》《医旨绪余》《孙文垣医案》等。

孙一奎生活的明代正值理学流行，而安徽更是理学大家朱熹的故乡，所以此地深受理学思想影响。在此区域文化和时代背景之下，孙一奎自幼阅读易书，关注医学与易学二者之间的关联。他曾颇有感触地说道：“故深于《易》者，必善于医。精于医者，必由通于《易》。术业有专攻，而理无二致也……惟会理之精，故立论之确，即通之万世而无弊也。彼知医而不知《易》者，拘方之学，一隅之见也。”（《不知易者不足以言太医论》）他受《周易》阳贵阴贱、阳为阴主的哲学思想影响，加之师承和临证的体会，使他的扶阳抑阴温补思想形成，并引进理学太极的观点阐述命门、三焦等历来颇有争议的医学理论问题，从而形成其独特的医学哲学思想。

（一）“命门——肾间动气”的太极生命观

从中国哲学范畴的角度来看，无极和太极范畴甚为重要，它影响中国哲学思想的发展，是编织中国哲学范畴之网的纽结。太极在自身的发展演变进程中，逐渐与无极、动静、阴阳等哲

NOTE

学范畴发生了结合。宋明理学的开创者周敦颐以儒学易学思想“易有太极，是生两仪，两仪生四象，四象生八卦”为基础，杂糅陈抟“先天图”理论，撰著《太极图说》，纳自然、社会、人生为一体，提出系统的天地宇宙生成演化逻辑。孙一奎则是运用太极理论探求生命本原的开创者。他全面汲取理学的太极自然观，揭示人体生命活动与宇宙自然界遵循同一规律，都是从简单到复杂的发展变化过程。尤其将周敦颐的《太极图》《太极图说》中宇宙生成论的思想衍生推广至生命科学领域，独树一帜地创立了命门太极说。

孙一奎在《医旨绪余》中援引周敦颐《太极图说》、邵雍《先天图》撰写《命门图说》。其中阐述道：“天人一致之理，不外乎阴阳五行。盖人以气化而成形者，即阴阳而言之。夫二五之精，妙合而凝，男女未判，而先生此二肾，如豆子果实，出土时二瓣分开，而中间所生之根蒂，内含一点真气，以为生生不息之机，命曰动气，又曰原气。禀于有生之初，从无而有。此原气者，即太极之本体也。名动气者，盖动则生，亦阳之动也，此太极之用所以行也。两肾，静物也，静则化，亦阴之静也，此太极之体所以立也。动静无间，阳变阴合，而生水火木金土也。其斯命门之谓欤！”

孙一奎认为，人与天地万物均由阴阳气化而成，人体亦是由阴阳五行的精气凝结而成的。人在生命之初，最先生成二肾，犹如豆种出土时两瓣分开，中间生出的胚芽。他认为，这胚芽中包含着“一点真气”，是生命的始源，是此后生命历程开展之关键，因此将其称为“动气”，又名“原气”。它禀受于生命之初，从无而到有。这“原气”就是太极本体，即人体太极的本然状态。而命名为“动气”，是由于动则生，正是阳动之意。正由于“动气”，太极的作用才得以实现。两肾为静物，静则生化，这是太极之体能够存立的缘由。动静无间，阳变阴合，而生水火木金土。这里的五行指人体的五脏生理系统，这就是“命门”功用的体现。由此，孙氏指出命门即是人体的太极，其内涵是禀受于先天的原气、动气，乃人体生命活动的根本。

此外，孙一奎尚引用《素问》《难经》及道经《黄庭经》《中和集》等进一步阐述其太极命门学说，对于《难经》以右肾为命门的观点持有异议，认为两肾毕竟是后天有形之脏，与先天之本的命门太极并不在同一逻辑层次，点明“命门乃两肾中间之动气，非水非火，乃造化之枢纽，阴阳之根蒂，即先天之太极。五行由此而生，脏腑以继而成。若谓属水属火，属脏属腑，乃是有形质之物，则外当有经络动脉而形于诊，《灵》《素》亦必著之于经也”。在理学太极论的启发之下，孙一奎对传统的命门概念进行了创造性的转换和构建，使其由有形之脏腑提升为无形的生命本体。

（二）理气合一的认识论

“理气”是宋明理学最为重要的一对范畴之一，至朱熹之后，理气成为古人哲学讨论的核心话题。金元以后的医家谈理、论理者比比皆是，不过明确地将“理”与“气”相提并论的首推孙一奎。孙一奎继承朱熹“理气不分先后”的思想，倡导“理气合一”之学。所谓“天地万物，本为一体。所谓一体者，太极之理在焉。故朱子曰，太极只是天地万物之理。在天地，统体一太极；在万物，万物各具一太极。即阴阳而在阴阳，即五行而在五行，即万物而在万物。夫五行异质，四时异气，皆不能外乎阴阳。阴阳异位，动静异时，皆不能离乎太极。人在大气中，亦万物中一物耳，故亦具此太极之理也。惟具此太极之理，则日用动静之间，皆当致夫中和，而不可须臾离也。医之为教，正示人节宣天地之气，而使之无过不及。攻是业者，不能寻绎太极之妙，岂知本之学哉！”（《医旨绪余·太极图抄引》）孙一奎虽继承朱子的观点

NOTE

认为天地万物皆具太极之理，但他认为太极之理并不是外在或者先在于万物，而是即阴阳、五行、万物而存在的，所谓“理气相合而不相离”。

孙一奎所谈之理主要是阴阳五行之理，与理学家所谈之理并不相同。他在《不知易者不足以言太医论》中云：“天地间非气不运，非理不宰，理气相合而不相离者也。何也？阴阳，气也。一气屈伸而为阴阳动静，理也。”在《问诊三焦包络》中曰：“医者，要明天地阴阳上下之理，以譬周身，则自然贯通，不为异论束缚。”孙一奎所探究的是人的自然之理，并非儒家所关注的人的社会之理。尽管“理”在孙一奎的思想世界中并不具有宇宙本体论的意义，但却体现出重要的认识论意义。理是认识的目的，是开展医学实践的首要前提，所谓“惟会理之精，故立论之确，即通之万世而无弊也”。

三、赵献可医学哲学思想

赵献可，生卒年不详。字养葵，号医巫闾子，明末浙江鄞县（今宁波）人。他淡泊名利，喜好隐居野游，又兼通医学、易学及儒、佛、道学，被称为“江湖状元”。著有《医贯》《邯郸遗稿》，以前书对后世影响最大。融哲理于医理之中，以阐述发挥命门是赵献可治学的重要思路。赵献可一生研读《易经》，深受周敦颐《太极图说》和邵雍先天后天理论的影响。他所描绘的命门形象图即脱胎于周敦颐的太极图，认为周子太极图即“一而圆之”，“一”即阳爻，为先天无形太极。赵献可的命门学说与周敦颐的太极图说在基本观点和逻辑结构上是一致的。周敦颐把太极作为世界的本原，太极是无形无物的，由此化生阴阳五行和万事万物。赵献可把命门比作人身之太极，为一身之君主，亦是先天无形无物的，却决定支配人身五脏六腑。赵献可借助太极图说这一哲学思维，将命门提至前所未有的高度，成为其医学理论的核心。

（一）“命门真主”太极说

赵献可在孙一奎“肾间动气”——太极命门说的基础上，对太极命门学说进行创新发挥，提出“命门真主”说。此观点在他的《医贯·〈内经〉十二官论》中进行了集中阐述。该文首先质疑、反驳《素问·灵兰秘典论》视心为十二脏之主的观点。“愚谓人身别有一主，非心也。谓之君主之官，当与十二官平等，不得独尊心之官为主。若以心之官为主，则下文‘主不明则十二官危’当云‘十一官’矣。此理甚明，何注《内经》者昧此耶？盖此一主者，气血之根，生死之关，十二经之纲维，医不达此，医云乎哉”？他认为，心为有形之脏，不足为人身之主，展现其勇于扬弃经典之治学态度。

受《易经》坎卦“一阳陷于二阴之中”的启发，赵献可指出，“命门在人身之中，对脐附脊骨，自上数下，则为十四椎，自下数上，则为七椎……此处两肾所寄，左边一肾属阴水，右边一肾属阳水，各开一寸五分，中间是命门所居之宫，即太极图中之白圈也。其右旁一小白窍，即相火也。其左旁之小黑窍，即天一之真水也。此一火一水，俱属无形之气”，明确区分了肾与命门的属性和位置，明确了命门的位置在“两肾各一寸五分之间”，即人体的督脉上，为人身之正中。并阐述了命门在两肾中间构成坎卦，两肾由于命门的作用才能气化而有生命，将有位无形的命门视为人身之真主，其为“五脏六腑之本，十二经之源，呼吸之门，三焦之根”，认为命门在身体中具有无比重要的原动力作用。

赵献可的“命门真主”太极说，一方面强调作为一身之主的真君真主的无形性、超越性，另一方面他也意识到医学不能仅是停留在玄思的层面，要指导临床实践，必须使无形之主宰向

NOTE

有形下落，因此他将肾与命门结合论述，使命门有所依托。与孙一奎的命门太极学说相较，赵献可将孙一奎超越的形上的“肾间动气”——太极命门说，转变为形上与形下兼顾、形上为统领、形下为表现的“命门真主”太极说。此处的“主”蕴含着统领及有所领属对象的意义。赵献可构建的太极命门已不是孙一奎所描述的模糊的“肾间动气”，而是有着明确位置及系统构成的先天太极命门模式，他将中医学对于人体太极的认识向前推进了一步。

（二）阴阳五行水火论

赵献可继承《易经》《内经》等前代阴阳五行学说，并加以推陈出新，认为在阴阳互根关系中，阳气占据支配主导地位，所谓“阳统乎阴”，并且推求阴阳之实质在于水火，所谓“阴阳者虚名也，水火者实体也”，从而构建出阴阳五行水火论。此观点在《医贯·阴阳论》中得以淋漓尽致地体现。对于阴阳学说，赵氏的观点十分鲜明：在阴阳互根关系中，阳统乎阴，阴阳是虚名，水火为其根本。

1. 阴阳互根，阳统乎阴　《阴阳论》曰：“阴阳之理，变化无穷，不可尽述，姑举其要者言之。夫言阴阳者，或指天地，或指气血，或指乾坤，此对待之体。其实阳统乎阴，天包乎地，血随乎气。故圣人作《易》，于乾则曰大哉乾元，乃统天；于坤则曰至哉坤元，乃顺承天。古人善体《易》义。”可见赵一奎乃借《易经》之理来阐述阳气为主。《易经》以太极为万物生成之源，太极动而生阳，静而生阴。乾为阳，坤为阴，乾坤相互作用，即阴阳动静相感，乃化生天地世间万物。在此过程中，乾阳占据主导地位，坤阴顺应于它。为了清晰阐明“阳统乎阴”的观点，赵献可从四时气候变化、气血之间、药物阴阳属性等方面进行详细论证。如在天地四时气候的阴阳升降变化中，“冬至一阳生，夏至一阴生，此二至最为紧要。至者，极也。阴极生阳，绝处逢生，自无而有；阳极生阴，从有而无，阳变阴化之不同也……然其尤重者，独在冬至”，着重冬至之气候的转化，其实是重视阳气的生发。在此自然观和哲学观之下，赵献可建议医家应效仿“圣人裁成天地之化，辅相天地之宜，每寓扶阳抑阴之微权”。

2. 阴阳虚名，水火为本　古人很早就以阴阳哲学范畴看待、分析一切事物，但赵献可认为，前人“皆泛言阴阳之理，有根阴根阳之妙。不穷其根，阴阳或几乎息矣”，提出阴阳之实质在于水火，所谓“阴阳者，虚名也；水火者，实体也”。在《阴阳论》中赵献可用大量文字加以阐述：“世人但知气血为阴阳，而不知水火为阴阳之根；能知水火为阴阳，而误认心肾为水火之真，此道之所以不明不行也……人身心肝脾肺肾五行俱存，而所以运行于五脏六腑之间者，何物乎？有无形之相火，行阳二十五度，无形之肾水，行阴二十五度，而其根则原于先天太极之真。此所以为真也，一属有形，俱为后天，而非真矣，非根矣。谓之根，如木之根而枝叶所由以生者也。”由上可见，赵氏论证气血为阴阳的具体物质而已，而阴阳发生的根本系于先天命门之真火真水。换而言之，阴阳的各种物质及其功能，均由先天之水火而化生，此亦水火为阴阳之本的道理所在。

在先天水火为生命之本的思想指导下，赵献可对于五行生克制约的相互关系有着崭新的见解，提出“五行独重水火”的观点。《医贯·五行论》云：“世人皆曰水克火，而余独曰水养火。世人皆曰金生水，而余独曰水生金。世人皆曰土克水，而余独于水中补土。世人皆曰木克土，而余独升木以培土。”他分析世人所说之水克火，是指后天有形之水火，即肾水上滋心火使其不能过亢，保持心肾相济的关系。他指的水养火，是指先天无形之水火。赵献可将五行生克制化归纳为命门无形水火功能之演化。

NOTE

四、张介宾医学哲学思想

张介宾（1563—1640年），字会卿，号景岳，别号通一子，浙江山阴（今浙江绍兴）人。张介宾一生著作颇丰，代表作《类经》深为后世研究《内经》者称便，乃学习和研究《内经》重要参考书之一，晚年著成《景岳全书》，后世赞誉其为“医门之柱石”“医学巨匠”。他的医学哲学思想来自宋明理学和汉宋易学的象数学，尤其是周敦颐、张载、邵雍和朱熹的思想。受理学思想熏陶，张介宾进而思考哲学与医学之间的关系，最终将宇宙论、本体论、天道论、心性论等哲学观点医理化。以《类经》为例，张介宾运用理学的哲学思维来诠释《内经》，书中频繁引用理学家言论进行阐释，而全书分类体例更是周敦颐《太极图说》宇宙生成论的翻版。

（一）医易相通，理无二致

张介宾重视古代哲学的自然观念和思辨方式，其中对《周易》最为重视，一生勤力钻研易理，其医学哲学思想从中受益良多。其好友叶秉敬为其《类经》作序，其中提及：“世之能注易者，不出于程朱，能注《内经》者，不出于秦越人、王太仆。景岳一人，却并程朱秦王之四人合为一人，而直接羲黄之脉于千古之上，恐非程朱秦王所能驾也。”虽然医易会通起源甚早，但是纵观中国医学史，是张介宾将中国传统医学的基础理论建立在易学之上。

实际上，张介宾对于医易之间关系的认识有过转折，早年曾怀疑孙思邈“不知易不足以言太医”的说法，“以谓《易》之为书，在开物成务，知来藏往，而医之为道，则调元赞化，起死回生。其义似殊，其用似异”，认为医理、易理二者殊途易趣。中年之后，他渐渐觉悟，“乃知天地之道，以阴阳二气而造化万物；人生之理，以阴阳二气而长养百骸。《易》者，易也，具阴阳动静之妙；医者，意也，合阴阳消长之机。虽阴阳已备于《内经》，而变化莫大乎《周易》。故曰天人一理者，一此阴阳也；医易同源者，同此变化也。”（《类经附翼·医易义》）

张介宾在《医易义》中提出了“医易同源”“医易相通”两大命题，认为《周易》和《内经》相同之处在于都是对阴阳法则的精妙阐发，天道涵盖人道，人道体现天道，两者相得益彰。他进一步阐发学习中医者必须精研《周易》，指出学医不学《易》和学《易》不学医都存在片面狭隘性。具体而言，学医不学《易》者不能站在自然宇宙的层面上把握人体生命的本质和规律，而知《易》不知医者却容易陷入玄学空谈之中，原因在于不能于身体上有所验证，因而对于天道的理解也无法深刻全面，因此建议医者“兼而有之”。

张介宾医易会通的思想，不仅在医学史上，而且在哲学史上都具有重要意义。以医学史而论，他将揭示和运用人体身心中阴阳变易之理，视为医学的根本任务。就哲学史来说，他对于《周易》的理解，继承了汉代象数之学的传统，强调《易》以明天道，进而视《周易》为医学的理论基础，表明明代易学与自然科学更加紧密结合。

（二）气一元论宇宙本体观

张介宾医学哲学思想的最大特色体现在对医学基础理论中“气”的改造阐释上，将元气论发展提升为气本体论。在他的思想中，“气”处于核心地位，即万事万物产生、发展的本源物质，是整个天地万物的“本体”。张介宾认为，气一元论的本体观具有能动性，这种能动性的产生是建立在“气”和“理”相融合的整体观基础之上。

元气论是中国古代哲学中的一个基本观点，认为气是宇宙存在和万物生成的基本条件，有形的万物借元气的生化而合成。张介宾继承前人观点，更加突出了“气”作为宇宙本体在事物生成、发展过程中的基础作用。他的气本体论丰富和扩充了“气”的内涵和作用，突出了命门的特殊地位，对元阴元阳相互依存、相互作用的关系有着更全面、明晰的认识。从其所撰著的医籍中我们可以概括其“气”的概念具有两个显著特征：即物质基础性和先天本体性。

从物质基础性而言，张介宾医学思想中的“气”已经不是简单的物质构成元素，而是被界定为宇宙生命延续不息的唯一本体存在。“夫生化之道，以气为本，天地万物莫不由之。故气在天地之外，则包罗天地，气在天地之内，则运行天地，日月星辰得以明，雷雨风云得以施，四时万物得以生长收藏，何非气之所为？人之有生，全赖此气”（《类经・古有真人至人圣人贤人》）。其概括了气与万物之间的关系，气乃一切事物的基础。

从先天本体性而论，张介宾创造性地将“太极”概念引入医学理论构建中，指出太极是未分化阴阳之前的“气”，太极动静即“气”自身的动静，分化阴阳二气，进而产生宇宙万物。“体象之道，自无而有者也。无者先天之气，有者后天之形……是以开物者为先天，成物者为后天；无极而太极者先天，太极而阴阳者后天；数之生者先天，数之成者后天；无声无臭者先天，有体有象者后天。先天者太极之一气，后天者两仪之阴阳，阴阳分而天地立，是为体象之祖，而物之最大者也。由两仪而四象，由四象而五行”（《类经图翼・阴阳体象》）。他指出由“太极”这一本体生成两仪、四象、五行的宇宙衍生规律，点明阴阳——太极之“分”与“合”是宇宙万物运动的根本规律。

（三）阳不足论的阴阳辩证观

若气一元论宇宙本体观为张介宾医学思想的哲学基础核心，阳不足论即是其临床指导思想的哲学基础。张介宾认为，天地万物运行之法则和人体生理、治病法则，深入探究其实质，其实皆潜藏阴阳变异之理。所谓“神莫神于易，易莫易于医，欲该医易，理只阴阳。故天下之万声，出于一阖一辟；天下之万数，出于一偶一奇；天下之万理，出于一动一静；天下之万象，出于一方一圆。方圆也，动静也，奇偶也，阖辟也，总不出于一与二也”。他的阳不足论阴阳辩证观体现在两个方面。

1. 阴阳者一分为二　张介宾强调，人体中的阴和阳是既对立又统一的关系，在《类经・阴阳类》中提出了“阴阳者一分为二”的观点，认为阴阳乃构成万物及人体的根本。在阴阳统一方面，《类经图翼・阴阳体象》云：“至若奇偶相衔，互藏其宅，一二同根，神化莫测。天为阳矣，而半体居于地下。地为阴矣，而五岳插于天中……此其变化之道，宁有纪极哉？第阴无阳不生，阳无阴不成，而阴阳之气，本同一体。”此所谓“独阳不生，独阴不成”。

张介宾还进一步指出阴和阳的对立属性只是相对的，二者在一定条件下可互相转化。《类经附翼・医易义》曰：“动之始则阳生，动之极则阴生；静之始则柔生，静之极则刚生。太少阴阳，为天四象；太少刚柔，为地四体。耳目口鼻以应天，血气骨肉以应地。医而明此，乃知阳中有阴，阴中有阳。”以此提示医者要了解矛盾转化之理，具备“阴中有阳，阳中有阴”的辩证观。

2. 阳贵阴贱，扶阳抑阴　阳贵阴贱，扶阳抑阴是易学的一个重要思想，“故《周易》三百八十四爻，皆卷卷于扶阳抑阴者，盖恐其自消而剥，自剥而尽，而生道不几乎息矣”。张介宾继承和发扬这一理念，强调阳之为主，认为阴阳对立双方的矛盾运动方向是由阳气决定的。如《类经・阴阳类》言：“阴阳二气，形莫大乎天地，明莫著乎日月。虽天地为对待之体，而地在天中，顺天之化；日月为对待之象，而月得日光，赖日以明。此阴阳之征兆，阴必以阳为主也。故阳长则阴消，阳退则阴进，阳来则物生，阳去则物死，所以阴邪之进退，皆由乎阳气之盛衰耳。故《生气通天》等论皆专重阳气，其义可知。”张介宾认为，在人体内部的阴阳对立矛盾关系中，是以阳气一方为主导，阳气的盛衰决定事物的盛衰发展。

（四）命门太极学说

气一元论宇宙本体观为张介宾医学思想提供了自然主义的哲学基础，阳不足论为其提供了朴素辩证法的哲学基础。在此基础上，张介宾最终构建出新的命门学说——太极命门学说。他援引周敦颐的太极图创制三圈式“太极图”，并在《类经附翼·求正录·三焦包络命门辨》中集中阐述此学说。张介宾以水之象外暗而内明、坎卦内奇而外偶描述命门与肾的关系，否定“左肾右命门”说，认为“命门居两肾之中，即人身之太极，由太极以生两仪，而水火具焉，消长系焉，故为受生之初，为性命之本”，凸显了命门乃无形、先天的存在。对于命门的作用，它“为水火之府，为阴阳之宅，为精气之海，为死生之窦。若命门亏损，则五脏六腑皆失所恃，而阴阳病变无所不至。其为故也，正以天地发生之道，终始于下；万物盛衰之理，盈虚在根。”至于命门所指，张介宾以女子子宫、男子精室为命门，认为“命门与肾，本同一气”。

在张介宾的医学理论中，命门兼具无形、有形两层含义。这种看似矛盾之处，但结合哲学和医学两方面加以理解，便豁然开朗。从哲学角度说，太极作为宇宙万物的始源或本体，只能是无形的、无限的。假若太极是有形的、有限的，则太极就沦为一具体事物，不能成为宇宙万物的肇始。同理，作为人体生命活动本源的命门也必然是无形的。如果有具体形质，则命门便沦为身体一具体的脏腑，不足以作为生命活动之本体。从医学角度而言，医学不能仅满足于哲学层面上形而上的玄思，必须落实到形而下的实践操作。命门不能完全虚无化，必须寄托于有形，借有形以显其用。张介宾将命门与子宫和肾联系起来，认为“三焦、包络、命门者，医者之要领，脏腑之大纲”，命门的功能通过三焦、包络、子宫、肾得以体现，它们成为联系先天无形的命门与后天有形的脏腑的桥梁。张介宾冶医学与哲学于一炉，使理学太极观与医学的结合在逻辑思辨上更加完善。

（五）执一通万，知常通变

在认识论方面，张介宾展示了极高的造诣，概括即是执一通万，知常通变。在现象与本质关系上，张介宾认为应发挥心的执一功能，在纷繁复杂的现象背后寻找至简大道。在医学方面亦是如此。“万事不能外乎理，而医之于理为尤切。散之则理为万象，会之则理归一心。夫医者一心也，病者万象也……故医之临证，必期以我之一心洞病者之一本，以我之一对彼之一，既得一真，万疑俱释，岂不甚易？一也者，理而已矣。”在张介宾看来，客观世界虽然现象繁杂，在本质上实为一理所统，在医学上倘若拘执疾病表象，并非洞达病本的根本之道。他认为，无论如何复杂的病情，只要以心求得病源，就如同以北极对万星一样不会有差错。

在理论运用于实践方面，张介宾提倡知常通变，根据时势变化将理论认识加以灵活运用。所谓“以常变言之，则常易不易，太极之理也；变易常易，造化之动也。常易不变，而能应变，变易不常，靡不体常。是常者易之体，变者易之用；古今不易易之体，随时变易易之用……故曰不通变，不足以知常；不知常，不足以通变。知常变之道者，庶免乎依样画葫芦，而可与语医中之权矣”（《类经附翼·医易·医易义》）。

五、喻昌医学哲学思想

NOTE

喻昌（1585—1664 年），字嘉言，号西昌老人，新建（今江西南昌）人，明末清初著名医家。一生撰述医书诸多,《医门法律》《尚论篇》《寓意草》为其代表作,后世辑为《喻氏遗书三种》。喻昌倡立的“伤寒三纲学说”“大气说”“秋燥论”“议病式”等,对后世医学发展颇有影响。喻昌从儒到佛,从佛到医,参禅悟道,最终以医名世。他的医学哲学思想来源广泛。他接受古代世界流行的“气一元论”自然观,以“惟气以成形”作“大气论”,又根据“太极动而生阳,静而生阴,阳动而不息,阴静而有常”作“阴病论”,同时受佛学中的劫厄成毁理论的启发,将阴邪致病与佛教四大联系起来以开辟阴邪实体说。这些医学创新均与其多元的医学哲理息息相关。

(一)大气学说

“大气”一词首见于《素问·五运行大论》。云:“地为人之下,太虚之中也……大气举之也。”医圣张仲景在《金匮要略·水气篇》亦有“大气一转,其气乃散”之论。喻昌将之系统化后形成了别具一格的“大气论”。他在《医门法律》中指出,众多医家“总由未识胸中为生死第一关耳”,未能意识到大气的重要性。曰:“其所以统摄营卫、脏腑、经络,而令充周无间,环流不息,通体节节皆灵者,全赖胸中大气为之主持……人身亦然,五脏六腑,大经小络,昼夜循环不息,必赖胸中大气斡旋其间。大气一衰,则出入废,升降息,神机化灭,气立孤危矣。”(《大气论》)

喻昌从经典中感悟出在地的四周都有磅礴的大气升举着,因为大气运动不息,才有寒、暑、燥、湿、风、火六气的变化。依据天人相应理念,人体生、长、壮、老的过程亦与人身大气有密切关系。他认为,人身大气是抟聚于胸中、包举于肺之周围的阳气,它既不同于膻中之气,又不同于宗气。因膻中为臣使之官,其功能有一定的局限性,宗气与营气、卫气分为三隧,即有隧之可言,故也不是洪蒙无际的大气,进而指出大气诊病的位置:“其谓上附上,右外以候肺,内以候胸中者,正其诊也。”

喻昌认为,大气是高于营气、宗气、脏腑之气、经络之气的胸中阳气,人体的形成和人体的一切生理活动全靠大气维持,诸气只有在胸中大气的统摄下,才能发挥各种功能而形成全身统一的活动。气是传统中医理论的核心概念,历代皆有阐述,而喻昌的“大气论”阐发经旨,丰富了古代“气一元论”自然哲学思想内涵,并且启迪于后世。近代医家张锡纯提出大气下陷理论,创制升陷汤,即可追溯至喻昌的大气学说。

(二)四大归阴说

喻昌有十年的僧侣经历,其医学哲学思想中吸收了诸多佛教医学内容。最具代表性的当属其结合佛教的“五蕴学说”,对中医传统病因学说加以拓展,提出的“四大归阴说”。佛教理论将“风、火、地、水”四大视为事物构成的基本因素,认为四大不调可导致人生疾病,所谓“一大不调,百一病生,四大不调,四百四病同时俱作”。中国传统的病因学说和病理学说以阴阳五行理论为构建基础,其中阴阳是核心,五行是构成人体的要素。佛教传入中国之后,四大说开始与传统中医逐渐融汇,南朝陶弘景、唐代孙思邈、王焘等医家逐渐将四大不调与传统中医的五行相生相克联系起来,喻昌将其延续,最终完成了佛教病因理论与传统病因理论的结合。

喻昌在《医门法律·阴病论》中云:“佛说四百四病,地水火风,各居百一,是则四百四病,皆为阴病矣。夫水火木金土,在天成象,在地成形,原不独畸于阴。然而五形皆附地而起,水附于地,而水中有火,火中有风。人所以假合成身,身所以相因致病,率禀四者。金性

NOTE

坚刚，不受和合，故四大惟金不与，证无生者，必修西方佛土，有由然也。”他将四大与阴阳学说相结合，以阴阳二气阐释四大，五行则成为二者的中介，将致病因素的四大归结于阴病。他反对朱丹溪贵阴贱阳之说，认为阴邪为患，不可忽视。

（三）格物致知精神

喻昌在《寓意草》自序中说：“医者意也。”强调医学关涉人命，需要医者具备格物致知之求知态度：“一病当前，先以意为运量，后乃经之以法，纬之以方，《内经》所谓微妙在意是也。医孰无意？而浅深由是，枘凿由是，径庭由是，而病机之安危倚伏，莫不由是，意之凝释，剖判荒茫，顾不危耶！大学诚意之功，在于格致。”他以自己的医学经历加以阐述，“格一物即致一知，尚恐逐物求知，乃终日勘病，不知病为何物，而欲望其意之随举随当也，不亦难乎？昌于此道无他长，但自少至老，耳目所及之病，无不静气微心。呼吸与会，始化我身为病身，负影只立，而呻吟愁毒。恍惚而来，既化我心为病心……夫活法在人，岂纸上所能与耶？譬之兵法军机，马上且不能得，况于纸上妄谈孙吴。但令此心勤密在先，冥灵之下，神挺自颖”，认为通过全身心观察、诊治病人，方能获得医学知识与经验。在此基础上，喻昌提醒医者勿局限于经典条框，要注重自身心悟的思维主体作用，若遇医籍不可解之处，要“途穷思返，斩断意识，直接返禅”。

六、黄元御医学哲学思想

黄元御（1705—1758 年），名玉璐，字元御，一字坤载，号研农，别号玉楸子，山东昌邑人。他一生深研经典，博极医源，著述颇丰，《四库全书》收录其十一部医籍。黄元御出身书香门第，“博极群书，尤邃于《易》，诸子百家，靡不精熟”。他从传统文化典籍中探珠撷英，受到诸多启发和影响，为其医学理论的构建和医学哲学思想的形成提供了诸多素材。黄元御医学哲学思想的来源颇为丰富，以《周易》为主。他在探究《周易》心得之作《周易悬象》自序中曾交待自己痴迷于易理探究：“仆于易理十年不解，丙子三月，偶与玄览处士烛下清言，间及王弼易无互体之论。玄览以《系传》非其中爻不备折之，默然而退，遂有仰钻之隙。”

（一）天人同气，天人相参

黄元御在气化学说方面造诣颇高，在继承前代元气说的基础上，结合太极学说，创建了“祖气”理论。“人与天地相参也。阴阳肇基，爰有祖气。祖气者，人身之太极也。祖气初凝，美恶攸分，清浊纯杂，是不一致，厚薄完缺，亦非同伦，后日之灵蠢寿夭，贵贱贫富，悉于此判，所谓命秉于生初也。祖气之内，含抱阴阳，阴阳之间，是谓中气。中者，土也（《四圣心源·天人解·脏腑生成》）。”他基于“人以天地之气生，四时之法成”和“人与天地相参”的理念，由“天”及“人”，定义“祖气者，人身之太极也”。祖气实际上是人身处于太极状态的称谓。祖气之内阴阳彼此含抱，中气居于阴阳之间，即人的五行之土乃由祖气化生而来。

黄元御认为，祖气决定人身一切，涵盖精神气血、形体官窍、愚聪、寿夭、贫富等。所谓：“五行异气，情貌爰别，而人之受气又有偏完偏实之不一，清浊厚薄之迥异，因而性质运命，高下霄壤。推其原始，总由祖气而分，祖气不同，故精神异其昏明，气血殊其滑涩，五脏五官，以及筋脉骨肉，皮毛爪发，胥有美恶之辨，灵蠢寿夭，富贵贫贱，于此悬别，所谓命禀于生初也。”（《素灵微蕴·胎化解》）

NOTE

黄元御倡导《内经》“善言天者，必有验于人”的哲学思想，将其贯穿于医著之中。《四圣心源》卷一开篇写道："善言天者，必有验于人。然则善言人者，必有验于天矣。天人一也，未识天道，焉知人理。"此处"天道"者，乃大自然之垂象及其规律也；"人理"者，即人之生理病理。黄元御认为，天道与人理二者彼此联系互动，应以整体的视角加以对照观察。他在论述了"天"之一气化阴阳四象五行规律之后，采用"天人相参、天人同气"的哲学思维，构建了一套从"天"之"气-阴阳-中气-四象-五行"到"人"之"祖气-中气-脾、胃-肝、心、肺、肾"的生化运演，再到"人"之"中气（脾胃）-四维（肝、心、肺、肾）"的思维模型。

（二）中气升降，和合四维

黄元御医学思维模式的特征可简要概括为中气升降，和合四维。他在《周易悬象·系辞传上》写道："阴阳未判，是为太极。太极者，天地之母也。太极判剖，分而为二，是生两仪。两仪者阴阳，两仪升降，是生四象。阳升而化木火，阴降而化金水也。四象分列而生八卦，坎为水，离为火，震巽为木，乾兑为金，坤艮为土也。"黄元御利用太极一气、阴阳两仪、木火金水四象等哲学基本范畴，对中气和四象之间的互动关系进行创造性发挥，建立了独树一帜的思维模型，以此模型观察人体生理。黄元御认为，中气（脾胃）的升降沉浮化生了四维（肝、心、肺、肾），中气居中，四维位于四方，中气的升降沉浮决定了四维的状态，所谓"中气不运，则升降之源塞，故火炎于上，水流于下，木陷于左，金逆于右，而四维皆病。"（《素灵微蕴·吐血解》）黄元御突破了脾、胃、肝、心、肺、肾在常规意义上的生克制化关系，构建出脾、胃与肝、心、肺、肾之间的直接联系。

"中气升降，和合四维"的医学思维模型可视为一种轮枢运动，正如黄元御自言："盖中气者，交济水火之枢，升降金木之轴，中气健旺，枢轴轮转，水木升而火金降，寒热易位，精神互根，自然邪去而正复，是强中御外之良规也。"（《长沙药解·胶饴》）中气如枢，四维如轮，枢运轮转，中气和四维方能保持和谐、一致的正常运动状态。至于中气和四维地位看待，黄元御强调中气控制、调节四维，认为"水火金木，是名四象，四象即阴阳之升降，阴阳即中气之浮沉，分而名之，则曰四象，合而言之……不过中气所变化耳。"（《四圣心源·天人解·阴阳变化》）

黄元御深谙医易之理，在天人相应思想指导下，言天验人，借助于气、祖气、阴阳、中气、四象、五行、脏腑等基本范式，洞悉天地自然和人体脏腑的升降沉浮气化规律，守中运极，创立了一套别具特色的医学理论。

NOTE

第四章　中医哲学基本范畴

中医哲学既受中国传统哲学的滋养，又反过来丰富和发展了中国传统哲学。本章论述中医哲学的基本范畴，先梳理这些基本范畴在中国哲学中的一般意义，然后阐述其在中医哲学中的独特内涵。

第一节　道

一、概述

道，早在殷周之际的钟鼎文中已经出现，本义是指行走的道路，后来道的内涵由具体向抽象的方向延伸，引申出法则、规律、方法等抽象意义。如《韩非子·解老》解释《道德经》"道可道，非常道"时说："圣人观其玄虚，用其周行，强字之曰道。"韩康伯解释《周易·系辞上》"一阴一阳之谓道"时说："道者何？无之称也，无不通也，无不由也，况之曰道。"如同人行走要顺其道，要解决人生、社会乃至世界的问题都必须遵从规律和方法，因此各家各派都非常重视和推崇道，"道"成了先秦诸子的共同理念。然而，由于诸子各家的认识不同、思路不同，所以各家之道也就自然不同。各家之道的差异反映了各家的思维方法和价值取向的不同。

1. 道家之道　道家因以老子构建形而上之"道"并以《道德经》传世而得名，最早见于西汉历史学家司马谈的《论六家要旨》，当初也叫道德家。老子构建的道，是天地万物的终极本原，是运动变化的根本规律，是自然、社会和人生的根本法则。《论六家要旨》指出："道家使人精神专一，动合无形，赡足万物。其为术也，因阴阳之大顺，采儒墨之善，撮名法之要，与时迁移，应物变化，立俗施事，无所不宜，指约而易操，事少而功多。"在"道法自然"这一核心理念指导下，道家以大道为根，以自然为伍，以天地为师，以天性为尊，以无为为本，主张清虚自守、无为自化、万物齐同，成为追求自由闲适生活的历代文人雅士的精神家园。道家之道不同于儒家社会道德伦理之道，通过对天道运行原理的认识，超越现实具体的国度，放眼更为深广的时空，尊重个性，强调自然，提倡无为，尤其是给生存于其中的个人以独立存在的自由性，而不使其受任何人为政治的束缚。道家重视人性的自由与解放，并提出了因循天性、顺势而为的思想主张。

2. 儒家之道　"道"是孔子人生的最高价值，是孔子人生的终极目标。《论语·里仁》中，子曰："朝闻道，夕死可矣。"《论语·卫灵公》中，子曰："君子谋道不谋食……君子忧道不忧贫。"以孔子为代表的儒家所谓的道，我们称之为儒道。儒道主要是指社会伦理之道。

NOTE

儒道具有丰富的政治、社会、伦理、教育思想。《论语·公冶长第五》中，子贡曰：“夫子之文章，可得而闻也。夫子之言性与天道，不可得而闻也。”《焦氏笔乘》也说：“天道与性命之理，孔子罕言之，老子累言之。”《庄子·渔夫》里，子贡对渔夫说：“孔氏者，性服忠信，身行仁义，饰礼乐，选人伦，上以忠于世主，下以化于齐民，将以利天下。此孔氏之所治也。”就是说，儒家心守忠信，身行仁义，修饰礼乐，修定道德规范，对上效忠君主，对下教化百姓，要以此谋利天下。后来，班固《汉书·艺文志》概括儒家的思想说：“儒家者流，盖出于司徒之官，助人君顺阳阳明教化者也。游文于六经之中，留意于仁义之际，祖述尧、舜，宪章文、武，宗师仲尼，以重其言，于道最为高。”儒家之道是通过仁义、忠恕、孝悌等途径的道德伦理教化，以维护存在君臣等级的社会政治秩序。

3. 墨家之道 墨家和儒家早在先秦时期就被称为“显学”。墨家以维护公理与道义作为义不容辞的责任，吃苦耐劳，严于律己，甚至短褐藜羹、赴汤蹈刃、死不旋踵，以“兴天下之利、除天下之害”为理想，提出了著名的“兼爱”思想和“爱无差等”的重要命题。

儒、墨两家虽然都提倡仁爱，但是两家仁爱的含义却不相同。儒家的仁爱是建立在君君臣臣、父父子子基础之上的，墨家主张的仁爱则是“兼相爱”。这是一种普遍的爱，是理想化了的人与人之间的一种平等关系。

4. 法家之道 法家以主张“以法治国”的“法治”而闻名。法家以人类“好利恶害”和“趋利避害”的本性为基础，以维护君主集权、定分止争、兴功惧暴、富国强兵为目的，以“不法古，不循今”的魄力，融法、术、势为一体，提出了一整套法治的理论体系和原则方法。正如《韩非子·八经·因情》所说：“凡治天下，必因人情。人情者，有好恶，故赏罚可用；赏罚可用则禁令可立而治道具矣。”法家是以人性好恶为依据制定赏罚的措施，厚赏重罚，使有功者受到激励，使有过者得到震慑，从而富国强兵。

5. 兵家之道 兵家是中国古代对军事家或用兵者的通称，亦指研究军事思想的学术流派。兵家思想内容丰富，所揭示的不仅是古代军事家对战争决策、指挥、统筹及其规律的理性认识，而且具有广泛的哲学内涵，许多都带有规律性，是至今仍然必须遵守的原则。兵家首先提出：“兵者，国之大事，死生之地，存亡之道，不可不察也。”兵家认为，“利”是用兵的内在驱动，提出“合于利而动，不合于利而止”，告诫君主不可以“怒而兴师”，将帅不可“愠而致战”，“故明君慎之，良将警之”，必须理性审慎，不可轻率用兵。《孙子兵法》明确提出要“经之以五事”，即把五个方面作为指导用兵的纲领。其中把“道”放在第一位。《孙子兵法》说：“一曰道，二曰天，三曰地，四曰将，五曰法。”兵家之道内涵丰富，诸如诡道诈术、兵形像水、避实击虚、奇正变化、知彼知己、兵贵神速等，对兵家之道的具体内涵，《孙子兵法》又作了深入阐述：“道者，令民与上同意，可与之死，可与之生，而不畏危也。”《谋攻篇》进一步指出“上下同欲”。“令民与上同意”和“上下同欲”是兵家之道的中心内容。

各家之道，儒家创始人孔子，罕言天道，注重社会伦理，着重发展了人道；道家创始人老子，鄙斥仁义，注重自然天性，着重发展了天道；法家注重君主集权国家富国强兵的治道；兵家重视在利益驱动之下的诡道。无论儒家之道还是道家之道，无论是人道还是天道，也无论是治国之道还是用兵之道，都是先秦时期中国哲学道论的具体内容，是中国古代思想家研究天地、人事、物理的哲学内容。正是在深入探索天道、人道及其相互关系的过程中，道的含义不断丰富，且上升为中国哲学的基本范畴，在中国传统文化中占有相当重要的地位，产生了深远

NOTE

的影响。

二、中医之道

中医之道指生命之道和医学之道，包括中医对生命现象及其规律的认识、中医防治疾病的思路与方法等。

（一）生命之道

《黄帝内经》是中医理论的奠基之作，反映了古人对天地自然和生命规律的认识，系统地阐述了宇宙运行的阴阳规律和万物生成的五行规律，将阴阳五行规律应用于人体及生命规律的分析之中，认识到人体结构和机能、病理和病因的各种现象和规律，提出了系统的养生、治病的理论和方法，成为中医学的元典。关于生命之道，中医论述了生命的本源、生命的规律和养生的原则方法。《素问·上古天真论》说：“夫道者年皆百岁，能有子乎”“夫道者能却老而全形，身年虽寿，能生子也。”

1. 生命之源 中医理论认为，阴阳之气是生命的基本物质。《素问·宝命全形论》曰：“人生有形，不离阴阳。”阴阳之气作为生命的基本物质，最终使生命得以形成的根本在于“和”。一切生命的形成和起源都根源于“阴阳和”。《道德经》第四十二章说：“道生一，一生二，二生三，三生万物。万物负阴而抱阳，冲气以为和。”“道生一”是无极生太极；“二”是阴、阳两仪，“一生二”是太极生两仪；“三”是阴阳化合而成的“和气”，是在“二”（阴阳）的基础上生成的新“一”，是“阴阳和”；“二生三”就是阴阳两仪化生的“和气”，所表述的是浑然一体的状态。具体地说，作为化生生命的“三”，就如同受精卵。人的生命就根源于阴阳合和而后形成的受精卵然后形成的胚胎。“阴阳和”之说最早见于汉代的《淮南子》和《黄帝内经》。《淮南子·泰族训》云：“阴阳四时，非生万物也；雨露时降，非养草木也。神明接，阴阳和，万物生矣。”《素问·上古天真论》云：“丈夫八岁，肾气实，发长齿更；二八，肾气盛，天癸至，精气溢泻，阴阳和，故能有子。”从万物的化生到胎儿的孕育都是阴阳和的结果。《素问·宝命全形论》说：“人以天地之气生，四时之法成。”天地之气就是阴阳之气。张介宾说：“天地之道，以阴阳二气而造化万物；人生之理，以阴阳二气而长养百骸。”

2. 生命节律 《黄帝内经》中阐述了“女七男八”的生命节律。女子以七年为一个阶段，男子以八岁为一个阶段，每一个阶段都有对应的生命特征。《素问·上古天真论》说：“二七，而天癸至，任脉通，太冲脉盛，月事以时下，故有子。三七，肾气平均，故真牙生而长极。四七，筋骨坚，发长极，身体盛壮。五七，阳明脉衰，面始焦，发始堕。六七，三阳脉衰于上，面皆焦，发始白。七七，任脉虚，太冲脉衰少，天癸竭，地道不通，故形坏而无子也。丈夫八岁，肾气实，发长齿更。二八，肾气盛，天癸至，精气溢泻，阴阳和，故能有子。三八，肾气平均，筋骨劲强，故真牙生而长极。四八，筋骨隆盛，肌肉满壮。五八，肾气衰，发堕齿槁。六八，阳气衰竭于上，面焦，发鬓颁白。七八，肝气衰，筋不能动，天癸竭，精少，肾脏衰，形体皆极。八八，则齿发去。”从这个生命周期可以看出，女性和男性分别在“四七”“四八”之时在生理上达到最佳状态，到“五七”“五八”之时就开始逐渐走向衰老，表现出衰老的迹象，直至“七七”“八八”丧“天真”而失去生育的能力。这一生命节律的发现，为人们的生活、养生奠定了知识基础。

NOTE

《灵枢·天年》云：“人生十岁，五脏始定，血气已通，其气在下，故好走。二十岁，血气始盛，肌肉方长，故好趋。三十岁，五脏大定，肌肉坚固，血脉盛满，故好步。四十岁，五脏六腑十二经脉，皆大盛以平定，腠理始疏，荣华颓落，发鬓斑白，平盛不摇，故好坐。五十岁，肝气始衰，肝叶始薄，胆汁始灭，目始不明。六十岁，心气始衰，苦忧悲，血气懈惰，故好卧。七十岁，脾气虚，皮肤枯。八十岁，肺气衰，魄离，故言善惧。九十岁，肾气焦，四脏经脉空虚。百岁，五脏皆虚，神气皆去，形骸独居而终矣。”其描述了人生百岁的生长、发育、衰老直至死亡的过程。其中，人体生命过程各阶段脏气盛衰的具体表现为人的生命过程以10岁为一个阶段，大致规律为10～20岁是生长发育期，30～40岁是壮盛期，50～90岁是衰老期，100岁为生命衰老的尽期。生命过程以脏腑气血的盛衰为基础，脏气的盛衰与形体、神志的表现呈正相关，即筋骨肌肉、形体状态、感觉、运动及性情、思维由幼稚到成熟、由盛壮到衰竭的过程，也是脏气逐渐充盛，然后由盛到衰的过程。肾脏在生命过程中起着主导作用，制约着脏腑经脉气血的盛衰变化。如十岁时“其气在下”，九十岁时“肾气焦，四脏经脉空虚”，指出了肾气作用于人体由盛到衰的全过程。衰老过程中各脏功能以五行相生的次第衰退，证明各脏功能有别，故衰退有早有晚。

3. 养生之道　《素问·上古天真论》开篇指出：“上古之人，其知道者，法于阴阳，和于术数，食饮有节，起居有常，不妄作劳，故能形与神俱，而尽终其天年，度百岁乃去。”长寿的要诀在于“知道”而善于养生，保全真气。其阐述了生命最本真的规律，论述了先天真气在生命中的重要意义，着重揭示了上古之人保养天真以却病延年的原则、方法、道理，以及先天真元之气在人体生长发育过程中的重要作用，故以“天真”名篇。明·马莳《素问注证发微》云：“篇内凡言道者五，乃全天真之本也。”所谓上古真人、中古至人、圣人和贤人，或“寿敝天地，无有终时”，或“益其寿命而强”，或“形体不敝，精神不散，亦可以百数”，或“益寿而有极时”，根本原因在于他们或能“提挈天地，把握阴阳，呼吸精气，独立守神，肌肉若一”，或能“淳德全道，和于阴阳，调于四时，去世离俗，积精全神”，或能“处天地之和，从八风之理，适嗜欲于世俗之间，无恚嗔之心，行不欲离于世，被服章，举不欲观于俗，外不劳形于事，内无思想之患，以恬愉为务，以自得为功”，或能“法则天地，象似日月，辨列星辰，逆从阴阳，分别四时，将从上古合同于道”。这其中包含的就是养生之道。《吕氏春秋·尽数》云：“精神安乎形而年寿得长焉。”延年益寿的妙诀就在于“形神合一”。凡能使“形神合一”的方法都是养生之道。养生之道包括顺应自然、道德双修、去世离俗和不离于世。

（1）顺应自然　人与自然息息相通，人的生命活动必然受到自然规律的影响和制约，必须因循自然的法则。《素问·上古天真论》所谓的“提挈天地，把握阴阳”“和于阴阳，调于四时”“处天地之和，从八风之理”“法则天地，象似日月”，是说生活在天地四时这个时空的人们，要顺应天地、四时、阴阳，因为本来就是“人以天地之气生，四时之法成”。董仲舒在《春秋繁露》中指出：“循天之道，以养其身。”生、长、化、收、藏都要与时消息，与时俱进，这是对生命规律的认同与尊重。《灵枢·顺气一日分为四时》云：“春生夏长，秋收冬藏，是气之常也，人亦应之。”就是说，人的脏腑气血会随着四季的更替而发生相应的变化。《素问·宝命全形论》指出：“人能应四时者，天地为之父母；知万物者，谓之天子。”《灵枢·本神》说：“智者之养生也，必顺四时而适寒暑，和喜怒而安居处，节阴阳而调刚柔，如是则僻邪不至，长生久视。”自然之理即生命之理，因循自然之理就掌握了养生之理。

（2）道德双修　养生除要重视生理的道，还要重视精神的德。养生之道本身包含着为人之道和处世之道。《论语·雍也》提出“仁者寿”。仁是道德的概念，是一切美德的总和。“仁者寿”也可说成“德者寿”。有德之人、怀有仁爱之心的人容易长寿。孔子指出：“大德必得其寿。”荀子也说：“有德则乐，乐则能久。”唐代大医孙思邈认为：“德行不克，纵服玉液金丹，未能延年”“道德日全，不祈善而有福，不求寿而自延，此养生之大旨也。”“德者寿”的观点是儒家养生思想最为集中而典型的体现。董仲舒在《春秋繁露》中说“利以养其体，义以养其心”，主张用物质充养形体，以精神涵养心灵。孟子提出养“浩然之气”，就是要光明磊落、堂堂正正地做人。坦荡坦然、无忧无虑，使自身处于精神愉悦的状态。老子《道德经》说：“天地之所以长且久者，以其不自生，故能长生。”其中所论天地长生之道给人类养生提供了重要启示，师法天道，人就应当去私心。正如《素问·上古天真论》所说：“恬惔虚无，真气从之，精神内守，病安从来”“志闲而少欲，心安而不惧。”

(3) 去世离俗　超越是道家文化的本质和灵魂所在。人们大都生活在“物役”“物累”的现实生活中，名利成为普遍的追求。道家在发现和批判了“人为物役”“人为物累”的异化现象后提出要超越名利的超越精神，“至人无己，神人无功，圣人无名”(《逍遥游》)，不仅要超越身外之物，还要超越自我。基于这种超越精神，《黄帝内经》提出“恬惔虚无”“志闲而少欲，心安而不惧”“美其食，任其服，乐其俗，高下不相慕”“嗜欲不能劳其目，淫邪不能惑其心”“去世离俗”等。“去世离俗”就是超越世俗对功名利禄的贪欲，以达到“志闲”“心安”和“精神安乎形”。

(4) 不离于世　在实现“去世离俗”超越精神的同时，还必须注意不离于世的现实生活。《素问·上古天真论》提出“适嗜欲于世俗之间”“行不欲离于世”。《灵枢·逆顺肥瘦》说：“圣人之为道也，上合于天，下合于地，中合于人事。”邵登瀛在《四时病机·之一》中指出：“不谙天理，不可与言医；不解人情，不可与言医。”其都讲到“人事”“人情”。人是不可能离开具体环境而生存的。用佛学的观点看，“一花一世界，一叶一如来”，僧不离俗，俗不离僧，“色不异空，空不异色；色即是空，空即是色”，“青青翠竹，尽是法身。郁郁黄花，无非般若”。由于空间的差异，人们衣食住行的习惯不同，一方水土养一方人。《素问·异法方宜论》就论述了东、西、南、北、中不同地域环境下人们的生活习性。不离于世的生活实际上也是因循之道。只要“食饮有节，起居有常，不妄作劳”，就“能形与神俱，而尽终其天年，度百岁乃去”。《素问》中说明中华民族传统的饮食结构是五谷、五蔬、五果、五畜（指肉类）。不能用其他民族习惯下的营养指导来规范中华民族的生活。关键要做到“有节”“有常”“不妄”。

（二）医学之道

班固《汉书·艺文志·方技略》中说：“方技者，皆生生之具。”明·萧京在《轩岐救正论》中指出：“医为性命之学，生成之主，道大任钜。”作为“生生之具”，的确“任钜”，因为它担负着拯救生命的重任，是“人命生死之所系”。元·王海藏说：“盖医之为道，所以续斯人之命，而与天地生生之德不可一朝泯也（《此事难知》）。”明·张介宾说：“夫生者，天地之大德也；医者，赞天地之生者也（《类经图翼·序》）。”而“道大”的内涵是值得深入研究的问题。

1. 生生之道

NOTE

生生之具中包含生生之道。在中国古代最早的图书目录中，中医学著作被列入方技，包括医经、经方、房中、神仙。《汉书·艺文志·方技略》中说："方技者，皆生生之具。"即言中医是使生命生存、生长的工具、方法和手段，其基本的职能是防病治病，服务于保护人类生命健康。虽然说是"生生之具"，但这个"具"中已经包含了"道"。章学诚《校雠通义·汉志方技》指出："方技之书，大要有四：经、脉、方、药而已。经阐其道，脉运其术，方致其功，药辨其性。四者备，而方技之事备矣。今李柱国所校四种，则有医经、经方二种而已。脉书、药书，竟缺其目。其房中、神仙，则事兼道术，非复方技之正宗也。宜乎叙方技者，至今犹昧昧于四部相承之义焉。"尽管章学诚对《方技略》的分类提出质疑，但他指出了"经阐其道"、"房中、神仙，则事兼道术"，其中的"道"包括中医对生命现象与规律的认识，包括中医防治疾病的理论。

中和在中国传统文化中具有特殊的意义。中和的理念对中华民族的道德观念、科学理念和社会发展产生了深远的影响。就其对中医学术的关系看，中和是中医药文化的核心价值，构建中和的生命环境是中医科学一以贯之的道。这一切都可以从其对生命的认识及其对生命的维护中得到体现。

中医学认为，"阴阳和"不仅是生命的源头，而且伴随着生命生长的整个过程，是生命过程健康的重要保障。《素问·生气通天论》曰："阴平阳秘，精神乃治；阴阳离决，精气乃绝"。"阴平阳秘"是分别对"阴"和"阳"的状态的一种规定，是进行正常生命活动的基本条件，是阴与阳在保持各自功用和特性的情况下，通过相互作用所达到的整体协调状态。所谓"阴阳匀平"（《素问·调经论》）、"阴平阳秘"就是阴阳在对立制约和消长中所取得的动态平衡，是人体生命的最佳状态。这种生命的最佳状态源于阴阳两者互相调节而维持的相对平衡。"阴平阳秘"是中医学用阴阳学说对人体正常生理状态的概括，是对人体健康状态的表征，作为中医学判断人体健康状态的标准而被广泛应用。

中医维护生命的方法和手段就是调理阴阳。中医学认为，在正常情况下，人体中阴阳两方面处于相对平衡状态。疾病的发生，从根本上说是阴阳的相对平衡被打破，即阴阳的偏盛偏衰代替了正常的阴平阳秘。既然阴阳失调是疾病发生发展的根本原因，那么，调理阴阳，使失调的阴阳向着协调方面转化，恢复阴阳的相对平衡，以达到或重构"阴阳和"的状态，便是中医治病的基本原则。

中医用药治病的原则和目的是"致中和"。《素问·至真要大论》说："谨察阴阳之所在而调之，以平为期。"意思是说，要仔细审察阴阳病变之所在，加以调整，以达到阴阳平衡为目的。"以平为期"的治疗理念是儒家"致中和"思想渗透于中医理论体系的结果。所谓"平"，不仅仅是调整阴阳，补偏救弊，补其不足，泻其有余，恢复阴阳的正常状态，也不仅仅是阴平阳秘、气血冲和、五脏协调，还要建立在"因时制宜""因地制宜""因人制宜"的基础之上，把握与时间、空间、人类个体的相应及和谐。中医学把正邪矛盾及脏腑系统失调病变高度概括为阴阳失调所致。"以平为期"不仅是中医治疗的目标，也是解释疾病病机的一条总原则。"中病即止"可以说是中医治病的重要原则，中医治病用药的原则是中庸、中和，太过与不及都非良策。用药治病就是为了调和阴阳，如果用药"太过"，必然带来新的不平衡，又形成病态，正如刘禹锡《鉴药》所说："过当则伤和。"由于对"以平为期"的重视，中医治病非常强调对"度"的把握，尤其要避免用药太过。对此，《内经》提出了"气增而久，夭之由也"的观点，认为一种治法不宜应用时间太久，否则容易使病情走向另一面。例如，过汗则伤阳耗

NOTE

津、过下则伤中损液、过温则伤阴、过寒则伤阳等，都体现了“中病即止，勿过其度”“以平为期”的思想。这里所谓的“度”与“平”都是指“和”。《灵枢·终始》篇论述补泻之法，六次讲到“气和乃止”。

2. 人伦之道

生生之具中包含人伦之道。随着儒家思想的传播和人们认识的进一步深入，中医的地位在不断提高。“上以疗君亲之疾，下以救贫贱之厄，中以保身长全，以养其生”（汉·张仲景《伤寒论·序》）。儒以仁为根，仁以孝为本。《论语》说：“孝悌也者，其为仁之本欤。”医学从拯救生命、保护健康出发，践行儒家的伦理，体现儒家的仁爱，完善仁人的境界。中医在解除病痛之外还具有社会伦理的附加值。之后不少医家都把学习医术作为实现儒家倡导的父慈子孝和尽心行孝的必要条件。晋·皇甫谧在《针灸甲乙经·序》中云：“夫受先人之体，有八尺之躯，而不知医事，此所谓游魂耳。若不精通于医道，虽有忠孝之心，仁慈之性，君父危困，赤子涂地，无以济之，此固圣贤所以精思极论尽其理也。”“为父者不知医谓不慈，为子者不知医谓不孝。”唐·王焘在《外台秘要·序》说：“齐梁之间，不明医术者，不得为孝子。曾闵之行，宜其用心。”“金元四大家”之一、攻下派的代表人物张子和把他的医学著作命名为《儒门事亲》，尤为明确地体现了学习医学与事亲行孝之间的关系。他在重刊《儒门事亲》序中云：“是书也，戴人张子和，专为事亲者著。”“名书之义，盖以医家奥旨，非儒不能明；药品酒食，非孝不能备也。故曰：为人子者，不可不知医。”

3. 化育之道

生生之具中包含化育之道。在中国传统文化中，天地被称为造物主。《周易·系辞》指出：“天地之大德曰生。”《素问·宝命全形论》说：“人以天地之气生，四时之法成。”“夫人生于地，悬命于天，天地合气，命之曰人。”明代医家杨继洲在《诸家得失策》中说：“人之一身，犹之天地，天地之气，不能以恒顺，而必待于范围之功；人身之气，不能以恒平，而必待于调摄之技。”“天地之道，阴阳而已矣；夫人之身，亦阴阳而已矣。阴阳者，造化之枢纽，人类之根抵也，惟阴阳得其理则气和，气和则形亦以之和矣。如其拂而戾焉，则赞助调摄之功，自不容已矣。否则，在造化不能为天地立心，而化工以之而息。在夫人不能为生民立命，而何以臻寿考无疆之休哉？”在评价针灸之术时说：“此固圣人赞化育之一端也，何可以医家者流而小之邪！”天地是一个完整的系统，它生养万物，必须建立在天地之气和顺的基础之上，而天地之气的和顺又有赖于天地之间所有生命体内阴阳之气的和顺。所以医术在为人治病，调和其阴阳之气，实际上也是为整个天地之气的和顺做出贡献，具有帮助天地造化生育万物的功能和功德。因此，中医还是“赞天地之化育”的大道。

第二节　气

一、概述

NOTE

气，是中国古人对宇宙、生命的感知和认识，中国古人认为，气是构成宇宙万物的最基本成分。在中国古代哲学中，不同的学术流派对气与道的关系见解不同。有人认为气是基于道而形成的，有人认为气和道是等同的，但都是用以表述世界本体的最基本哲学范畴。精气学说是古代哲学认识和阐明世界的物质性和运动变化的重要学术理论。中医学引入古代哲学气的概念，并结合医学的内容加以发展，使之成为贯穿于整个中医理论体系的核心范畴。

气，甲骨文写作“三”（《殷墟粹编》），金文写作“气”（《大丰簋》），小篆写作“气”。《说文解字・气部》谓：“气（气）云气也。象形。凡气之属皆从气。”段玉裁注：“气、氣，古今字。自以氣为云气字，乃又作餼，为廩氣字矣。气本云气，引申为凡气之称。象形，象云起之貌。”意谓“氣”字原本写作“气”，“气”是指云气一类的气体物质，而“氣”字的本义则与谷物有关，后来以“氣”字代替古字“气”（现又简化为“气”），又重新造一个“餼”字代替“氣”字。可见，“气”原本是人们在生活实践中对客观存在着的云气物质的认识和描述。

在古代文献中，目前看到的最早用来说明、解释生命活动的词是“血气”，如《国语・鲁语上》载有鲁大夫展禽在鲁文公二年（前 625 年）说：“若血气强固，将寿宠得没，虽寿而没，不为无殃。”这里的血气主要指人生命的内在基础和动力。《中庸》云：“凡有血气者，莫不尊亲。”所谓“凡有血气者”，即指人与有血肉之动物。这里“血气”一词是中国哲学和医学中作为人与动物之生理基础的范畴。与《中庸》大致同时期的《易传》中有“二气感应以相与……天地感而万物化生”（《周易・彖传》）之说，其与《老子・四十二章》之“一生二，二生三，三生万物。万物负阴而抱阳，冲气以为和”认识相同，都认为天地所化生的万物是由阴阳二气的交合而产生的。这时的气已经不是简单意义上的血肉之气了，而成为哲学意义上的“气”。

古代道家认为，道派生了气，气以其具备了极精微的、弥漫于整个宇宙时空的物质特性而成为物质世界的本原。“道”与“气”的区别在于：道既具“无”的含义，又具“有”的含义。道作“有”解时，既具物质性（气），又具规律性（理）；气只具“有”的含义，仅具备物质性。一般来讲，道家认为气是形而下者，道则是形而上者。

《老子》提出“有物混成，先天地生”（《二十五章》）、“冲气以为和”（《四十二章》）之说。《庄子・知北游》提出“通天下一气耳”。《庄子・大宗师》说“游夫天地之一气”，认为天地之间为气所充满，包括生命体在内的一切形质都是气聚合而成。如《庄子・至乐》所说：“察其始而本无生，非徒无生也而本无形，非徒无形也而本无气。杂乎芒芴之间，变而有气，气变而有形，形变而有生。”《庄子・知北游》篇更有“人之生，气之聚也，聚则为生，散则为死”，从气聚散的角度说明了生命的起源和本质。《管子・内业》则把气作为专门的哲学范畴进行论述：“是故此气也，不可止以力，而可安以德；不可呼以声，而可迎以意。”“精也者，气之精者也。”认为“道”实质就是“气”，气是构成天地万物最原始、最精微的物质基础。但是结合《淮南子・天文训》所说的“烦气为虫，精气为人”可知，部分道家认为气与气是不同的，是有“精”与“烦”之分的。

先秦道家另一重要著作《鹖冠子》（有人认为该书是汉代人伪托之作）则进一步提出“元气”之说，认为元气是化生天地万物的本原，“天地成于元气，万物乘于天地”（《鹖冠子・泰录》），并对精气学说作了更深刻的阐发：“有一而有气，有气而有意……万物相加而为胜败，莫不发于气”（《鹖冠子・环流》），既认为意由气生，又认为万物胜败变化莫不由于气；而“阴阳不同气”“阴阳者，气之正也”（《鹖冠子・度万》）之说，则已经把道家的精气学说与阴阳学说联系起来。到西汉时期，精气学说得到发展，逐渐形成气学理论。集道家思想之大成的《淮南子》进一步完善了先秦道家精气学说，不仅用气说明天地万物的演化生成，而且把精气学说与阴阳学说结合起来，深入说明不同质的气所构成的不同物类及其不同属性，用以解释说明缤纷多彩的现实世界。

中国古人用“气”来解释人体的精神意识现象，如《淮南子·精神训》说：“夫精神者，所受于天也，而形体者，所受于地也。”这使气的概念兼具了形、神两重性。这也是中国古代哲学（如大多数的道家和儒家）“气”学说的共同特点。

先秦儒家中，《论语》很少有言及“气”者。《论语·季氏》：“孔子曰：君子有三戒：少之时，血气未定，戒之在色；及其壮也，血气方刚，戒之在斗；及其老也，血气既衰，戒之在得。”这里提到的“气”与《国语》等文献中相同，主要指人体生理气血之气。大约同时期的《易传》则多处论及“气”，如《系辞传》的“精气为物，游魂为变”，体现了精气化生、构成万物的观点；《文言传》的“同声相应，同气相求，水流湿，火就燥”，说明了气的属性决定了事物的本质属性；而《说卦传》的“山泽通气，然后能变化”，则说明了气的运动变化。其后《荀子》也多处言及“治气养生”“治气养心”“血气”等，主要着眼于人体生理之气，但《王制》篇则认为：“水火有气而无生，草木有生而无知，禽兽有知而无义，人有气、有生、有知，且亦有义，故最为天下贵也。”说明气是构成自然界水火动植以至作为万物之灵的人类的基本物质，此处的“气”已经具有哲学上“气”的含义。至汉时期，董仲舒将精气学说、阴阳五行学说加以改造糅合在一起，并将“气”下降为体现天神主宰万物意志的工具，他在《春秋繁露·顺命》中说：“天者，万物之主，万物非天不生。”这一思想或为后世继承，或为后世抛弃，但是其用精气阴阳五行解释说明世界、人伦的观点却为后世儒家所普遍传承。东汉国家颁布的《白虎通》在规范儒家学术理论时，亦吸收了先秦以来的精气学说。该书卷九“天地”中指出：“地者，元气之所生，万物之祖也。”并认为，气生于天地未分的太初阶段，即“太初者，气之始也。”其后，著名思想家王充对气学理论又作了精辟阐发，认为气（元气）是化生大地万物的本原。其在《论衡·谈天》中云：“元气未分，混沌为一……天地，含气之自然也。”在《论衡·自然》中云：“天地合气，万物自生，犹夫妇合气，子自生矣。”在《论衡·谴告》中曰：“血脉不调，人生疾病；风气不和，岁生灾异。”在《论衡·别通》中曰：“是故气不通者，彊（强）壮之人死，荣华之物枯。”说明了“和”与“通”是气的运动特点；并提出“达物气之理”（《论衡·变动》），即要掌握气的运动变化规律。

《孟子·公孙丑上》还提出了“浩然之气”这一儒家独有的概念。云：“其为气也，至大至刚，以直养而无害，则塞于天地之间。其为气也，配义与道，无是馁也。是集义所生者，非义袭而取之也。行有不慊（满足）于心则馁矣。”浩然之气是指天地之正气充盈于人身而言，此气固然有物质的含义，但更主要的是唯有人心符合道义，无所亏欠，方可养得此气，因而赋予浩然之气“配义与道”的精神属性，故“浩然之气”是物质与精神的统一。

后世儒家在继承基础上又有发明、争论，对气、道关系也有不同的见解。如张载在《正蒙·太和》中说：“天地之气，虽聚散、攻取百途，然其为理也，顺而不妄。气之为物，散入无形，适得吾体；聚为有象，不失吾常。太虚不能无气，气不能不聚而为万物，万物不能不散而为太虚。循是出入，是皆不得已而然也。然则圣人尽道其间，兼体而不累者，存神其至矣。”即指出了气具有如下特征：其一，“气”是可以被感知的；其二，“气”是无形性和有形性的

NOTE

统一，即“气”既能充当抽象的本体界的角色，又能充当具体的现象界的角色；其三，“气”是运动的，在可感知的现实世界中以无形和有形的特性表现互相转化。张载认为，气是宇宙的本体，其在《正蒙·太和篇》曰：“太虚无形，气之本体，其聚其散，变化之客形尔。”他进一步指出：“气之聚散于太虚，犹冰凝释于水，知太虚即气，则无无（《正蒙·太和篇》）。”明确指出太虚就是气，而不是（无）什么都没有（无）。他还讨论了“道”与“气”的关系，在《正蒙·太和》中云：“由太虚，有天之名；由气化，有道之名；合虚与气，有性之名；合性与知觉，有心之名。”认为存在着“气（天）-道-性-心”的逻辑范畴体系，也就是气在道之上。至明朝，王廷相明确提出：“元气之上无物、无道、无理（《雅述》）。”吴廷翰进一步提出了“气为天地万物之祖”的命题，明确了气是宇宙万物的根本，是一切事物发生、发展的源泉。

在宋明理学则认为理（道）是形而上的、气是形而下的。先有“二程”认为宇宙万物的生化归之于道（事物的内在的理），如程颐说：“道则自然生万物。”即把宇宙万物的生化归之于道（事物的内在的理）而完全排斥气的作用。其后朱熹将其调整为理气关系，在《答刘叔文》曰：“理与气，决非二物。”即指两者为一，但同时把理与具体事物割裂开，认为理先于并可脱离具体事物而存在。朱熹《朱子语类》认为，“未有这事，先有这理。”“有是理便有是气，但理是本。”由此确定了理（道）和气的先后关系。

法家代表性著作之一的《慎子》从阴阳角度说明不同质的气及其化生的不同物类。《慎子·外篇》谓：“气之挛（聚集）而有质者为阴，舒散而有气者为阳。”“天依形，故运行太虚冲漠之际而无停；地附气，故束于劲风旋转之中而不坠。气积于阳，而其精外明者谓之日；气积于阴，而其魄含景者谓之月。”“阴气凝聚，阳在内者不得出，则激搏而为雷……阳气正升，为阴气所乘，则相持而为雨。”这也说明作为宇宙万物本原的气也不是唯一的。

中国古代哲学特别是先秦哲学均运用“气”来解释世界万物的起源，认为气是构成一切的本原，但面对缤纷多彩的大千世界时又不能以此说明其差异，从而对“气”是什么产生了些许怀疑：“气”是一种还是多种？“气”是终极的本原还是有更根本的本原存在……终因思维、认识、技术条件等限制，先哲们未能给出更合理的解释。

二、中医之气

中医学中的气来源于中国古代哲学特别是古代道家的精气学说，其含义与特性从本质来说，与古代哲学是共通的。

中医在构建自身学术理论之初就重视精气学说的运用。据《左传·昭公元年》所载，早在春秋时期的医和，已经运用“六气”的概念说明病因病机，战国的扁鹊（秦越人）亦在其医事活动中使用“血气”“气闭”等术语。作为中医理论体系奠基性著作的《黄帝内经》，更是全面应用先秦哲学的精气学说（主要是道家精气学说），并结合医学的具体内容，形成了具有独特学科内涵的中医气学理论。“气”是《黄帝内经》应用最广泛、最普遍的概念。《黄帝内经》以后的医家不断深化中医气学理论，如《难经》的“原气”说、喻嘉言的“大气论”、徐大椿的“元气存亡论”、唐容川的“水火气血论”等，都进一步充实和深化了这一学术理论，使之成为中医理论体系的重要组成内容。

中医气学理论的构建，对中医学独特的生命观、疾病观乃至独特的诊治体系的形成，均产

NOTE

生了重要影响，有人认为，气学理论是中医理论体系的核心。

（一） 中医学气的含义

1. 气是天地万物的本原 《黄帝内经》所构建的中医气学理论，完全接受并贯彻了道家精气学说“气为天地万物本原”这一学术思想。《素问·天元纪大论》说：“太虚寥廓，肇基化元，万物资始，五运终天，布气真灵，揔统坤元。”王冰注曰：“太虚真气，无所不至也，气齐生有，故禀气含灵者，抱真气以生焉。”《黄帝内经》中的其他篇诸如《素问·阴阳应象大论》的“清阳为天，浊阴为地，地气上为云，天气下为雨”；《素问·宝命全形论》的“天地合气，别为九野”“天地合气，命之曰人”；《灵枢·本神》的“天之在我者德也，地之在我者气也，德流气薄而生者也”等，亦都体现了“气为天地万物本原”这一基本观念。后世医家秉承《黄帝内经》这一观念并做了进一步阐释和发挥，如明·张景岳在《类经附翼·医易义》中说：“乃知天地之道，以阴阳二气而造化万物；人生之理，以阴阳二气而长养百骸。”清·喻嘉言在《医门法律·大气论》中谓：“天积气耳，地积形耳，人气以成形耳。惟气以成形，气聚则形存，气散则形亡。”《医宗金鉴·运气要诀》曰：“未有天地气生形者，谓未有天地，惟太虚中之一气化生天地之形也。已有天地形寓气者，谓已有天地，而太虚之气即已寓于天地之形也。”正因为中医把气看成化生天地万物的本原，故广泛地用气来说明天地万物的运动变化、人体的生理病理，以及方药、针灸的治疗作用。

2. 气是无形的弥漫于宇宙的客观存在 气既具有客观物质性，又具有道虚而无形、充斥宇宙的特点。在由古代道家学说发展起来的气学理论中，气作为天地万物的本原，是一种极精微的物质，虽然无形可见，却是可感知的客观实在。如《管子·内业》说：“是故此气也，不可止以力，而可安以德；不可呼以声，而可迎以意。”中医所言之气，亦有这一含义。如《素问·天元纪大论》论天地生成的“太虚寥廓，肇基化元”；《素问·宝命全形论》论天地万物多样性的“气合而有形，因变以正名”；《灵枢·贼风》论邪气致病的“其（指邪气）所从来者微，视之不见，听而不闻，故似鬼神”等，均体现了气的无形可见，而又客观存在这一物质性。后世医家，如张景岳在《类经附翼·运气》中说：“体象之道，自无而有者也。无者先天之气，有者后天之形。”莫文泉在《研经言·原荣卫》中说：“二气（指荣卫）合行于心肺之间，则积而为宗气，本无形质，必有所附丽以行。”种种论述，均立足于气之无形却又客观实在的含义。

气是极精微而又无形的物质，弥漫、渗透、充满于整个宇宙时空无处不在。《庄子·天下》所说的“至大无外”“至小无内”，《管子·内业》所说的“下生五谷，上为列星。流于天地之间，谓之鬼神；藏于胸中，谓之圣人”，都是对气在空间上无限性的描述。《淮南子·精神训》形容的“孔（大）乎莫知其所终极，滔乎莫知其所止息”，是对气在时间上连续性的描述。后世朱熹在《朱子语类》说的“天地之气，虽至坚如金石，无所不透”；方以智在《物理小识》说的“气充一切虚，贯一切实”等，均是对气弥漫性、透达性的阐发。现代有人据此总结出气具有弥漫性、透达性、无限性和连续性，气的这四种特性亦是中医学认为人身之气运行表里内外、无所不到、周流不息的认识基础。

3. 气是联系万事万物的中介 古代道家的精气学说认为，万物源于一气，天地之间之所以万物各异、万象纷殊都是气运动变化的结果。而各种事物之间通过它们的共同本原——气产生一定的联系。特别是当精气学说与阴阳五行学说有机结合以后，气更是通过其阴阳五行的属性和分类而成为联系事物的中介。各种事物以其自身的阴阳五行之气为中介，与其他事物发生资生、制约、消长、转化的联系，即《鹖冠子·环流》所说的“万物相加而为胜败，莫不发于气”。张景岳在《类经附翼·运气》中亦说：“万物之气皆天地，合之而为一天地；天地之气即万物，散之而为万天地。”中医学以阴阳二气为中介说明人与自然密切相关，五行之气说明人体内部五脏之间的资生制约联系，运气学说以三阴三阳和五行之气说明人体、疾病与自然气候的联系，以“百病皆生于气”说明病因与发病的关系。凡此等等，都反映出中医学充分利用气为联系万事万物的中介这一含义，认识、说明人体与外界环境、人体内部各脏腑组织，以及病因病机、诊断治疗、本草方剂、针灸、气功等各种与医学相关的事物之间广泛复杂的联系。

气是极精极微、不能直接察见其形状、弥漫于整个宇宙时空，却又是客观存在的物质；它既是包括人体在内的天地万物的本原，又是维持各种客观事物之间有机联系的中介；客观世界正是通过气的中介作用而保持动态的平衡和稳定。这就是作为中医学基本范畴的气的含义，也是常见的中国古代哲学基本范畴的气的含义。

（二）气的特性

1. 气的物质性　气作为中国古代哲学研究和阐明天地生成、万物起源的范畴，最基本的特性就是物质性。也就是说，气是构成天地万物最本原的物质。关于气的物质性特征，古代哲学家进行了相当深刻的论述，如《鹖冠子·泰录》谓：“天地成于元气，万物乘于天地。”明·王廷相对气的物质性作了更深刻的发挥：“有形亦是气，无形亦是气……气，物之原也。”中医学亦完全接受气的物质性这一根本观念，认为气最基本的特性就是其物质性。《素问·天元纪大论》说：“在天为气，在地成形，形气相感而万物化生矣。”人也是由物质性的气所化生的，正如《素问·宝命全形论》所说：“人以天地之气生，四时之法成……天地合气命之曰人。”

气是极精微的、弥漫于时空且无形可见的物质。如张载《正蒙·太和》篇认为：“太虚无形，气之本体；气聚则离明得施而有形，气不聚则离明不得施而无形。”张景岳在《类经附翼·医易义》中亦说：“气之为物，聚而有形；物之为气，散归无象。”气既有不可见性又有可感知性，正如《管子·内业》所说：“不可止以力，而可安以德；不可呼以声，而可迎以意。”

气以其物质性而作为天地万物的本原，具有同一性与多元性相统一的特点。古代哲学家认为天地未分之前，宇宙之中只是一团混沌之气，称之为元气。元气体现了气的同一性。天地万物都是由“一气”构成，《庄子》所说的“游夫天地之一气”、邵雍的“气一而已”、柳宗元的“一（元气）以统同”都是对气这种同一性的阐发。然而，气在运动过程中发生分化，形成了各种性状不一之气。如周敦颐在《太极图说》中说：“太极动而生阳，动极而静，静而生阴……阳变阴合，而生水火木土金，五气顺布……二气交感，化生万物。”正是由于气在运动变化过程中的多样性，故由一气化生的天地万物才呈现出缤纷复杂的景象。

关于气的同一性和多样性，张载《正蒙·乾称》篇有如下精辟论述：“太虚者，气之体。气有阴阳……阴阳之气，散则万殊，人莫知其一也；合则混然，人不见其殊也。”中医气学理论亦充分体现气的一元性与多样性相统一的辨证观点，如《素问·五常政大论》说：“气始而生化，气散而有形，气布而蕃育，气终而象变，其致一也。”张景岳在《类经附翼·运气》中也说：“阴阳之气，本同一体……此所以根出于一而化则无穷。”这都是对自然界气的同一性

NOTE

和多样性的阐发。人身之气，既源于天地一气，又可根据其功能分为多种多样的不同之气，即“气合而有形，因变以正名”（《素问·六节藏象论》），同样体现了气的同一性与多样性。

2. 气的运动性 运动不息是气的基本特性之一。张载《正蒙·太和》篇总结了历代关于气的运动性的认识，指出：“气块然太虚，升降飞扬，未尝止息，《易》所谓‘絪缊’，庄生所谓‘生物以息相吹’‘野马’者欤！此虚实动静之机，阴阳刚柔之始。”中医学对气的运动特性早有深刻的认识，《黄帝内经》认识到天地自然的生机在于气之运动不息。《素问·六微旨大论》云：“夫物之生从于化，物之极由乎变，变化之相薄，成败之所由也。故气有往复，用有迟速……成败倚伏生乎动，动而不已，则变作矣。”并且指出气的运动不息是生命活动的基本保证，“根于中者命曰神机，神去则机息；根于外者命曰气立，气止则化绝”（《素问·五常政大论》）。总之，以聚散变化、升降出入为基本形式的气机运动，是包括人在内的天地万物得以存在的前提，如果气的运动停止了，不仅生命不复存在，整个天地亦将解体。

气的运动体现了其所构成物质的功能。各种物质的不同功能，是不同性质的气的运动变化，或者相同性质气的不同运动变化的表现。“天地之大德曰生”（《周易·系辞下》）。天生万物的功能就是由于天气的运动，而地长养万物的功能亦在于地气的运动。在人体方面，营卫气因其运行不息，故而分别有营养全身和固护体表、抗御外邪的功能；脏腑的功能亦是脏腑之气的运动变化的结果。

3. 物质性与功能性的统一 物质性与功能性相统一的特点在中医气学理论中表现得尤为突出。《吕氏春秋·尽数》曰：“精气之集也，必有入也，集于羽鸟，与为飞扬；集于走兽，与为流行；集于珠玉，与为精朗；集于树木，与为茂长；集于圣人，与为夐明。”这正是对气的物质性与功能性相统一的说明。

中医学应用气学理论阐明人体生命活动机理，研究和解释发生于人身上的各种生理病理现象。古代哲学关于气的物质性与功能性相统一的见解，为解释生命活动机理提供了理论根据，因此，中医气学理论在接受这种见解的基础上，结合医学实际，进一步把气视为能够维持生命活动、发挥各种生理功能的物质基础，以气的功能活动来说明复杂的生命机理。在中医气学理论中，无论真气、元气、胃气、营气、卫气，还是脏腑经络之气，都既是维持生命活动的精微物质，又是人体某一方面的生理功能，生命活动的物质性和功能性在气这一范畴中得以统一。

物质与功能是不同类的概念，本来不宜用同一名词称谓。但由于物质与功能之间密切相关，物质是功能的基础，没有物质就不存在运动，就无所谓功能；功能又是物质的基本属性，有物质就必定有功能（运动）。因此，物质与功能虽然属于不同类的概念，但在气这一范畴中却是相因相成而密不可分的。

（三）气机与气化

运动不息是气的基本特性。在气的运动过程中必然伴随着各种现象出现。中医学基于对生命活动机理的深入研究，其气学理论对气的运动变化机制作了深刻而透彻的阐发，并提出了气机、气化等概念以及相关具体理论以阐明这一机制。

1. 气机 气机是指气的运动机制。中医学中主要是指气的升、降、出、入四种运动形式。

气机一词在古代中医文献中很少见到，是近人研究、总结中医气学理论而使用的名词术语。但其词源及理论渊薮仍可究自《黄帝内经》。《黄帝内经》虽然尚未明确提出气机的概念，但对气的聚散变化、升降出入运动作了相当精辟的论述，实际上就是后世所说的气机运动状

NOTE

况。《素问·五常政大论》论述生命活动机理时说："根于中者，命曰神机，神去则机息；根于外者，命曰气立，气止则化绝。"王冰对此注释为："根于中者，生源系天，其所动静，皆神气为机发之主……根于外者，生源系地，故其所生长化收藏，皆为造化之气所成立。"可见，"神机""气立"都是指气机而言。

很多古代文献曾论及气的运动变化，如《管子·内业》论气的流行来往、《庄子》论气的游行聚散等。从文献资料看，明确使用气机一词者为明代大学者王廷相。王氏秉承宋·张载气的观点，在《慎言·乾运》篇中有"是天地万物不越于气机聚散而已"之说。张载气的观点，受《黄帝内经》启发颇多，如《正蒙·动物》篇提出"动物本诸天，以呼吸为聚散之渐；植物本诸地，以阴阳升降为聚散之渐……有息者根于天，不息者根于地"之说，与《黄帝内经》所言极为相近。可见，古代哲学有关气机之论，与中医学术颇有密切关系。

气机运动的基本形式是升降出入。中医学论气的运动变化，除了与古代哲学同样论及聚散交感之外，更立足于生命体气化活动的特点，着重于其升降出入机制的阐发。《素问·六微旨大论》对气机升降出入运动的论述尤为精辟。云："出入废则神机化灭，升降息则气立孤危。故非出入，则无以生长壮老已；非升降，则无以生长化收藏。是以升降出入，无器不有。故器者生化之宇，器散则分之，生化息矣。故无不出入，无不升降。"

升降出入是生命运动的基本形式，人体通过气机的升降出入，不断吐故纳新，与自然界进行物质交换，同时保持内环境的动态平衡。五脏所藏所主、六腑能通能泻、气血运行、水液输布、水谷的消化吸收、精气血津液之间的互相转化等，都因气机的升降出入运动而得以进行。每一个有生化功能的"器"（具有生命活力的形体）都存在着气机的升降出入，"器散"——生命解体了，气机运动才停息下来。关于气机升降出入运动的认识，客观地反映了生命现象的本质特点，也从一个方面反映出新陈代谢是生命体的基本特性，即中医把人体视为一个恒动不息的有机整体。

2. 气化　气化是指气的变化过程。在中医学中，气化泛指伴随体内气的运动变化而出现的脏腑功能活动、精气血津液等不同物质之间，以及物质和功能之间的相互转化，这是中医学最一般意义上的气化。气化还指自然界六气的变化。

古代哲学中的气化主要指天地之间一气与万物的化生关系。《管子·内业》篇有"凡物之精，此（化）则为生""化不易气"，《大戴礼·曾子天圆》篇有"一气之化"说，但尚未形成"气化"概念。后世周敦颐《太极图说》的"二五之精，妙合而凝……二气交感，化生万物"，以气的阴阳五行变化说明万物的化生，其中已蕴涵了气化的意义。张载《正蒙》一书多次以气的聚散变化说明气化生万物的道理，并在《太和》篇中明确提到气化概念："由太虚，有天之名；由气化，有道之名。"此外，程颐有"万物之生皆气化"（《二程遗书》卷五）、朱熹亦有"气化流行，未曾间断"（《孟子集注·告子》）之说。可见，"气化"这一概念已为宋代理学家所重视和普遍采用，但从学术源流而论，应该是对中医气学理论的引申，因为中医早在《黄帝内经》就明确提出气化的概念，并形成了相应的理论。

《黄帝内经》中的气化见于《素问·灵兰秘典论》言及的膀胱"气化则能出"。虽然是指人体气化活动的一种具体形式，但应该是在生命活动范畴中首先明确提出"气化"概念。而意指天地之气的运动变化的气化，主要见于《素问·六元正纪大论》《素问·气交变大论》《素问·至真要大论》等篇讨论运气学说时，多处以"气化"来说明天地阴阳五行之气的运动变化。

气化是生命活动的基本形式。对于天地自然来说，气化是自然界万物产生、存在、发展以至消亡的原因。对此，《素问·六微旨大论》作了精辟的论述。云：“物之生从乎化，物之极由于变，变化之相薄，成败之所由也。”“不生不化，静之期也。”《素问·五常政大论》则认为：“气始而生化，气散而有形，气布而蕃育，气终而象变。”气化运动是自然界生生不息的生机所在，天地间如果没有气化运动，整个宇宙将是一片死寂而了无生机。

对于人体来说，气化运动更是生命活动的存在形式。“人以大地之气生”（《素问·宝命全形论》），“天食人以五气，地食人以五味”（《素问·六节藏象论》）。气化是生命体与外界进行物质交换的过程，整个生命过程都必须通过气化活动吸收天地精气，排出体内代谢产物。而在人体内部则是“气合而有形”，人体脏腑身形、精血津液都靠气化以生成，并进行各种生命物质之间的互相转化。《素问·阴阳应象大论》说：“味归形，形归气，气归精，精归化……化生精，气生形……精化为气。”论述了气、味、形、精在人体气化过程中的转化情况。而“气和而生，津液相成，神乃自生”（《素问·六节藏象论》），说明作为生命活力表现的神，也是气血津精通过气化活动而产生的。实际上，人体的气化活动是现代生理学所言的新陈代谢过程，与气机一样反映出新陈代谢是生命活动的基本特征。

气化和气机都是关于气的运动特性的理论，在中医学范畴中，两者的含义有共通之处，故作为名词术语的气化活动与气机运动有时可以同义互用。但从本质上说，两者的意义尚有所区别：气机强调的是气的运动趋势，气化则强调的是伴随气运动过程中物质与物质、物质与功能之间的变化。因此，任何气化过程都表现为一定的气机运动形式，而任何气的运动过程同时又是气化过程，气化通过气机运动而得以实现。

（四）中医学理论体系的特点

中医学理论体系有着重气化而不重形质的特点。气是构成形体的本原，气化是生命活动的基本形式，通过对气化活动的研究可以了解人体的正常生理活动和异常病理变化；通过调整失常的气化运功可以克服病理状态，恢复正常生理而达到治愈疾病的目的。因此，具有“以人为本”特色的中医学术特别重视气化状况的研究和调治。

重气化的思想亦与中医的认识论和方法论特色有关。中医学基于“天人相参”“表里通应”的整体观念，善于从整体联系、运动变化的角度去研究和认识人体生理功能和病变状态，而气化理论亦同样基于整体、动态的观念，从功能角度去阐明生命活动的正常、异常机制。因此，重气化不重形质是中医学术特色之所在。当然，中医并不否定形质的重要性，只是在气化与形质之间比较重视气化，并通过气化以研究形质而已。

（五）哲学之“气”与中医学之“气”的关系

“气”是中医学最重要的范畴之一。在《黄帝内经》中，气的概念已经得到规范并广泛使用，内容涵盖阴阳五行、脏腑经络、病因病机、诊法、治则治法、养生等各个方面，如阴气、阳气、宗气、真气、经气、营气、卫气等。由于源于先秦哲学的中医气学理论在认识生命、指导临床的实践中形成了自身独特的、鲜明的学科内涵，因此，中医学的“气”与古代哲学的“气”既有联系又有区别，既有共通之处又有不同内涵。中医气学理论既是中国哲学气学理论在中医学中的具体应用，又是对中国哲学气学理论的丰富与发展。

NOTE

中医气学理论源于先秦哲学的精气学说，与中国哲学气学理论的学术观念是共通的，都承认并强调气的物质性和运动性。但由于哲学和医学在研究层次和研究对象上的差异，因此对气的认识亦因为着眼点和侧重点的差异而有所不同，其不同之处主要表现在五个方面。

1. 古代哲学研究气，目的在于探讨天地万物的生成和发展变化；中医学研究气，目的在于探讨人体生命活动和疾病变化机理。由于研究目的不同，导致研究的侧重点不同。古代哲学着重研究的是天地自然之气，把气看成是宇宙本体，是万物的本原；中医学虽然亦论及天地自然之气，但着重研究的是人体之气，在认为气是生命本原的同时，更强调气是生命活力之所在。例如，哲学的元气是充斥于宇宙之间、化生天地万物的无形本体；中医所言的元气则是人身诸气的一种，既是生命的本原物质，更是完成生命活动的原动力。

2. 古代哲学和中医学都承认气的时空弥漫性和运动性，但古代哲学在论证其观念时，把气视为宇宙的本体，着重于对气的物质性的阐发。中医学在研究生命活动机制时，则把气视为物质与功能的统一体，以气的运动变化说明生命的动态过程，既重视气的物质性，更着重其功能性的研究和阐发。

3. 从研究角度，古代哲学善于从概括的角度研究和阐释气，认为天地万物都是由一气——元气所构成，纷繁多样的自然界都是元气运动变化的结果，虽然亦有人按阴阳五行对气进行划分，但未对构成各种物体的不同质的气作具体命名。中医学则从生命活动的复杂性出发，对各种不同质和不同功能的气进行了具体划分和命名，并赋予了医学上的特定含义。因此，哲学的气与中医学的气又有概括与专门、广泛与特定的差异。正因为如此，哲学的元气是天、地、人诸气之总称，中医学的元气则是人身诸气的一种。

4. 古代哲学论气，由于重视其宇宙本体方面的含义，在肯定其物质性的同时，又认为气具有极精微的、弥漫时空而无形的特性，“浩茫鸿蒙”而难以直观感知，故常通过宏观思辨和定静体悟加以认知阐释。中医学论气，虽然亦认为其为无形的物质，但由于重视气的功能活动，并善于从各种生理病理征象、本草针灸治疗反应去认识和阐明其存在状态和运动变化，故此人体的各种气也就显得具体而有象可征。故两者相比较，表现出概括与具体、无形与有象的差异。

5. 在气化运动方面，古代哲学和中医学对此都同样有所论及，但古代哲学论述较为笼统，以论气之聚散变化者为多，偶亦论其升降运动。中医学则将气机运动和气化活动视为生命体存在的必要条件，并以气的升降出入运动解释复杂的生理病理现象。

由此可以看出哲学之气与医学之气的联系与差别。这些联系与差别说明：中国哲学的气学理论是站在宇宙本原、天地自然这一较高层次上研究气的实质和特性的，用以说明世界的物质性和联系性，理论比较概括和抽象，具有普遍性意义。中医气学理论是在引进古代精气学说的基础上，结合中医学具体内容进一步引申发挥，理论比较具体，具有自身学科的特定内涵。不了解中国哲学气学理论的内涵与源流，既不能领会中医气学理论的学术渊源，也难以准确理解气的本质含义；但只掌握哲学的气学理论而不精通中医气学理论，脱离医学的具体内涵则无益于医学研究和医疗实践。只有在深入领会哲学气学理论的基础上，融会贯通中医气学理论的具体论述，才能深刻而全面地掌握中医气学理论的真谛，正确地运用于中医理论研究及临床诊疗。

NOTE

第三节 阴 阳

一、概述

“阴阳”观念萌芽于夏商时代，“五行”观念萌芽于殷商时代，两者均形成于西周前期。“阴阳”和“五行”合流大约在春秋时代。“阴阳”和“五行”的出现是中国哲学形成和开拓的主要标志之一。“阴阳五行”概念一经产生，就成为中国哲学的基本范畴，并对中国哲学和中国文化的方方面面产生了重要的作用。

阴阳学说，是研究阴阳的内涵及其运动变化规律，并用以阐释宇宙万物万象的发生、发展和变化的一种中国古代哲学理论，是古人认识宇宙本原、解释宇宙变化的一种世界观和方法论。阴阳学说渗透到中医学领域，对中医学理论体系的形成和发展产生了深刻的影响。究其意义，诚如《景岳全书》所说：“设能明彻阴阳，则医理虽玄，思过半矣。”

“阴”字和“阳”字最早见于甲骨文。在早期古籍文献中，“阴”“阳”意义简单，不属于哲学范畴。如《易经》没有明确提出“阴”“阳”的概念，只有一处提到“阴”字（《中孚·九二》“鸣鹤在阴，其子和之”）。《尚书》《诗经》多处提到“阴”“阳”，大多指地理位置或命名或用作形容词，均无哲学意义。即使最早连用“阴阳”的《诗经·大雅·公刘》的“笃公刘，既溥既长，既景乃冈，相其阴阳，观其流泉”，其中的阴阳亦是指地理位置。正如《说文解字·自部》解释“阴、阳”之义：“陰（阴），闇也。水之南，山之北也。”“陽（阳），高明也。”说明“阴”和“阳”分别是指背阳的地方和向阳的地方。

生活中有很多对待、对立的现象和概念，如社会生活中的君臣、主奴、贵贱、贫富、治乱、兴衰，自然现象中的天地、日月、昼夜、寒暑、阴晴、水火、男女等。这些成为《易经》矛盾观念的认识源泉。故而《易经》以广泛的对立、对待、矛盾现象和实际经验为认识源泉，以吉凶祸福的矛盾转化为研究对象，确立了乾－坤、泰－否、剥－复、损－益等含有对待、对立意义的卦名。这为“阴阳”范畴的正式提出奠定了基础。

作为哲学范畴的“阴阳”出现在西周中晚期。现存古籍中最早记载哲学之“阴阳”的是《国语》。据《国语·周语上》记载，周宣王即位（前827年），虢文公劝说宣王不可废除籍田仪式，其中以“阴阳”二气解释土地解冻、春雷震动的原因。其云：“阳瘅愤盈，土气震发……阳气俱蒸，土膏其动……阴阳分布，震雷出滞。”虢文公引用的是“古者”太史之语，可见“阴阳”概念的出现要早于西周晚期。《国语·周语上》还记载了周幽王二年（前780年），太史伯阳父以“阴阳”二气解释地震，进而论述西周将亡。由上可知，至迟在西周晚期，“阴阳”已抽象出普适意义。

到了春秋时期，“阴阳”观念不仅相当成熟而且运用十分普遍。《国语·周语下》记载了周景王二十三年（前522年）乐官伶人州鸠用“阴阳”论述音乐，《国语·越语下》记载了越国大夫范蠡与越王勾践以阴阳论天时人事。《左传》也有大量“阴阳”记载，如“僖公十六年”（前645年）周内史叔兴以阴阳解释陨石降落和六鹢退飞等异常现象。

NOTE

第一个明确把“阴阳”作为哲学命题正面提出来的是春秋末期的老子。其在《老子·四十二章》中指出："万物负阴而抱阳，冲气以为和。"就是说，万物既包含有阴又包含有阳，两者相激荡而达到和谐。这句话内容深刻丰富，意义有三：一是万物都包含对立的阴阳二气；二是阴阳之间存在着相互作用；三是阴阳关系正常的标准是和谐。

春秋战国时期是百家争鸣时期，儒家、道家、墨家、法家、兵家、杂家都普遍使用"阴阳"概念，战国时期更出现了专论阴阳的阴阳家。"阴阳"成为诸子百家学说的重要范畴，阴阳学说也为诸子百家所相互借用融合，所以诸子百家对于阴阳的认识基本相同，仅在具体的运用上略有不同。

战国时期阴阳学说与五行学说开始融合。阴阳五行家不仅用阴阳五行解释季节变化和农作物生长的规律（以《礼记・月令》《吕氏春秋・十二纪》为代表），而且用阴阳五行解释王朝的更替、政治的兴衰（以邹衍为代表）。

将"阴阳"思想系统化、理论化，并达到空前水平的当属《易传》。《易传》将"阴阳"提升到哲学本体论层面，并提出"一阴一阳之谓道"（《周易・系辞上》）的命题。可以说，《易传》是我国第一部关于宇宙生命阴阳哲学的专著。正如《庄子・天下》所说："《易》以道阴阳。"《易传》不仅把"阴阳"看成是宇宙万物的本体，而且把"阴阳"当成描述、解释宇宙生命一切现象的模型方法。"阴阳"被提升为表示相互关联的两种对立事物或同一事物的内部对立的双方的指代符号。《易传》对"阴阳"的内涵、属性、功用，以及对立对待、和谐统一、转化变易的关系都进行了十分精当的说明，奠定了中国哲学文化的基础，决定了中华传统文化的面貌和特征，对中华传统科学各学科（包括中医）有着十分重要的影响。

总体来说，儒家思想倾向是入世的，这也表现在儒家对阴阳的应用上。被儒家尊为群经之首的《周易》，其中的《易传》将阴阳系统化、理论化到空前的水平。《易传・系辞上》明确指出："一阴一阳之谓道。"并将阴阳（两仪）置于太极之下（《易传・系辞上》"是故《易》有太极，是生两仪，两仪生四象，四象生八卦"），体现了道（天道、天理）是宇宙本体，阴阳是道的体现，即物之有形者皆根于道（理）而生于阴阳（天地）的观点。阴阳作为实体，化生万物；作为属性，阴阳遍布一切事物之中，大凡动静、晦明、上下、进退、往来、盈虚、消长、刚柔、尊卑、贵贱、表里、隐显、向背、顺逆、存亡、得失、出入等，都是"一阴一阳"的具体表现。万物之间可以通过阴气、阳气的"同气相求"而发生联系，如《易传・文言》所说："同声相应，同气相求，水流湿，火就燥……本乎天者亲上，本乎地者亲下，则各从其类也。"虽然《易传》把宇宙和谐性概括为阴阳之道，"立天之道曰阴与阳"（《易传・说卦传》），但是作为入世之学，儒家更关心的是如何使用阴阳之道指导现实生活，特别是政治、道德生活。因此，儒家将阴阳理论与礼乐等理论结合起来，更强调阳的主导作用，将人类社会中男女、夫妇、父子、君臣等关系皆转化为阴阳关系，并用之来解释自然、社会、人生的各种对立统一现象，得出了君臣、父子、夫妇、长幼、上下之尊卑、主从关系。这一倾向到汉・董仲舒得到全面完善。董仲舒从天地、四时、方位、生杀等研究阴阳，进而结合人世间的伦理、礼乐等，最后得出了"三纲五常"这一影响中国社会数千年的结论。

道家自老子提出阴阳的哲学命题后，后继者广泛地运用阴阳研究宇宙世界，更注重个人之修炼。道家认为，宇宙天地间的一切变化都是阴阳相互作用的结果。如《管子・四时》说："阴阳者，天地之大理也。四时者，阴阳之大经也。"阴阳运动的规律是阴阳消长。如《庄子・知北游》说："阴阳四时运行，各得其序。"这一运动规律还与万物的生长相关。如《管

NOTE

子·形势解》说："春者，阳气始上，故万物生。夏者，阳气毕上，故万物长。秋者，阴气始下，故万物收。冬者，阴气毕下，故万物藏。"其机制是阴阳的相生相克，如《庄子·则阳》说："阴阳相照，相盖相治。四时相代，相生相杀。"自然的灾变和万物的灾病均是阴阳不和的表现，"阴阳不和，寒暑不时，以伤庶物"（《庄子·渔父》）。因此，人们的一切都应当顺应阴阳之变化，如《庄子·天道》曰："知天乐者，其生也天行，其死也物化。静而与阴同德，动而与阳同波。"

阴阳学说引入中医学后，对中医学理论的发展起到了重要的作用，同时阴阳学说又在中医学中得到了进一步的完善。这集中体现在《黄帝内经》系统总结了汉以前的阴阳学说，博采诸说，融会贯通，使阴阳学说获得极大发展。《黄帝内经》对阴阳学说的主要贡献在于：①明确提出阴阳是事物运动变化的动力。《素问·阴阳应象大论》指出："阴阳者……变化之父母，生杀之本始，神明之府也。"强调事物运动变化的动力不在于事物外部，而在于事物内部阴阳对立统一的矛盾运动。②明确提出阴阳是事物运动变化的规律。《素问·阴阳应象大论》指出："阴阳者，天地之道也。"《黄帝内经》阐释阴阳之间存在着"阴阳相逐""阴阳相薄"（有似于阴阳对立制约），"阴阳往来""阴阳更胜"（有似于阴阳消长），"阴在内，阳之守也，阳在外，阴之使也"（有似于阴阳互根），"重阴必阳，重阳必阴"（有似于阴阳转化）等复杂关系。以此来解释自然万物万象的生杀盛衰及人体生理病理的变化规律。《黄帝内经》以后，历代对阴阳学说的论述颇多，其中不乏真知灼见，但就其内容而言，没能超出《黄帝内经》的框架和范围。

二、中医阴阳

（一）中医学阴阳的含义

对中医学阴阳基本概念的解释，最早见于唐代医家杨上善《太素·卷十九·知针石》篇的注文"一分为二"。现代不少学者对阴阳的概念进行了深入探讨，较完整的叙述是：阴阳是对自然界相关联事物或现象的相对立的属性或同一事物本身存在的对立双方属性的概括。它既可表示既相关联又相对应的两种事物或现象的属性区分及运动变化，又可表示同一事物内部相互对应着的两个方面的属性趋向及运动规律。要详尽理解阴阳的概念，必须从以下几方面认识。

1. 阴阳无定 指阴阳是从事物或现象中撇开个别的、非本质的属性，提取共同的、本质的属性而形成的具有一般意义的概念。它表述其从事物或现象的具体特征中抽象出的某些相对的属性。因此，阴阳既无所不指，又无所定指。故《黄帝内经》有"阴阳者，有名而无形"（《灵枢·阴阳系日月》）之说，亦如朱丹溪在《局方发挥》中所说："阴阳二字，固以对待而言，所指无定在，或言寒热，或言血气，或言脏腑，或言表里，或言虚实，或言清浊，或言上下，或言邪正，或言生杀，或言左右……"可见，阴阳所指为何，首先须明确某一具体陈述中的确切所指。例如，"阴胜则阳病""阴虚则阳亢"均是中医学表述人体病理变化的常用术语，但其中阴、阳的含义及所指却不同。前一术语的阴和阳分别指阴寒之邪气和人体之阳气，意为寒邪、温邪等阴邪侵入人体（阴胜），容易损伤机体阳气（阳病）。后一术语中的阴阳，则指人体自身的阴气与阳气，意为属阴的物质与功能减退（阴虚），可导致属阳的物质与功能相对偏亢（阳亢）。

NOTE

2. 阴阳既相关又相反　以阴阳表示事物和现象及其属性，必须具备两个条件：一是事物或现象及其属性的相互关联性，二是事物或现象及其属性的相互对应性。换句话说，只有既相互关联又属性相对的两种事物或现象，或一事物内部的两个方面，才能用阴阳表达。如明与暗、上与下、寒与热等，都是既相关联又相对应的两个方面，可用阴阳表示。不是相互关联的事物或现象，则无法区分阴阳。同样，虽有关联性，而属性并不对应相反的两个事物或现象，也不能用阴阳来加以说明。如标与本，是相互关联的一对范畴，由于其属性并非相反，故不能用阴阳表示其关系。

3. 阴阳有属性限定　阴阳包含着对立统一的概念，与现代哲学的矛盾范畴有类同之处，但阴阳并不等同于矛盾。矛盾范畴的对应双方除了具有对立统一的关系外，对双方的性质、特性等不加任何限定，两者的角色可以互换。阴阳双方则有着既定的、特殊的属性规定。因此，对于同一对事物或现象而言，其阴阳所指是确定的、不可互换的。如以寒热分阴阳，寒只能属阴而热只能属阳；上下分阴阳，上只能属阳而下只能属阴。因此，中医阴阳学说与现代哲学所谓的矛盾范畴有着重要区别，前者因其对对应双方有属性、特性的限定，故只能用于对宇宙和人体一些特殊矛盾的表述；而后者因其对对应双方没有属性、特性的限定，故其为最一般的哲学概念，适应面较广。

综上所述，阴阳是对相关事物或现象的相对属性或同一事物内部对应双方属性的概括，即相关性、对应性和相对固定性（属性）等三者缺一不可。

（二）阴阳的属性

任何事物或现象的阴阳属性既是确定可分的，又是相对可变的。

1. 事物阴阳属性的可分性　阴阳是对事物或现象属性的概括。宇宙间一切事物或现象，凡具有相互关联、属性对应特点的，或一个事物内部相互对应的两个方面均可用阴阳分析。一般来说，凡是剧烈运动的、外向的、上升的、温热的、明亮的、兴奋的、无形的属于阳；而相对静止的、内守的、下降的、寒凉的、晦暗的、抑制的、有形的属于阴。

以阴阳来归类事物的属性，必须依据事物双方的性质、动态、位置、发展趋势等。如以空间位置分阴阳，则上为阳，下为阴；左（升）为阳，右（降）为阴；外为阳，内为阴。以时间、季节分阴阳，则昼为阳，夜为阴；春夏为阳，秋冬为阴。以事物的性质分阴阳，则热为阳，寒为阴；刚为阳，柔为阴；轻清为阳，重浊为阴。以事物的运动态势分阴阳，则动为阳，静为阴；数疾为阳，迟缓为阴。此外，处在同一范畴、同一层次的相对事物，如天地、男女、水火等，也可划分阴阳。如《素问·阴阳应象大论》曰："天地者，万物之上下也；阴阳者，血气之男女也；左右者，阴阳之道路也；水火者，阴阳之征兆也。"水火被视为阴阳的征兆，是因水具有寒冷、湿润、就下、宁静等特点，比较典型地反映了阴的特性；火具有炎热、干燥、升发、运动等特点，比较集中地反映了阳的特性。水火作为阴阳的征兆，比较形象地说明了阴阳各自的特性，强调了动静、寒热、明暗、升降等区别阴阳特定属性的主要标志。可见，阴阳的属性是多方面的，通过具体事物或现象及其属性表现出来。在运用阴阳理论对事物属性进行归类时，所依据的正是阴与阳的这些基本属性特征。

2. 事物阴阳属性的可变性　事物或现象的阴阳属性既是绝对的，又是相对的。事物阴阳属性的相对性，即可变性，主要体现在三个方面：①阴阳属性可随其对立面的变化而变化。任何事物或现象的属阴或属阳均是与其对立面相比较而言的。当其对立面发生变化时，事物的阴阳属性也就随之而变。如秋凉，相对于夏热而言，显然属阴；但若与冬寒相比，则又属阳。可见，秋凉的属阴或属阳是随其对立面的变化而变化的。②事物的阴阳属性在一定条件下可向其相反方面转化。当事物发展到一定阶段或处在一定条件下，原先以阴占主导地位的事物转化成以阳占主导地位，反之亦然。如“寒极生热，热极生寒”“重阴必阳，重阳必阴”。③阴阳之中可再分阴阳。事物的阴阳属性虽然有严格的限定，但由于事物是无限可分的，因此，属阴或阳的一方还可再分阴阳，这种划分是无止境的。如《素问·阴阳离合论》说：“阴阳者，数之可十，推之可百，数之可千，推之可万，万之大，不可胜数，然其要一也。”人身之阴阳可不断划分。《素问·金匮真言论》曰：“夫言人之阴阳，则外为阳，内为阴。言人身之阴阳，则背为阳，腹为阴。言人身之脏腑中阴阳，则脏者为阴，腑者为阳。肝、心、脾、肺、肾五脏皆为阴，胆、胃、大肠、小肠六腑皆为阳……故背为阳，阳中之阳，心也；背为阳，阳中之阴，肺也；腹为阴，阴中之阴，肾也；腹为阴，阴中之阳，肝也；腹为阴，阴中之至阴，脾也。”需要说明的是，阴阳之中可再分阴阳，是针对事物的不同层次而言的。以人体为划分层次，则体表部位属阳，体内脏器属阴；以体内脏器为划分层次，则五脏属阴，六腑属阳；五脏依其所居部位及功能特点，又可划分阴阳。依次类推，阴阳之中，复有阴阳，无限可分。

（三） 阴阳的关系

阴阳之间的运动变化规律，着重探究的是阴阳之间的相互关系。阴阳之间的主要关系有阴阳交感相错、阴阳相反相搏、阴阳互根互用、阴阳消长平衡和阴阳相互转化。

1. 阴阳交感相错 任何事物或现象都包含着阴和阳相互对立的两个方面，阴阳双方的相互作用，是阴阳之间其他关系得以维持、自然万物得以发生发展和运动变化的前提条件。古代思想家谓之“阴阳交感”“阴阳相错”。所谓交感相错，即相互关联、相互感召、相互作用之义。古代思想家认为，阴阳之间的相互作用是万物生成、变化之本始所在。如荀子指出，“天地合则万物生，阴阳接而变化起”（《荀子·礼论》），其“合”与“接”，就寓有交互作用之意。《黄帝内经》也明确提出，“阴阳相错，而变由生也”（《素问·天元纪大论》），强调阴阳交感相错是万物发生变化的前提条件。

阴阳交感相错是阴阳之间一切运动变化的前提。阴阳只有不断发生交互作用，才会进一步呈现出对立制约、互根相成、消长更胜、相互转化等特性或趋向。在中医学中，体现为强调机体的各脏腑组织及功能活动之间，应始终交互感召而发生作用，唯有如此，生命过程才能正常。如就脏腑而言，肾属水脏而为阴，心属火脏而为阳。心肾（阴阳）始终处于上承下济、相互交感状态。否则，将导致一系列心肾不交、水火不济的病理变化。就整个机体而言，人体阴阳二气在布达周身的过程中，不断进行相互作用。一旦交错受阻，就可因阴阳之气不相顺接而导致厥、逆、闭、脱等严重病证。治疗这些病证的关键，也应着眼于恢复阴阳的交感相济，使之交互承接。

2. 阴阳相反相搏 阴阳相反相搏有两层含义：①阴阳的属性是相对应的、相矛盾的。如上与下、寒与热、内与外、升与降、明与暗等都具有相对的属性。凡阴阳，其属性都是对应的，没有两相对应的双方便构不成阴阳。②某些范畴的阴阳，在属性对应的同时，还存在相互争搏、相互制约的趋势，两者呈现你强我弱的态势。阴阳的任何一方过于强盛，均可过度抑制对方而使之趋弱；或者任何一方的过于不足，亦可导致对方的相对亢盛。如寒与热、动与静、阴邪与阳气、阳邪与阴液等都存在相互抗争、相互制约的关系。如季节气温的更替主要取决于

NOTE

寒暖气流之间阴阳相反相搏的结果。故《素问·脉要精微论》说："是故冬至四十五日，阳气微上，阴气微下；夏至四十五日，阴气微上，阳气微下。"一年气温寒热的更替变化即在阴阳相反相搏的过程体现出来，并如此年复一年。

中医学广泛使用阴阳相反相搏的理性认识来解释人体的生理、病理过程。如生理过程中，机能的兴奋与抑制多数情况下表现为阴阳的相反相搏。兴奋属阳，抑制属阴；兴奋过亢，则阳胜阴弱。兴奋不足，则阳弱阴强，反之亦然。再如疾病过程中，以阴邪与阳气为例，人体感受阴邪，体内阴偏胜，对阳的制约太过，必然造成阳气耗损，导致"阴盛则阳病"。同理，感受阳邪，体内阳偏胜，耗损阴液，亦可致"阳胜则阴病"。

3. 阴阳互根互用 阴阳相互依存而不能单独存在，在某些范畴的阴阳关系还体现为相互滋生、相互为用的特点，古人称其为"阴阳互根""阴阳相成"。《素问·阴阳应象大论》说："阴在内，阳之守也；阳在外，阴之使也。"说明了阳以阴为基、阴以阳为用的相互依存的关系。明·赵献可在《医贯编·阴阳论》中指出："阴阳又各互为其根，阳根于阴，阴根于阳。无阳则阴无以生，无阴则阳无以化。"同样说明阴阳之间具有互根互用的关系。明确提出"阴阳互根"的见于清代黄元御所著《素灵微蕴》。黄元御指出："阴阳互根。五脏阴也，而阳神藏也。非五脏之藏，则阳神飞也；六腑阳也，而阴精化焉，非六腑之气，则阴精竭也。盖阴以吸阳，故神不上脱；阳以照阴，故精不下流……阴能守而阳秘于内，阳能卫则阴固于外。"

阴阳互根依存的关系在人体生理病理过程中表现得极为普遍，在疾病治疗上亦有应用。如用于说明生理联系，气之与血，气属阳，故有阳气之谓；血属阴，故有阴血之称。气能生血、行血；血能载气、养气。用于说明病理变化，由于阴与阳是相互依存的，故当阴虚至一定程度时，"无阴则阳无以化"，导致"阴损及阳"；同样，阳虚至一定程度时，"无阳则阴无以生"，可导致"阳损及阴"。因此，阴阳两虚、气血两亏于虚损性疾病之中时有可见。在中医治法中，张景岳依据阴阳互根依存关系在《景岳全书·新方八阵》提出了"阴中求阳""阳中求阴"。所谓："善补阳者，必于阴中求阳，则阳得阴助而生化无穷；善补阴者，必于阳中求阴，则阴得阳升则泉源不竭。"

4. 阴阳消长平衡 阴阳双方在力量或数量上不是一成不变的，而是不断运动变化的。阴阳的运动变化，古代思想家以"消长"来概括。《素问·五常政大论》说："阴阳更胜，气之先后。"其言正指自然万物阴阳之气更迭消长的变化。消长，亦称"消息"，消，即消退；息，即滋息。如《周易·丰·彖传》曰："日中则昃，月盈则食，天地盈虚，与时消息。"西汉枚乘《七发》也说："消息阴阳。"阴阳消息（消长），即指阴阳的盛衰变化。

阴阳消长的基本形式，概括起来有四类：①阴或阳自身的消长。如《素问·生气通天论》说："故阳气者，一日而主外，平旦人气生，日中而阳气隆，日西而阳气已虚，气门乃闭。"论述的是阳气在一天当中的消长变化。②阴阳互为消长，包括此消彼长、此长彼消两种情况。以一年四季为例，从冬入春至夏，寒气渐减，热气日增，气候由寒逐渐变温变热，是"阴消阳长"的过程；由夏入秋至冬，热气渐消，寒气日增，气候由热逐渐变凉变寒，是"阳消阴长"的过程。③阴阳以互长为主，表现为阴阳皆长。在机体"生、长、壮、老、已"的发展过程中，从生到壮的阶段，是"阳阴互长"为主的阴阳消长状态。④阴阳以互消为主，表现为阴阳皆消。在机体从壮到已的阶段，呈现的是"阳阴互消"为主的阴阳消长状态。这四种形式中，此消彼长和此长彼消是建立在相反相搏基础上的阴阳盛衰变化；而阴阳皆长和阴阳皆消是

NOTE

建立在互根互用基础上的阴阳消长变化。

对阴阳消长的认识，体现了前贤对阴阳双方始终处于运动变化状态的一种深刻把握。所谓平衡，是对这种运动变化处于一定的范围、限度及时空之内相对而言的。阴阳之间的消长运动是绝对的、无休止的，而平衡是相对的、有条件的。如果阴阳更胜消长变化超过了正常的限度，阴阳间的协调平衡关系就会遭到破坏，出现阴阳偏盛、偏衰等异常变化。在人体则标志着生命活动出现异常，进入疾病状态。

5. 阴阳相互转化 一个事物属阴或是属阳是由其本身所固有的阴、阳两方面孰主孰次所决定的。阴阳相互转化是指某些事物由原先以阴（阳）占主导的状态，转变成以阳（阴）占主导的新态势，它强调的是事物总体的阴阳属性发生质的改变，而不是指事物阴阳的消长盛衰的量的变化。

阴阳相互转化作为阴阳运动的一种基本形式，一般是在阴阳消长变化发展到一定程度时发生的。古人通过观察，认识到事物阴阳属性的改变一般出现在发展变化的极期阶段，即所谓的“物极必反”。在古代文献中，亦用“极”“重”来表述阴阳转化的条件。如《素问·阴阳应象大论》说：“重阴必阳，重阳必阴”“寒极生热，热极生寒。”《素问·六微旨大论》也说：“物之极由乎变。”

阴阳相互转化既可以表现为渐变形式，又可以表现为突变形式。所谓渐变，是指阴阳在其消长过程中，随着阳长阴消的变化而阴渐变为阳，随着阴长阳消的变化而阳渐变为阴。如四时寒暑的更替、昼夜中阴阳的转化，以及人体内物质与能量的转化都是以渐变形式进行的。所谓突变，是指阴阳在其消长过程中，平时以量的变化为主，当消长变化发展到一定限度时，阴阳即快速向其反面转化而表现为质的改变。如临床上阳热之证突然转为四肢逆冷、面色苍白、脉微欲绝、冷汗淋漓的阴证，即属阴阳突变形式的相互转化。

阴阳相互转化的内在根据是阴阳的互根互用。只有阴中寓阳、阳中寓阴，才为阴阳发生相互转化提供依据和可能。老子《道德经·五十八章》说：“祸兮福之所倚，福兮祸之所伏。”祸福之所以可以转化，是因为双方已相互倚伏着向其对待面转化的根源。中医学家亦以此说明阴阳相互转化的原因，即所谓“成败倚伏生乎动，动而不已则变作矣”（《素问·六微旨大论》）。这些转化均是在“动而不已”的消长更胜过程中实现的。因此，阴阳的互根互用是阴阳相互转化的内在依据，而永不停顿的阴阳消长变化是其相互转化得以进行的必要条件。

古代不少医家进一步探讨阴阳相互转化与阴阳胜复的关系，发现在很多情况下阴阳转化是源于阴阳的自我胜复。交替为“胜”，衰极可“复”。阴阳之间若无自我胜复，则“阴长阳消”发展下去，势必为阴极长而阳极消，以致阴阳离决，统一体趋于破裂；只有“阳长阴消”而无胜复交替亦然。故只有“阴长阳消”与“阳长阴消”的交替出现，才能使自然界在不断的运动变化之中维持其动态平衡，这就是交替为胜，衰极可复。可见，阴阳胜复是事物运动变化的固有规律之一，而阴阳转化则是事物运动变化的一种外部表现。

阴阳的交感相错、相反相搏、互根互用、消长平衡和相互转化从不同侧面揭示了阴阳的运动规律。它们不是彼此割裂的，而是相互联系、互为影响的。其中，交感相错是阴阳间运动变化的基本前提，没有阴阳双方的交互作用，阴阳的其他关系便无从谈起。阴阳相反相搏表达了阴阳既相对应又相统一的关系。在阴阳相反相搏即对立制约的基础上，促成了阴阳消长变化的动态平衡；而互根互用又为阴阳相互转化提供了内在的根据。

（四） 三阴三阳

《黄帝内经》始有“三阴三阳”理论的系统记载。三阳指太阳、阳明、少阳；三阴指太阴、少阴、厥阴。三阴三阳的划分依据的是阴阳之气的多少盛衰。《素问·至真要大论》说：“阴阳之三也何谓？岐伯曰：气有多少，异用也。”可见，三阴三阳之分是用于标记阴气与阳气的多少盛衰的，而阴阳之气的多少盛衰的不同，对生命活动的作用亦不同。按《素问》的《阴阳别论》《经脉别论》等篇章的记叙：少阳为一阳，阳明为二阳，太阳为三阳；厥阴为一阴，少阴为二阴，太阴为三阴。“一、二、三”表示阴阳之气的量级从少到多和层次由浅到深。

《黄帝内经》的三阴三阳理论是从《周易》一阴一阳、二阴二阳之说和《周易》八卦发展而来的。《周易·系辞上》说：“易有太极，是生两仪，两仪生四象……”两仪，即阳仪与阴仪；四象是阴阳的进一步划分，即“二阴二阳”：太阳（亦称老阳）、太阴（亦称老阴）、少阳、少阴。其中太阳为阳中之阳，少阳为阴中之阳；太阴为阴中之阴，少阴为阳中之阴。二阴二阳之四象代表四方、四时、二至二分（冬至、夏至、春分、秋分）等。而在八卦系统中，则除乾（父）坤（母）之外，尚有三男（震为长子，坎为中男，艮为少男）三女（巽为长女，离为中女，兑为少女）卦。《黄帝内经》在此基础上首创“三阴三阳”之论。《素问·天元纪大论》说：“阴阳之气，各有多少，故曰三阴三阳也。”其较之“二阴二阳”，即在太阳、少阳中增加了“阳明”（《素问·至真要大论》曰：“两阳合明，谓之阳明”），在太阴、少阴中增加了“厥阴”（《素问·至真要大论》曰：“两阴交尽，谓之厥阴”）。

三阴三阳理论的提出，对于中医理论体系的形成和发展起着重要作用。《黄帝内经》有三阴三阳经与经络脏腑相配及其开、阖理论、三阴三阳标本中气理论，以及热病的三阴三阳传变理论。尤其是将三阴三阳与经络脏腑相配，展示了人体错综复杂的形质与机能统一的生动画卷，《黄帝内经》之三阴三阳热病传变说亦为《伤寒杂病论》之六经辨证奠定了理论基础。

第四节 五 行

一、概述

五行学说是中国古代哲学和传统文化的重要内容之一，具有自身独特的内涵和地位，被长期广泛运用于政治、科学、社会生活等方方面面，尤其是在传统中医学中。五行学说孕育于商周时期，形成于春秋战国时期，直到近代以来随着西学在中国的广泛传播而逐渐退出历史舞台。经过人们长期的认同和运用，五行学说已渗透到中国古人思想观念和认识活动的各个方面，形成一种具有支配地位的古代社会文化心理和哲学基础。正如齐思和在《中国史研究》中所指出的：“吾国学术思想，受五行说之支配最深，大而政治、宗教、天文、舆地，细而堪舆、占卜，以至医药、战阵，莫不以五行说为之骨干。士大夫之所思维，常人之所信仰，莫能出乎五行说范围之外。”五行的提出和发展有一个漫长的演变过程。五行之“行”，古文写为“卝”，有中居一方、外通四方之形。近现代不少学者认为，商代已经有了东、南、西、北、中“五方”的观念，从中央看四方是殷人的世界观，因而这极有可能是五行学说的源头。五行直义在名词上为纵横交错、四通八达的道路，“行”也有行进、流行、行用的动词意义。五

NOTE

行后来逐渐引申为具有相应特性的五类事物或五个系列，即从物质元素的意义上升到功能属性的意义，从具体的五行发展成为抽象的五行，从具体事物的概念发展成为哲学概念，并最终构建了五行之间“相生相克”的内在联系，使五行学说成为可以归纳并解释自然界和社会中万事万物的理论模型，弥散和深入到包括医药领域在内的中国古人生活的各个方面，成为中国传统文化的基本图式之一。

五行学说总体上是一种自然哲学。五行范畴与道、气、阴阳、性、理、心等其他古代中国哲学范畴相比，更多的是一种自然科学层面上的概念，其具体性和确定性要突出一些，尽管不同学派在内容上会有不同，如中医把木、火、土、金、水五行与人体肝、心、脾、肺、肾五脏及自然界的春、夏、长夏、秋、冬五时相对应，占星家会把五行界定为木、火、土、金、水五星的运行变化，兵家会把五行解释为东、南、西、北、中五方战阵排列，儒家则有人认为五行是仁、义、礼、智、信的“五常”伦理，但作为一种思维模式，在方法论层面上各家对其的解释和认识并没有根本的差异或异议，实为大同小异，或者说各家都只是在演义或利用五行学说来论证自己思想的合理性而已，所以我们在此只从总体上对五行学说作一基本考察。

（一）中国古代的“尚五”观念

关于五行学说的起源问题，由于历史信息的缺失，今天已不可能确切地知道其如何产生。尽管学术界进行了大量的探索，但至今仍未形成一致认识。我们只能根据现有文献，对五行学说产生的相关文化背景进行大致了解。

在先秦时期的文献中，有大量以“五”字构成的专有词语，如“五色”“五声”“五味”“五方”“五刑”“五材”“五官”“五祀”“五福”“五常”“五情”“五志”“五服”“五仪”“五兵”“五脏”等，其中也包括“五行”。这些词语的内容涉及颜色、声音、味道、方位、刑罚、官制、农业、祭祀、军事、言行、礼教等社会生活的各个方面，反映了古人的一种“尚五”的思想观念。对于自然存在物，古人往往从每类中选择五个成员代表该类事物整体（实际上自然界中并不仅仅只有这五种成员），如酸、苦、甘、辛、咸之“五味”代表并不仅仅只有这五种味道的味道整体，青、赤、黄、白、黑之“五色”代表并不仅仅只有这五种颜色的颜色整体；对于典章制度，也往往以五为度加以设定，五元一组，代表该类全体，如以墨、劓、刵、宫、大辟之“五刑”代表刑罚种类整体。这表明了我国先民对数字“五”的崇尚和偏爱，而五行学说的产生无疑也受到这种“尚五”观念的影响，或者说是这种“尚五”观念的集中体现、抽象总结和经典表达。

古人“尚五”意识形成的认识基础，由于历史信息的缺乏而无法准确了解。考古出土的甲骨文是真实反映殷商时期人们思想认识的原始资料。历史学家研究表明，殷人龟卜以五为度。他们占卜一件事情，多用五龟一组同卜。如殷代的成套腹甲，即是用五块组成一套。也有研究表明，在殷商武丁年间，第一次卜用五龟，而至廪辛、庚丁、武乙、文丁年间，则常一次卜用三骨。卜以绝疑，在操作中只有占卜的次数为奇数才便于做出决断，只需操作一轮即可决定结果，而五和三均是奇数。学者们还认为，殷人有用“五”或“三”表达“极多”的观念，用五龟或三龟占卜就意味着许多神灵都参与了所卜之事的决断，因此结果是权威可信的。但从甲骨文资料中也可看出，除了偶然出现“帝五丰臣”“帝五臣正”的卜辞外，并没有由“五”组成的名词或词语，其中也有“四方”“四土”等观念，但没有“五方”之类的说法，说明殷商时还没有将数字“五”神圣化。

NOTE

《诗经》是中国历史上最早的诗篇，尽管经过孔子删减编辑而成，但孔子“述而不作”，没有对原文进行改动，因此是反映周代思想文化的重要史料。《诗经》中频频出现“四方”一词，只出现了少数的“五”字，且并不用来说明什么重要的内容。这说明，至少到西周时期还没有明显的“尚五”意识。

《尚书》是记述上古三代政治历史的文献，出现了大量以“五”字组成的词语，如“五瑞”“五礼”“五器”“五刑”“五辰”“五典”“五色”“五声”“五福”“五行”“五罚”“五过”“五纪”“五事”“五教”“五辞”“五常”“五爵”“五章”等，其中两篇直接提到了“五行”。《夏书·甘誓》云：“有扈氏威侮五行，怠弃三正。”《周书·洪范》云：“五行：一曰水，二曰火，三曰木，四曰金，五曰土。”《虞书·大禹谟》提到了“五行”的具体名目：“水、火、金、木、土谷惟修，正德利用厚生惟和。”尽管据清初阎若璩考证认为这三篇包括其他一些篇章是后人托名伪作，但即使在真文中仍有大量的“五”字词语存在，这反映了这些文献作者对“五”字的特殊偏爱。尽管这些“五”字词语并不能反映这些文献所标定的年代的真实认识，但却可反映文献作者所在时代的一种比较明显的“尚五”观念。

《逸周书》是《尚书》以外的十部周代历史文献汇编，古人认为它是《尚书·周书》的遗篇，故以此标名。在其《作雒》篇中有周代封国建侯制度与五行有关的记载：“封人社壝，诸侯受命于周。乃建大社于国中，其壝东青土，南赤土，西白土，北骊土，中央衅以黄土。将建诸侯，凿取其方一面之土，焘以黄土，苴以白茅，以为社之封。故曰受列土于周室。”这里已将青、赤、黄、白、黑五色与东、南、中、西、北五方对应，作为一种“封建”制度。这与后来流行的五行与五方、五色等对应配属的观念是一致的，这种观念对当时社会的影响无疑也是比较大的。《逸周书》中还有《小开武》《武顺》《成开》《周祝》数篇直接提到了“五行”概念。《小开武》中有“五行：一黑位水，二赤位火，三苍位木，四白位金，五黄位土”的五行配五色的最早文献记载，《周祝》中有“陈彼五行必有胜”的五行相胜说最早记载，但可能也同上述《周书·洪范》等篇一样不是西周初年成书，其所反映的应是五行学说形成之后的认识。

《国语》为周代史书，少部分为西周史料，绝大部分是春秋史料，其中《周语中》有“五味实气、五色精心、五声昭德、五义纪宜”的说法，《鲁语上》有“及天之三辰，民所以瞻仰也；及地之五行，所以生殖也”之说。《郑语》则记载，史伯回答郑桓公问时说：“夫和实生物，同则不继。以他平他谓之和，故能丰长而物归之；若以同裨同，尽乃弃矣。故先王以土与金木水火杂，以成百物。是以和五味以调口，刚四支以卫体，和六律以聪耳，正七体以役心，平八索以成人，建九纪以立纯德，和十数以训百体。”这反映了西周末期及春秋时期人们对“五”的崇尚及与五行相关内容的基本认识。

《左传》是春秋时期史料的大集，书中有不少记载反映了当时古人对五行相关思想的认识，也表现了人们的“尚五”观念。如《左传·襄公二十七年》记载宋国大夫子罕说：“天生五材，民并用之，废一不可。”《左传·昭公二十年》记述了晏婴与齐侯讨论和同之辨时说：“先王之济五味，和五声也，以平其心，成其政也。”

先秦诸子著作中也有不少与五行思想相关的“尚五”词句，如孔子《论语·尧曰》认为，从政应遵循“惠而不费、劳而不怨、欲而不贪、泰而不骄、威而不猛”的“五美”原则，《论语·微子》中也有“四体不勤、五谷不分”之语；老子《道德经》第十二章则认为“五色令

NOTE

人目盲，五音令人耳聋，五味令人口爽”；孙武《孙子兵法》之《计篇》提出了“一曰道、二曰天、三曰地、四曰将、五曰法”五个决定战争胜负的重要因素即“五事”，《谋攻篇》提出了五条“知胜之道”，《形篇》提出了用兵五法，《火攻篇》提出了五种火攻方式，《虚实篇》明确指出“五行无常胜”，充分反映了孙武对“五”的偏爱及对五行思想的一定认识；墨子《墨子·贵义》有“且帝以甲乙杀青龙于东方，以丙丁杀赤龙于南方，以庚辛杀白龙于西方，以壬癸杀黑龙于北方”之说，按天干有十个的常理可推知，没有言及但已隐含的是“戊己”配中央方位，其中已有“五方”和“五行”的观念；在《管子》和《吕氏春秋》中，五行学说已相当成熟，得到广泛运用，成为人们探求时空变化规律的基本思维模式；邹衍进一步把阴阳五行相配的宇宙图式推广到社会历史领域，提出了“五德终始”的历史观，用以说明历代王朝的更替，认为王朝按照五行相胜的次序更替；还有学者认为儒家思孟学派把五行概念运用到人性层面，把人性和道德品质与五行结合起来，主张五行之“行”本有“德行”之义，提出五行人性说，把仁、义、礼、智、圣（信）等道德整理排列为一个五行系统，因为《荀子·非十二子》中有思孟学派“按往旧造说，谓之五行”。但《中庸》《孟子》等著作中并没有五行内容的记载，1973 年湖南长沙马王堆汉墓出土的帛书《五行》篇与 1994 年湖北荆门郭店出土的竹简《五行》篇文字内容大体一致，专家考证认为是思孟学派的作品，其中的五行应当指仁、义、礼、智、圣，但其中并没有把仁、义、礼、智、圣与水、火、木、金、土一一对应起来，也没有五行学说中那种相生相克的关系。这说明，所谓儒家人性五行说更多的只是在形式和概念上借用了五行的说法，也反映出五行说在当时的社会影响和人们浓厚的“尚五”观念。

《周礼》原名为《周官》，是系统说明周代国家管理体制的著作，也有大量反映“尚五”意识的规定，如《天官》规定，“掌养万民之疾病”的疾医“以五味、五谷、五药养其病，以五气、五声、五色视其死生”；负责肿疡、溃疡、金疡、折疡等疾病治疗的疡医则“以五毒攻之，以五气养之，以五药疗之，以五味节之”；《地官》规定大司徒“以土会之法辨五地之物生”，把山川地形分为山林、川泽、丘陵、坟衍、原隰五种；《夏官》规定，司兵“掌五兵五盾”；《秋官》规定，小司寇“以五刑听万民之狱讼”。《周礼》中这些由“五”字构成的大量专有名词，表现了“五”字的特殊文化地位，反映了当时社会一种厚重的“尚五”文化心理。

考察表明，至迟到了春秋时期，我国古代已出现了比较普遍的“尚五”现象，其中包括对“五行”的一些认识，这在世界其他古代文明中是不明显的，这是中国古代五行学说得以产生的重要文化土壤和社会心理基础。由此看来，五行学说产生于中国并流行于中国，成为中国传统文化的重要内容和突出特点，并不是偶然的历史现象。

（二）“五行”概念的提出

在不同的历史时期和不同的学术体系里，五行具有不同的内容。学术界一般认为有五种基本含义。①五行指金、木、水、火、土五种人们社会生产生活必需也是自然界的五种基本物质，也称“五材”。如《左传·襄公二十七年》记载宋国大夫子罕说：“天生五材，民并用之，废一不可。”《国语》之《鲁语上》有“及天之三辰，民所以瞻仰也；及地之五行，所以生殖也。”②五行指东、南、西、北、中的五个方位即“五方”。如安阳殷墟大墓多呈“亞”形，王国维的《明堂寝庙通考》也认为上古明堂宗庙也呈“亞”形，“亞”形可分解为五个方块，分别代表五方。《尚书·尧典》《逸周书·小开武》分别记载了舜与周文王巡察四方时按五方、

NOTE

五行相生次序。③五行指时间方面的“五时”。《史记·历书》记载：“黄帝考定星历，以立五行。”《管子·五行》说：“昔黄帝作立五行以正天时。”④五行指古代天文学或星相学方面的辰星、太白星、荧惑星、岁星、镇星“五星”。如《汉书·艺文志》说：“五行之序乱，五星之变作”“五星不失行，则年谷丰昌。”⑤五行指哲学概念层面上表示功能属性的“五性”。最早在《尚书·洪范》中有“水曰润下，火曰炎上，木曰曲直，金曰从革，土爰稼穑”的明确概括。

“五行”一词最早出现于《尚书》中的《夏书·甘誓》。云：“有扈氏威侮五行，怠弃三正，天用剿绝其命，今予惟恭行天之罚。”但这里的“五行”究竟是何内容，并不明确，难有定论。《甘誓》是夏后启与有扈氏作战的誓词，但据考并不是夏时所作，同时由于夏代青铜器具还很少，金属材料还未成为人们社会生活的必需品，因而不能肯定夏代时已有金木水火土之“五行”的说法。

“五行”概念及其内涵的具体表述最早见于《尚书》之《周书·洪范》篇。该篇记述在殷周之际，周武王访箕子，箕子告之以“洪范九畴”即九种治国大法，“五行”是其中的第一畴。其内容是“五行：一曰水，二曰火，三曰木，四曰金，五曰土。水曰润下，火曰炎上，木曰曲直，金曰从革，土爰稼穑；润下作咸，炎上作苦，曲直作酸，从革作辛，稼穑作甘。”虽没有确切的证据表明《洪范》成文年代就是周初，但从《左传》《墨子》已经引用其文字来看，《洪范》至少在春秋时代已经成书。因此“五行”概念及相关思想也有可能在周初就已经形成。

《尚书·洪范》关于五行的论述，标志着五行概念的明确提出。但我们也应当看到，尽管作者对水、火、木、金、土五种物质的基本属性作了简单概括，并将其与咸、苦、酸、辛、甘五味联系起来，构建了五行与五味的对应关系，但这里的五行还没有形而上学的哲学内涵，仍主要指当时人们生活中最重要的五类物质资料。同时，其排列顺序既不符合木、火、土、金、水的五行相生顺序，也不符合木、土、水、火、金的相克或相胜顺序，说明当时人们还没有认识到五行所代表的五种物质之间的生克关系。因此，作为一种相对系统完整的哲学理论的五行学说还没有形成。

（三）　五行学说的建立

五行概念形成和提出之后，随着认识水平和理论思维能力的提高，人们根据对生活实践经验的观察、总结和思考，对金、木、水、火、土五种物质的功能属性及相互之间的关系有了进一步的认识，在春秋末期或战国时期形成了五行相生相克（相胜）理论，认为木生火、火生土、土生金、金生水、水生木，即木、火、土、金、水依次循环相生，木胜土、土胜水、水胜火、火胜金、金胜木，即木、土、水、火、金依次循环相克，并广泛用这一理论解释自然万物和社会万象。董仲舒在《春秋繁露·五行相生》中说：“五行者，五官也，比相生而间相胜也，故为治，逆之则乱，顺之则治。”虽然将五行与社会政治联系起来，用五行生克关系说明社会盛衰治乱有些荒谬，但董仲舒“比相生而间相胜”却对五行关系做了精到的概括。这样五行学说就由原来的五种物质概念，提升为一种具有生克循环关系的哲学理论，成为人们论事说理的基本工具和范式。这是对五行学说的重要发展，表明五行学说已经是一个具有特定逻辑结构和思想内涵的理论体系，也标志着一个比较系统、完整的五行学说的全面形成。

《逸周书》《左传》《孙子兵法》《孟子》《墨子》等先秦著作中已有一些关于五行相克关

系的认识。《左传·昭公三十一年》记载，晋国发生日食，史墨解释这件事时说："庚午之日，日始有谪，火胜金，故弗克。"《左传·哀公九年》记载，公元前486年，宋人围攻郑国，晋国赵鞅占卜求问是否出兵救郑，结果是"水适火"。史墨这样解释占卜结果："盈，水名也；子，水位也。名位敌，不可干也。炎帝为火师，姜姓其后也，水胜火，伐姜则可。"这里已有"火胜金""水胜火"的五行相胜认识。《左传·文公七年》谈到"六府"内容时，按"水、火、金、木、土、谷"的顺序排列，符合五行相克顺序，作者可能也对五行相克（相胜）关系有所认识。《逸周书·周祝》则明确指出："陈彼五行必有胜。"古人也进一步认识到了五行相克关系的片面性，指出不能机械僵化地理解或套用，金、木、水、火、土是否彼此相胜，不仅由事物属性或性质决定，还要考虑量的多寡，量不足，在实际中就表现不出相胜的关系。《孙子兵法》之《虚实篇》就明确指出"五行无常胜"；《孟子》也借用五行相胜关系论述其"仁"学思想："仁之胜不仁也，尤水之胜火。今之为仁者，尤以一杯水救一车薪之火也；不熄，则谓之水不胜火。"《墨子》之《经下》篇也说："五行毋常胜，说在宜。"《经说下》篇更具体指出："火烁金，火多也。金靡炭，金多也。"这些对五行相克（相胜）关系的认识已经比较全面和深刻。到战国后期，阴阳家邹衍把五行相克（相胜）理论与社会政治历史附会在一起，主观臆造了没有客观合理性的解释历代王朝更替顺序的"五德终始"论，虽然荒谬，却也曾有过一定历史影响。

在现存文献中对五行相克（相胜）进行完整表述最早的是西汉的《淮南子·地形训》。云："木胜土，土胜水，水胜火，火胜金，金胜木，故禾春生秋死，菽夏生冬死，麦秋生夏死，荠冬生中夏死。"其用五行的相胜（相克）关系来解释自然生物的生死现象。东汉《白虎通义·五行》则对五行相克（相胜）理论作了全面解释。云："五行所以相害者，天地之性，众胜寡，故水胜火也；精胜坚，故火胜金；刚胜柔，故金胜木；专胜散，故木胜土；实胜虚，故土胜水也。"明确指出五行的相克（相胜）是天地之性，也就意味着可以用它来解释或说明世界万物万象。

有关五行相生关系的认识，《左传·昭公二十九年》有这样一段文字："有五行之官……木正曰句芒，火正曰祝融，水正曰玄冥，金正曰蓐收，土正曰后土。"其木、火、水、金、土的排列顺序正是五行相生的顺序，但也有不少人认为此段材料不能作为春秋时期的史料看待。五行相生说完整的思想体系最早在《管子》的《玄官》《四时》《五行》《轻重己》等篇中出现，虽没有"木生火、火生土"之类的词句，但多处木、火、土、金、水的严格排列次序反映了明确的五行相生认识。其中，《五行》篇最为明显："昔黄帝以其缓急作五声，以正五钟……五声既调，然后作立五行以正天时，五官以正人位。人与天调，然后天地之美生……睹甲子，木行御，天子出令……七十二日而毕；睹丙子，火行御，天子出令……七十二日而毕；睹戊子，土行御，天子出令……七十二日而毕；睹庚子，金行御，天子出令……七十二日而毕；睹壬子，水行御，天子出令……七十二日而毕。"作者把一年分为五个阶段，每一阶段为七十二日，每个阶段依次与干支和五行相配属，黄帝根据这五个阶段所对应的五行属性，颁布不同的政令，并做出各种相应的活动安排。之后的《礼记·月令》《黄帝内经》《吕氏春秋·十二纪》等也表现了明确的五行相生体系。这说明，到战国中后期，五行相生学说已相当普及。

NOTE

与五行相克（相胜）理论一样，虽然五行相生理论在战国时期已经形成，但在现存文献中对其进行完整表述最早的仍在汉代。西汉的《淮南子·天文训》和董仲舒的《春秋繁露》对其有明确的说法。《淮南子》以阴阳五行学说概括当时的天文历法成就，在《天文训》中说："甲乙寅卯，木也，丙丁巳午，火也，戊己四季，土也，庚辛申酉，金也，壬癸亥子，水也。水生木，木生火，火生土，土生金，金生水。"董仲舒发展了孔孟的天命思想并加以改造，提出了天人感应的神学目的论，认为天是世界的最高主宰，世间万事万物都是天的创造，世间一切皆有天意，但天意并不通过天的直接行动表现出来，而是通过阴阳五行之气的运动变化体现出来，五行相生体现天的恩德，五行相克体现天的刑罚，人们只有明辨阴阳五行的变化，才能知道幽隐潜在的天意。人应当顺天意而行。在《春秋繁露·五行对》中董仲舒指出："天有五行：木、火、土、金、水是也。木生火，火生土，土生金，金生水。水为冬，金为秋，土为季夏，火为夏，木为春。春主生，夏主长，季夏主养，秋主收，冬主藏，藏，冬之所成也。"这里尽管没有水生木的直接表述，但其意已很明显。董仲舒在《春秋繁露·五行之义》中又说："天有五行：一曰木，二曰火，三曰土，四曰金，五曰水。木，五行之始也；水，五行之终也；土，五行之中也。此其天次之序也。木生火，火生土，土生金，金生水，水生木，此其父子也。木居左，金居右，火居前，水居后，土居中央，此其父子之序，相受而布。是故木受水，而火受木，土受火，金受土，水受金也。诸授之者，皆其父也；受之者，皆其子也。"这里对五行相生关系的表述已经相当清楚完整。董仲舒还提出天人同类、人副天数、天人感应的观点，认为人的一切是天按照自己的样子创造出来的，天有什么，人就有什么，如"天以终岁之数，成人之身，故小节三百六十六，副日数也；大节十二分，副月数也；内有五脏，副五行数也；外有四肢，副四时数也；乍视乍瞑，副昼夜也；乍哀乍乐，副阴阳也；心有计虑，副度数也；行有伦理，副天地也"（《春秋繁露·人副天数》）。这种人副天数的观念，对当时的医学产生了非常深远的影响。

作为中国古代阴阳五行理论的集大成者，英国的李约瑟认为是隋代萧吉的《五行大义》。他认为："关于五行的最重要的中古时代的书籍，是594年萧吉所写的献给隋朝皇帝的《五行大义》。这本书讨论的科学问题比后来的任何著作都更多。"该书内容丰富，推理周密，文风醇厚，是作者在广泛研究和考订当时所见的各类阴阳五行著述的基础上融会贯通而形成的作品。书中广征博引，有些引文来自今天已不可得见的散佚之书，为人们展现了隋代以前五行学说思想发展的历史脉络，可谓是对我国古代五行理论的杰出总结和传承。

二、中医五行论

哲学作为一种世界观和方法论，是对具体科学的总结和升华，它一旦形成，又对具体科学的进一步发展起到指引作用，而人类实践活动的不断深入和具体科学的进一步发展，又为哲学的完善和发展提供了新的推动力，如此循环以至无穷，这也就是人类认识发展的基本规律。五行学说与中医学的关系，大致也是遵循这样一种逻辑：古人从社会生活实践包括医学实践活动中凝练出五行学说，五行说又反过来指导中医学的发展，而中医学的繁荣又进一步充实、完善和丰富了五行说……"五行说赋予中医学以外部的形式，中医学则为五行说提供了内在的根据。并且由于五行说在中医理论上运用的成功，反过来又提高了五行说的价值。"（李申．中国古代哲学和自然科学．上海人民出版社，2002：390－391.）五行学说对中医学的影响可谓广泛而深远。在五行生克理论的基础上，中医学进一步发展和深化了五行乘侮理论，使五行学说

NOTE

更加充实完善。这样五行学说在其应用发展过程中，逐渐与医学理论与实践融为一体，成为中医学理论体系的重要组成部分，中医五行说也成为中国传统哲学中的重要内容。

（一） 五行的特性

《尚书·洪范》中“水曰润下，火曰炎上，木曰曲直，金曰从革，土爰稼穑”的经典概括，形成后人对五行特性加以阐发的主要文献依据。

1. 水的特性 “水曰润下”，是指水具有滋润寒凉、性质柔顺、流动趋下的特性，凡具有寒凉、滋润、向下、闭藏、终结等此类特性与作用的事物或现象，均可归属于“水”。

2. 火的特性 “火曰炎上”，是指火在燃烧时具有发光发热、光热四散升腾的特点，引申为火有温热、升腾、光明、变化、活动的特性。凡具有此类特性的事物或现象均可归属于“火”。

3. 木的特性 “木曰曲直”，本是指树木主干挺直向上、树枝曲折向外的生长状态，引申为木有生长、兴发、生机、舒展、条达等特性。凡具有此类特性的事物或现象，均可归属于“木”。

4. 金的特性 “金曰从革”，指金属物质具有顺从人意、改变外形、制成器具的特点，引申为金具有变革、禁制、肃杀、敛降、洁净等特性。凡具有此类特性的事物或现象，均可归属于“金”。

5. 土的特性 “土爰稼穑”，指土有播种庄稼、收获五谷、化生万物的作用，引申为土有生长、承载、孕育、化生、长养的特性。凡具有此类特性的事物或现象，均可归属于“土”。

五行的特性虽最初源于对金、木、水、火、土五种物质的具体观察，并且可能有直观、朴素、猜测、主观牵强之处，但将五行上升为功能属性的概念后，其含义就已超越了各自原初的意义本身，从而成为可对世界一切事物或现象按五行属性进行考察和总结的思维工具，实现对世界的观念上的整体把握。

（二） 事物的五行归类

古人根据各种具体事物或现象的性质与特点，应用五行属性对其进行推演和归类，从而把自然现象与社会活动、人体自身与自然环境统一起来，构建了一个无所不包、天人合一的五行整体系统。这种五行归类的方法，主要有直接的取象比类法和间接的推演络绎法。

1. 取象比类法 即从具体事物的象（性质、作用、形态等）中抽取某些可能最能集中反映其本质的特有征象（取象）与五行各自的特性相比较，从而确定其在五行中的归属（比类）。如以方位配五行来看，中国东面沿海，为日出之地，旭日东升，富有生机，与生发、生长的木性相类似，故东方属木；南方气候炎热，植物生长得旺盛繁茂，与火性炎上相类似，故南方属火；西部为日落之地，多为苍凉高原，其气肃杀，与金性从革相类似，故西方属金；北方寒冷，无霜期短，虫类蛰伏，有似水性寒凉、润下、静藏，故北方属水；中央地带土壤肥沃，气候适中，长养万物，统管四方，与土性相类似，故中央属土。又如五脏配五行，肝主升发疏泄故属木，心主行血暖身故属火，脾主运化精微故属土，肺主清肃之性故属金，肾主闭藏精气故属水。这种对事物五行属性直接归类的方法，是以具体事物相对突出的特点、形态与五行特性相类比而进行推断，因事物本身存在的复杂性、多样性及变化性，故其得出的结果并不都是必然的，甚至还会有主观的牵强附会之处，因此在实践中必须从实际出发，做到具体情况具体分析。

NOTE

2. 推演络绎法　即根据已知的某事物的五行属性，推演与此事物相关的其他事物的五行属性及其归类的方法。如自然界的五气配五行：春季属木，风为春之主气，故风也属木；秋季属金，燥为秋之主气，故燥也属金；长夏属土，湿为长夏主气，故湿也属土……人体也是这样：肝为木，肝与胆相为表里，肝主筋，其在志为怒，开窍于目，在液为泪，其华在爪，故胆、筋、怒、目、泪等也随肝属木而被归属于木；同理，因心属火行，故小肠、脉、舌、喜、汗等也归属于火……这种间接的归类方法，同样有其历史合理性的一面，也有其局限性的一面，须全面看待。

以《黄帝内经》为原典的中医学就是以五行属性为桥梁，运用这种对事物的五行归类方法，对人体与自然界的各种事物、现象进行归纳和类比推演，将自然界的方位、气候、五味等与人体五脏进行广泛联系和沟通，如《素问·阴阳应象大论》就说“东方生风，风生木，木生酸，酸生肝，肝生筋，筋生心，肝主目……”从而构建了一个人与自然环境的统一体，并认为人体与自然界存在着“同气相求”的“天人相应”联系，自然环境的变化必然影响人体的生理病理。就人体自身而言，中医学也根据同样的原理和使用同样的方法，将人体的各个脏腑组织器官及身心机能，分别归属于以五脏为中心的五行生理病理系统，构建了一个以五脏为中心的五行藏象系统（表4－1），并且同样认为人体内脏与自然界之间存在感应关系，人与自然界实际上是相统一的，所谓“天地之间，六和之内，不离于五，人亦应之”（《灵枢·阴阳二十五人》），体现了中医学突出的整体性观念。这样的一个五行藏象系统，已不仅仅局限于医学领域，实际成为一个人们在观念上用来统合宇宙万物、认识上用来说明宇宙万物之间相互联系相互作用、实践中用来指导古人适应世界改造世界的功能性模型。

表4－1　宇宙万物的五行分类表

自然界											五行	人体						
五音	五味	五化	五气	五色	五星	五时	五季	五方	地支	天干		五脏	五腑	五窍	五体	五津	五腧	五志
角	酸	生	风	青	岁星	平旦	春	东	寅卯	甲乙	木	肝	胆	目	筋	泪	井	怒
徵	苦	长	暑	赤	荧惑	日中	夏	南	巳午	丙丁	火	心	小肠	舌	脉	汗	荥	喜
宫	甘	化	湿	黄	镇星	日西	长夏	中	辰丑戌未	戊己	土	脾	胃	口	肉	涎	输	思
商	辛	收	燥	白	太白	合夜	秋	西	申酉	庚辛	金	肺	大肠	鼻	皮毛	涕	经	忧
羽	咸	藏	寒	黑	辰星	半夜	冬	北	子亥	壬癸	水	肾	膀胱	耳	骨髓	唾	合	恐

（三）五行之间的关系

五行学说认为，五行并不是孤立自存的，木、火、土、金、水之间存在着“比相生而间相胜”的相生相克的联系，构成一个动态的、整体的五行系统。五行之间生克关系正常，五行系统就保持动态平衡和相对稳定，事物就处于一种正常变化的状态，自然界就情况正常，人体也就保持健康状态，表现为生理现象；生克关系不正常，五行系统的协调平衡关

NOTE

系就被打破，事物就处于一种异常的状态，自然界就情况反常，人体也就不能维持健康，表现为病理变化。

1. 五行相生　五行相生是指木、火、土、金、水五行之间存在着动态而有序的递相资生、助长和促进的关系，其相生次序是木生火，火生土，土生金，金生水，水生木，木又生火……依次递相资生，循环无尽，往复不休，如环无端（图4－2）。同时也可看出，在五行相生关系中，任何一行都具有“生我”和“我生”两方面的联系，因此《难经》将此比喻为“母子”关系，即生我者为我之“母”，我生者为我之“子”。如水生木，则水为木之母，木为水之子，木生火，则木为火之母，火为木之子。余可类推。由此可见，五行相生，实际是指五行中的任何一行对其“子行”具有助长、促进和资生的作用。

中医应用这种五行相生的理论来说明人体脏腑之间也有依次相互资生的关系。如《素问·玉机真脏论》说：“五脏皆受气于其所生”“肝受气于火”“心受气于脾”“脾受气于肺”“肺受气于肾”“肾受气于肝。”《素问·阴阳应象大论》也说：“筋生心”“血生脾”“肉生肺”“皮毛生肾”“骨髓生肝”，都蕴含着五行相生之义。

2. 五行相克　五行相克是指木、火、土、金、水之间存在着有序的递相克制和制约的关系，其次序是木火土金水，隔一相克，即木克土，土克水，水克火，火克金，金克木，木又克土……依次递相克制，终而复始，循环不已（图4－2）。《素问·宝命全形论》说：“木得金而伐，火得水而灭，土得木而达，金得水而缺，水得土而绝，万物尽然，不可胜竭。”同样，在五行相克关系中，任何一行都具有“克我”和“我克”两方面的联系，《黄帝内经》将此称为“所胜”“所不胜”的关系，即克我者为我之“所不胜”，我克者为我之“所胜”。如土克水，水为土的“我克”者，即水为土之“所胜”，木克土，木是土的“克我”者，即木为土之“所不胜”。余可类推。五行相克实际上是指五行中的任何一行对其“所胜”的一行的克制与制约。

3. 五行制化　五行制化是指五行之间相生与相克关系的结合，制即克制、制约的意思，化即生化、变化的意思，亦即五行之间既相互资生又相互制约，生中有克，克中有生，以维持五行之间的协调和稳定，保持事物变化发展的平衡协调。五行的相生与相克是密切关联、不可分割的两个方面：没有生就没有事物的发生与成长，没有克则使事物发展过分亢奋而打破其稳定与平衡，以致为害为病。只有生克相反相成，协调平衡，化中有制，制中有化，生命机能才能正常维持，事物才能生化不息，事物之间才能保持协调平衡，世界才能稳定有序地变化发展（图4－1）。正如张介宾在《类经图翼》中所言：“造化之机，不可无生，亦不可无制，无生则发育无由，无制则亢而为害。”五行的制化规律是“亢则害，承乃制，制则生化”（《素问·六微旨大论》）。五行之中某一行过亢时，必然承之以“相制”，才能防止“亢而为害”，以维持事物的协调平衡和生化不息。以木为例，木能克土，但土能生金，金又能克木，通过这种调节，使木既不能过

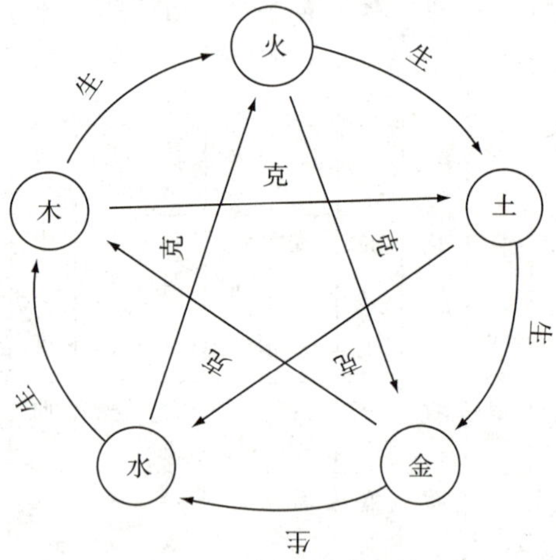

图4－1　五行生克示意图

度克土，又不能过度被金所克。其余可依此类推。也就是说，五行之中只要有任何一行过分亢盛，必然接着有相应的另一行来克制它，从而使五行之间重新达到新的协调和平衡。中医学重视五行系统中存在的制约、克制关系，主张五行中如某一行亢盛之极而为害，必须抵御令其节制，才能维持事物的正常生发。如《素问·五脏生成论》将"所不胜"一行称为"主"，认为"心，其主肾也；肺，其主心也；肝，其主肺也；脾，其主肝也；肾，其主脾也。"张介宾在《类经图翼》中也说："母之败也，子必救之。如水之太过，火受伤矣，火之子土，出而制焉。火之太过，金受伤矣，金之子水，出而制焉。金之太过，木受伤矣，木之子火，出而制焉。木之太过，土受伤矣，土之子金，出而制焉。土之太过，水受伤矣，水之子木，出而制焉。"

简而言之，五行的生克制化不是简单的两行之间的关系，而是五行之间彼此作用的连锁反应。五行中每一个部分都不是孤立存在的，而是与其他部分密切关联的。五行中每一行的变化必然引起其他部分的变化，同时自身又受到其他部分和五行整体的影响和制约（图4-1）。

4. 五行相生异常 母子相及五行相生异常而出现的变化，称为"母子相及"，包括"母病及子"和"子病犯母"两类，这种理论在中医学中所涉甚多。

（1）*母病及子* 母病及子是指五行中的某一行异常影响至其子行，导致母子两行均发生异常的改变。母病及子又常见为两类：①"母能令子虚"：就是母行虚弱，累及子行，导致母子两行皆虚弱。如水虚不能滋木，导致木行也不足，出现水竭木枯，母子两衰。临床上常见的肾精亏虚，精不化血，引起肝血不足，最终导致肝肾阴虚的病变就属此类。②母行过于亢盛，引起其子行亦亢盛，出现母子两行均亢。如木行过盛，会引起火行过旺，导致木火皆盛。临床上常见的肝火过旺引起心火亦盛，出现心肝皆火旺的病变就属此类。

（2）*子病及母* 子病及母是指五行中的某一行异常影响至其母行，出现母子两行皆异常的变化。这种情况较常见的又有三类：①"子能令母实"：就是子行亢盛，引起母行也过亢，导致母子两行均亢，也称"子病犯母"。如临床上可见的心火过亢，引起肝火亦盛，终致心肝火皆旺的病理变化。②"子盗母气"：就是子行亢盛，劫夺母行，致使母行衰弱。如临床上可见的肝火过亢，下劫肾阴，导致肝肾皆阴虚的病理变化。③"子不养母"：就是子行虚弱，上累及母行，导致母行亦不足。如临床上可见的心血亏虚导致肝血亦不足，终致心肝两血虚的病理变化就属此类。

母病及子与子病及母之间有一定的内在联系，二者既可单独出现，也会同时或相继出现，在实践中须临证辨析，不可简单生硬。

5. 五行相克异常 相乘、相侮的概念皆源于《黄帝内经》，是中医五行学说的重要内容。中医学用相乘、相侮来说明五行相克关系的异常，认为五行之间正常的相克关系被打破时，就会出现五行的相乘、相侮，五行系统的自我调节机制就会失常，并以此来说明自然万物的异常影响和人体的病机传变。

（1）*相乘* 乘，有侵袭之意，相乘即乘虚侵袭的意思。五行相乘，就是指五行中的某一行对其"所胜"行的过度制约和克制，其实质就是五行之间的过度相克，所以五行相乘的次序与五行相克的次序是一致的，即木乘土、土乘水、水乘火、火乘金、金乘木，依次类推循环。导致五行相乘的原因，一般有三个方面：①因某一行过分亢盛，使其对"所胜"行的制约过度，造成"所胜"行虚弱。如木行过盛，会过度克制其"所胜"行土，使其虚弱，所谓

"木旺乘土"，临床上因情志所伤而肝郁火旺，使脾胃功能受影响，出现肝气犯脾、犯胃的病机传变，就属此种情况。②因五行中某一行过于虚弱，使其"所不胜"行呈现相对偏亢，进而出现此行被其"所不胜"行过度克制的相乘现象。如土行过于虚弱，木行就会显得相对偏亢，土行就会受到木行较强的克制，就会出现所谓"土虚木乘"的相乘现象，临床上脾胃虚损之病，往往会因情绪变化（肝气郁结）而发作或加重，多就属此种情况。③某一行本已过于虚弱，其"所不胜"行却又过于亢盛，就势必出现比较严重的相乘现象。如脾胃功能本已虚弱不足，却又肝气郁结、肝火大旺，就极易出现所谓"肝气乘脾"的病理变化。

（2）相侮　侮，即欺负，相侮就是恃强凌弱的意思。五行相侮是指五行中的某一行对其"所不胜"行的制约和克制，亦称"反克"，其实质就是五行之间的反向克制，所以相侮次序与相克次序恰恰相反，即木侮金、金侮火、火侮水、水侮土、土侮木，依次循环类推。导致五行相侮的原因，一般亦是三个方面：①某一行过于亢盛，不仅不受其"所不胜"行的制约，而且反过来克制其"所不胜"行，因而出现相侮。如木行过于旺盛，不但不受其"所不胜"行金的制约，反而侮其金行，出现所谓"木旺侮金"火"木火刑金"。②五行中某一行虚弱不足，而其"所胜"行则相对偏亢，则该行也会受到其"所胜"行的反向克制而出现相侮。③"所胜"行本就过于亢盛，又有其"所不胜"行却虚弱不足，此时就极易出现较为严重的相侮现象。

五行相乘与相侮，实际就是因为某一行"太过"或"不及"，造成五行之间正常的相克关系异常，从而使五行之间的协调平衡关系被打破，中医学以这种生克关系的异常来分析和解释脏腑病理状态下的相互影响、相互传变。二者之间既有联系，又有区别。两者的联系在于五行中无论哪一行太过或不足，在出现相乘时也可能会出现相侮；在出现相侮时，也可能会出现相乘。正如《素问·五运行大论》所说："气有余则制己所胜而侮所不胜；其不及，则己所不胜侮而乘之，己所胜轻而侮之。"两者的区别在于相乘是按五行相克次序的克制太过，相侮是按五行相克次序相反方向发生的克制异常（图4－2）。

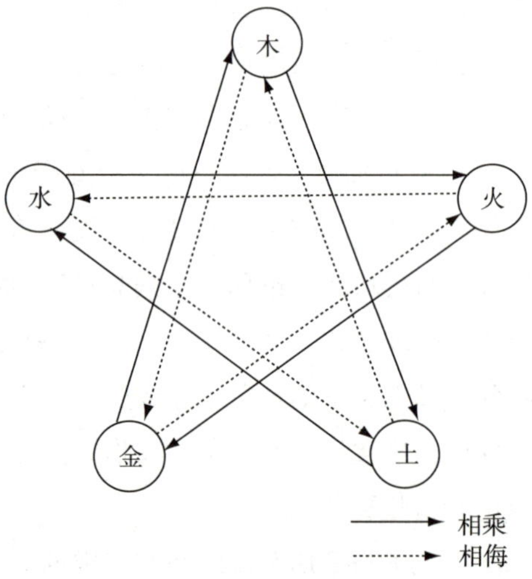

图4－2　五行乘侮示意图

《黄帝内经》还探讨了五行相乘、相侮的逆顺问题。《素问·玉机真脏论》云：五脏之病，传其"所胜"之脏为顺传，传其"所不胜"之脏为逆传，并且"病之且死，必传行至其所不胜。"

综上所述，在中医学看来，五脏的功能因五行的生克关系而联系为一个有机整体，任何一脏功能的正常发挥，必然受到其余四脏的资生或制约，使其既不会不足，也不会太亢。同理，某一脏的功能失常也必然以母子相及或相乘相侮的方式影响到其他四脏，如肝病影响致心，为母病及子；肝病影响到肾，为子病犯母；肝病影响到脾为相乘；肝病影响到肺为相侮。其余四脏以此类推。《素问·玉机真脏论》云："五脏受气于其所生，传之于其所胜，气舍于其所生，死于其所不胜……肝受气于心，传之于脾，气舍之于肾，至肺而死。”

6. 五行学说在中医学中的应用　五行学说在中医学中的应用十分广泛，主要表现在六个方面。

(1) *建立五脏藏象系统*　中医学依据肝、心、脾、肺、肾五脏某一方面的生理特性及功能，将其分别归属于木、火、土、金、水五行，同时也用五行的特性来说明五脏的生理特性或功能，并推而广之，将五腑、五官、五体、五志、五神、五液、五华等也与五行对应起来，从而建立了中医藏象学说中的五行－五脏系统，成为人们认识生命健康的有效工具。

(2) *演绎天人相应理论*　五行学说在人体五行－五脏系统基础上更进一步，将自然界的五方、五时、五气、五味、五色、五化、五音等也与人体的五脏系统对应联系起来，并认为同一行的事物之间有着相互感应现象，体现了人与自然环境的统一性，表达了人与天地合一的整体观念。

(3) *说明五脏生理联系*　五脏的五行归类，既可在一定程度上阐明某一行的生理特性和功能，还可根据五行生克制化的理论，说明与其他五脏生理功能之间的某些相互资生及相互制约的关系，从而对五脏的生理联系有一个比较系统和完整的认识。

(4) *分析五脏病机传变*　五脏生理的相互联系决定了五脏在病机上也必然会相互影响，某脏的病变会传至其他脏，其他脏的病变也会传至此脏，由此可对人体的疾病传变形成一种相对系统和动态的认识。前述的五行母病及子、子病及母、相乘、相侮等理论就是力图对疾病传变规律有一整体有效的认识。

(5) *指导疾病诊断*　根据五行学说，同一行事物间存在某种特定联系，可以相互感应，而人是一个有机整体的存在，人体内在功能的失调及相互关系的紊乱会通过相应的途径显现于外，因此，五行理论有利于疾病的诊断。如面色青色、喜食酸味、情志易怒、脉见弦象，综合这些外在表现，根据五行理论，可诊断肝病居多。

(6) *确定治则治法*　根据五行的相生相克关系，也有助于确定相应的治则治法。按五行相生理论，确定“虚则补其母，实则泻其子”（《难经·六十九难》）的治则，就是指通过补益母脏可以治疗母子两脏皆虚或子脏虚弱之证，通过攻泻子脏可以治疗母子两脏皆实或母脏邪实之证，如以补肾阴为主，借此可以涵养肝木（水生木），而以泻心火为主，可以借此泻肝火（火为木之子）。根据五行相生理论确立的治法则有滋水涵木法、培土生金法等。根据五行相克理论确立的治则是抑强扶弱，因为五行相克异常的相乘与相侮，根本原因都是五行中某一行太过或不及，因此只有太过者抑之，不及者扶之，才能使其复归于平衡。根据五行相克理论确立的治法有抑木扶土法、培土制水法等。世界变化万千，病症错综复杂，临床要实事求是，不能刻舟求剑，一味拘泥于某些固定格式。

第五节　范畴关系论

道、气、阴阳、五行是中国传统文化中相当普泛的基本概念，也是十分重要的哲学范畴，四者各自都有着丰富的内涵，相互之间也有着内在的联系和明显的区别，它们共同形成了中国古代文化的基本构架，共同决定了中国传统文化的基本特点。中国古人用“道”表示世界万

NOTE

物的本原及运动规律，用“气”表示世界万物的基本组成及其相互联系的中介，用“阴阳”表示世界万物的基本属性及辩证关系，用“五行”说明世界各种事物的相应属性及相互之间的互动与发展变化。将四者有机结合起来，即可在思辨的层次上解释各种自然现象和社会现象，满足与中国古代人们的生产力水平及思维水平相应的认识需要和实践需要。就当时而言，道、气、阴阳、五行理论有一定的“合理性”或“先进性”，这些理论在先秦时期产生后，经过历代人们的不断发展和完善，直到清朝末年西方文化强行传入之前，长期被我们中国古人广泛接受和普遍应用，成为古代中国人解释世界、认识世界、改造世界的基本模式，对中国传统文化产生了重大而深远的影响。特别是气、阴阳、五行不仅是中医学基本的概念范畴，实际上也是道的不同形式、不同层次的表现，由它们所构建的“气－阴阳－五行”这一思维模型更是中医学最基本的思维模式。这一思维模型似乎是一个三级的思维模型，本质上却是一个一气混元的整体模型，本质上也是对世界最高层次的道的解释。从气的角度讲，阴阳是二气，五行是五气；从阴阳的角度讲，气是阴阳的未分状态，五行是阴阳的分化状态；从五行的角度讲，阴阳是五行相反相成的两种基本属性，气则是五行的共同本源。这一思维模型具有系统性、功能性、关系性、动态性、相对性、整体性等特点。尽管这一思维模型也带有一定的主观色彩，也具有定量性不足、各层次关系不够细化等不足之处，但无疑代表了古代人们认识水平的一个特别高峰。尤其不能否认的是，这一思维模型成功地指导了中医临床几千年的实践，为中华民族的繁衍生息和人类健康做出了重大的贡献。了解道、气、阴阳、五行四个范畴之间的关系，对于我们更加全面地理解中国传统文化的特质、更加深入地把握中国古代哲学与中医学的关系具有重要意义。

一、道与气

（一）道

道在中国传统文化中，人们常从两个方面去使用它：一是指行走的道路。这最初是由人们在无所遵循的条件下主动行走造成的，所谓“走的人多了，也就成了路”。这是一个具体层面的实物概念。二是指人们在行动之前就已经存在并且应该遵守的规律、规则、方法等，这是一个理论层面的哲学概念。但二者之间是有内在联系的，后者是从前者具体的实践经验中总结和抽象出来的，它一旦被固化，又作为一种先在对后人的实际行动起到指导作用。道的含义既复杂多样，又深邃广博，是中国古代哲学中具有最广普适性和最高层次性的哲学概念，在先秦诸子著作中更是如此，道成为各家的共同理念。先秦各家均重视和推崇道，均以论道为己任，均认为自己的学说是最广大而精微的大道、至道。如在儒家创始人孔子那里，道是人生的最高价值，也是人生的终极目标，所谓“朝闻道，夕死可矣”（《论语·里仁》）。又说“君子谋道不谋食……君子忧道不忧贫”（《论语·卫灵公》）。儒家之道主要是指社会伦理之道。兵家始祖孙武也以道论军事，指出：“兵者，诡道也。”并认为“道、天、地、将、法”是决定战争胜负的基本条件（《孙子兵法·计》）。以道命名的道家更是明确把道作为最高的哲学范畴，认为道既是天地万物的本原，又是自然界和人类社会存在与变化的根本规律。中医学深受中国古代哲学尤其是先秦哲学道论的影响，在医学规律、理法方面受黄老道家影响颇深，如气、阴阳、五行等观念，在医学伦理方面，受儒家孔孟之道影响也很大。

NOTE

（二） 气

气是中国古人对宇宙万物包括生命的一种感知与认识，中国古代哲学认为，气是构成宇宙万物的最基本物质，宇宙间的一切事物都是由气，以及气的运动变化而产生和存在的。中医学引入中国古代哲学气的概念，认为气是构成人体和维持人体生命活动的一种具有很强活动力的精微物质，人的生命活动实质上就是气的运动变化，从而使气成为一个贯穿整个中医理论体系的哲学范畴。

（三） 道与气的关系

道与气的关系问题在中国古代哲学中，不同的学术流派有不同的见解。有人认为气是基于道形成的，有人认为气和道是等同的，还有人认为气在道之上。但多数人主张气是由道派生出来的，道是第一性，气是第二性，道是形而上者，气是形而下者。或者说，气只是道的一种比较重要的表现形式，气及气之道只是作为最高层次的道的一个方面。

中国古代道家认为，道派生了气，气因为有极精微、弥漫于整个宇宙时空的物质特性而成为物质世界的本原，但与道比，它还是要低一个层次。二者的区别在于：道既具“无”的含义，又具“有”的含义，道作“有”解时，既具物质性（气），又具规律性（理）；气则只具“有”的含义，仅具备物质性。道家观点一般认为气是形而下者，而道则是形而上者。如《庄子·至乐》所说：“察其始而本无生，非徒无生也而本无形，非徒无形也而本无气。杂乎芒芴之间，变而有气，气变而有形，形变而有生。”在气之上，还有一个绝对的、不受时空限制的道。《淮南子·天文训》则说得更清楚：“道始于虚廓，虚廓生宇宙，宇宙生气，气有涯垠。”宋明理学的主流思想家程朱等人也认为，理（道）在气先，理（道）为气之根本。这是中国古代哲学关于道气关系的主流观点。

《管子·内业》则把气作为专门的哲学范畴并对其进行了论述，提出了精气说：“是故此气也，不可止以力，而可安以德；不可呼以声，而可迎以意。”“精也者，气之精者也。”把精气作为构成道的质料，认为道生万物必须通过精气这种气之中最精微、最细小的成分来完成，所谓道生万物在这里具体成了精气产生天地万物，所以精气就是道，道就是精气，二者是等同的，认为“道”实质就是“气”，气就是构成天地万物最原始、最精微的物质基础。当然，这里的精气并没有道所具有的规律义，所以实际上二者在这里也不完全相同。

宋代张载强调“太虚即气”，在《正蒙·太和》篇中认为“由太虚，有天之名；由气化，有道之名；合虚与气，有性之名；合性与知觉，有心之名。”构建了一个“气（天）－道－性－心”的逻辑范畴体系，认为气是在道之上的。杨时则认为天地万物皆为一气之变，充塞宇宙的只是一气：“通天地一气耳。天地其体，气体之充也。人受天地之中以生，均一气耳（《孟子解》）。”明朝的王廷相也明确提出：“元气之上无物、无道、无理。”（《雅述》）主张气为宇宙万物的根本，是一切事物发生、发展的源泉。

二、气与阴阳

阴阳学说，是中国古人研究阴阳的内涵及其运动变化规律，并用它来阐释世界万物万象的发生、发展和变化的一种理论。作为中国古代的哲学理论，它是我们古人认识世界本原、解释事物变化的一种世界观和方法论。阴阳学说渗透到中医学领域，对中医学理论体系的形成和发展产生了深刻的影响，有效地指导着历代医家的理论思维和诊疗实践。正如《景岳全书》所

NOTE

说，“设能明彻阴阳，则医理虽玄，思过半矣”。

总体来说，阴阳是对相关事物或现象的相对属性或同一事物内部对应双方属性的概括，是一个属性、功能的概念，而不是一个物质或实体的概念。其主要内涵是规律义的而不是本原义的；或者说，阴阳是世界一切事物与现象的本质属性及其运动变化的根本内在规律，但不是事物及现象本身，也不是产生事物及现象的终极根源。如《老子·四十二章》中就指出：“万物负阴而抱阳，冲气以为和。”说的就是万物既包含有阴的属性又包含着阳的属性，两者相激荡才能达到和谐。具体来说，就是万物都包含对立的阴阳二气，并且阴阳之间存在着相互作用，万物动态和谐是阴阳关系正常的表现。《易传》则提出“一阴一阳之谓道”（《周易·系辞上》）的经典命题，又说“立天之道曰阴与阳”（《易传·说卦传》）。说明阴阳就是道的具体呈现，宇宙天地间的一切变化都是阴阳相互作用的结果，把“阴阳”当成描述、解释宇宙间一切生命现象的模型方法。《管子·四时》也说：“阴阳者，天地之大理也。四时者，阴阳之大经也。”《管子·形势解》更具体地说道：“春者，阳气始上，故万物生。夏者，阳气毕上，故万物长。秋者，阴气始下，故万物收。冬者，阴气毕下，故万物藏。”并认为万物生长变化的机制是阴阳的相生相克，如《庄子·则阳》说：“阴阳相照，相盖相治。四时相代，相生相杀。”而世界万物的异常与灾病均是阴阳不和的表现，“阴阳不和，寒暑不时，以伤庶物。”（《庄子·渔父》）因此，人们应当顺应阴阳之变化，如《庄子·天道》所主张：“静而与阴同德，动而与阳同波。”中医学原典《黄帝内经·素问·阴阳应象大论》也指出：“阴阳者，天地之道也。”又说：“阴阳者，有名而无形。”（《灵枢·阴阳系日月》）阴阳实际上就是从事物或现象中撇开个别的、非本质的属性，而提取共同的、本质的属性而形成的具有一般意义的概念，可用其来表述从事物或现象的具体特征中抽象出来的某些相对属性。因此，阴阳作为属性、规律层面的概念，在中国传统哲学及中医学中具有既无所不指、又无所定指的特点。

中国古代哲学认为，气主要是一个物质性的概念，气是构成宇宙万物的最基本物质，宇宙间的一切事物，都是由气以及气的运动变化而产生和存在的。至此，气与阴阳之关系就比较简单明了了：一是气有阴阳两种属性，或者说，气有阴阳两类，阴阳是气运动变化的根本内在规律，气的存在和变化，需通过阴阳表现出来，世界上不存在无阴阳属性之气，没有阴阳的互动变化，气就不可能化生万物；二是气是阴阳存在的物质载体，脱离物质性的气，阴阳不可能实际独立存在，阴阳属性必须依托气之体而存在和表现，离开气，也就无所谓什么是阴或什么是阳，我们讲阴阳，最后一定要归结到是什么客观存在者的阴，或什么客观存在者的阳，绝不能一直就阴阳而论阴阳。简言之，没有无阴阳之气，也没有无气之阴阳。

三、阴阳与五行

“阴阳”观念大约萌芽于夏商时代，“五行”观念则大约萌芽于殷商时代，两者均大约形成于西周前期。二者的合流则大约在春秋时代。“阴阳”和“五行”观念的出现是中国古代哲学形成和开拓的主要标志之一。“阴阳五行”概念一经产生，就成为中国哲学的基本范畴，并对中国哲学和中国文化的方方面面包括中医学产生了重要的影响。

英国科学史家李约瑟在其《中国科学技术史》中指出，中国人的科学或原始科学的思想包含着宇宙间的两种基本原理或力量，即阴和阳（这是人类自身两性经验中阴性和阳性的反映），以及构成一切过程和一切物质的五行。阴阳是中国古代哲学的一对范畴，表示事物相反

NOTE

相成的两种属性，古人用这种理论来说明世界上万事万物（包括人类自身）之间及其内部对立统一的两个方面所具有的互根、互动、互感、互制、消长、转化等关系，以阴阳交感、对立统一的理念来阐释事物运动的原因、形式以及世界万物生演变化的根据。五行学说也是中国古人构建的一种具有内在结构的理论模式，用这种理论模式可以来说明事物内部及事物之间的作用与关系，具有明显的朴素系统有机论思想的色彩。二者本是两种内涵不同的理论，各有其特点和优势，二者也都是在春秋战国时代发展成熟的，但其产生过程是各自独立进行的，起初并没有什么相互联系，到秦汉时期，人们开始将二者结合来解释各种事物与现象，并赋予五行以阴阳的属性，二者有了关联。这种关联表现在三个方面。

1. 五行由阴阳之气所生　中国古人常认为，世界万物均由气构成或由元气所生。《庄子·知北游》说："人之生，气之聚也，聚则为生，散则为死……通天下一气耳。"并认为气又分阴阳两类。老子《道德经》第四十二章说："万物负阴而抱阳，冲气以为和。"《庄子·则阳》说："阴阳者，气之大者也。"《吕氏春秋·恃君览》也说："凡人、物者，阴阳之化也。"到汉代，一些思想家主张五行也是由阴阳二气所产生，董仲舒认为，"天地之气，合而为一，分为阴阳，判为四时，列为五行"（《春秋繁露·五行相生》）。隋代萧吉更明确指出，"夫五行皆资阴阳之气而生"（《五行大义》卷二）。

2. 五行分为阴阳两类　东汉班固在《白虎通义》中指出："五行各自有阴阳。"针对《尚书·洪范》关于五行"水曰润下，火曰炎上，木曰曲直，金曰从革，土爰稼穑"这些性质的论述，他认为："火者，阳也，尊，故上；水者，阴也，卑，故下；木者少阳，金者少阴，有中和之性，故可曲直从革；土者最大，苞含物将生者出，将归者入，不嫌清浊为万物。"

3. 阴阳与五行结合起来论述事物　如《吕氏春秋·十二季》不仅将四季与五行相配，强调春季行木德、夏季行火德、季夏行土德、秋季行金德、冬季行水德，而且进一步引入阴阳观念，利用阴阳之气的消长变化及相互作用来说明各个季节的对应特点，以此来解释事物生演变化的机制。春季属木，孟春之月，"阳气始生""天气下降，地气上腾，天地和同，草木繁动"；季春之月，"生气方盛，阳气发泄，生者毕出，萌者尽达"。夏季属火，仲夏之月，"阳气在上，安壮养佚""日长至，阴阳争，死生分"。季夏属土，"草木盛满，阴将始刑"；秋季属金，仲秋之月，"杀气浸盛，阳气日衰，水始涸，日夜分"。冬季属水，孟冬之月，"天气上腾，地气下降，天地不通，闭而成冬"；仲冬之月，"日短至，阴阳争，诸生荡"。而在古代医学中，阴阳学说和五行学说在方法论层面上被用来阐释和论述人体生命现象，二者既相对独立，发挥各自不同的作用，同时又相辅相成，互为补充，相得益彰。阴阳学说把人体看成是一系列既相互对立制约又共同协调平衡的组织结构与功能活动的统一体，认为阴阳动态的协调平衡是健康的根据，阴阳错乱失调是疾病的原因。中医五行学说则把人体脏腑组织器官分为五类，认为人体是由以五脏为中心的五个子系统构成的一个有机整体（大系统），这些子系统之间存在着既相互资生又相互制约的生克关系，以此来维持人体生理活动的正常进行，若这种生克关系发生异常，就会出现病理变化。阴阳学说重在说明人体各脏腑组织及其功能的对立统一，五行学说重在说明各脏腑组织之间的相互关系，如把二者结合起来，综合运用，就能较好地解释人体复杂的生理活动和病理变化。

总之，阴阳与五行既有一定的联系，也有本质的区别。阴阳学说解释了二元事物的对立统一关系，五行学说说明了多元事物的循环演化及生克制化关系，把二者结合起来，就能更好地指导人们认识世界和改造世界。

第五章　中医哲学生命观

生命观是哲学理论中的重要范畴。它探讨有关生命的起源、本质和意义等问题。中国古代哲学学派中，儒家与道家对生命观都有丰富论述。

儒家的生命观认为，生命源于天地，“天地合而后万物兴焉”（《礼记·郊特牲》），“天地氤氲，万物化醇，男女构精，万物化生”（《周易·系辞下》），并且认为人和万物都是由于“气”之凝聚。如《礼记·礼运》说：“人者，其天地之德，阴阳之交，鬼神之会，五行之秀气也。”在具体的社会生活中，儒家将关爱生命作为其“仁”学思想的重要内容。《论语·乡党》载孔子以人命为重的言论说：“厩焚。子退朝，曰‘伤人乎？’不问马。”孟子提出“知命者不立乎岩墙之下”（《孟子·尽心上》）。另一方面，儒家又认为生命的尊严和道德价值比生命更为贵重，主张必要时“杀身成仁”或“舍生取义”的生命价值观。

道家和道教生命观，注重以“道”为本原。老子说：“道可道，非常道；名可名，非常名。无名天地之始，有名万物之母。”“道生一，一生二，二生三，三生万物（《道德经》）。”“道”有“万物之母”的意义。虽然“道有情有信，无为无形”（《庄子》），但它化生万物之后，就成为有形质或有生命的个体。道家和道教提出通过“贵生”来养道的观点。老子说：“吾所以有大患者，为吾有身。及吾无身，吾有何患？故贵以身为天下，若可寄天下；爱以身为天下，若可托天下（《道德经》）。”除《老子》强调“贵生”“自爱”和“长生久视”外，还有《庄子》提到的“保生”“全生”“尽年”和“尊生”，《吕氏春秋》提出的“贵生重己”等，始终贯穿着重人贵生的思想传统。后来道教即据此形成教义，如《太平经》主张“乐生”“重生”等观点，历代道教信仰者崇信修道成仙、长生不死之说，并衍生出众多的养生服饵、修炼内丹之术，这些都对中医药学产生了直接的影响。

中医的生命观在传统哲学的影响下形成，具体包括天人观、形神观、诊疗观和养生观等内容。它包含着诸家理论学说的精华，又更注重客观自然的规律。例如，中医天人观同样认为人与天地同体，非常重视生命与自然界的关系，但更具体地论述了“人与天地相应”的内涵，而不是抽象地用“天道”代表“人道”。中医对生命本体的认识受到“气一元论”的影响，又结合人体生命运动的特点，具体衍化为注重形神合一的形神观、强调辨证论治的诊疗观以及提倡未病先防的养生观。

第一节　天人观

“天人合一”作为哲学理论，主要在于揭示人与自然的统一。古人无论是讨论宇宙的生成，还是探索人体的奥秘，实质上都是围绕着天人关系这个核心展开的。在《孟子·尽心》

NOTE

中已含有“天人合一”的思想，最早明确提出“天人合一”这一命题的是北宋哲人张载。可以说，天人之学是中国哲学的思维起点，也是中医学探讨的核心问题之一。中医学作为具有中国特色的人的生命科学，并不是只论人不论天的，而恰恰是从天研究到人，从人探讨到天，天人互参，天人相应。因此，中医学又可看成是天人一体的生命科学。中医学的天人观建立在中国古代哲学、古代天文学和古代医学基础之上，其论理思路是以自然法则为基础、以生命法则为归宿，核心要点是“天人合一”学说和五运六气学说，天地与人体生命同构互动。

徐灵胎在《医学源流论》中说：“不知天地人者不可以为医。”“天人合一”既是古代医家的世界观，即视天、地、人为一体，统一于一气，具有共同的规律，又是方法论，即把人体的生理、病理置于世界万物的总体联系中加以考察和认识，提供了认识世界的总原则——整体观。

中医学汲取“天人合一”说，把人体放到自然界中去考察和研究，认为人与自然界不仅同源同理，而且其形象、内涵、变化相互对应，息息相关。整个自然界为“大”，人为“小”，“小”是“大”的浓缩，“大”是“小”的展开。《素问·阴阳应象大论》指出：“故天有精，地有形，天有八纪，地有五里，故能为万物之父母；清阳上天，浊阴归地，是故天地之动静，神明为之纲纪，故能以生长收藏，终而复始。”

一、天人观的含义

中国传统文化从总体上说是以人为核心展开的，人与天地相应，“天地之大德曰生”，人的根本意义也在于“生”，“生生之谓易”（《周易·系辞上》）。中医学认为，“天覆地载，万物悉备，莫贵于人”（《素问·宝命全形论》）。人不仅是自然界“生生之德”的产物，而且最能体现自然界的“生生之德”，最善利用自然界的“生生之德”，所以《素问·举痛论》说：“善言天者，必有验于人。”正是因为秉承了中国传统文化的这个重要思想，中医学从根本上始终都在体现“生生之德”。如元·王海藏说：“盖医之为道，所以续斯人之命，而与天地生生之德不可一朝泯也（《此事难知·序》）。”明·张介宾说：“夫生者，天地之大德也；医者，赞天地之生者也（《类经图翼·序》）。”中医学的基本原理就是循生生之理，用生生之具，助生生之气，最终达生生之境，这便是中医学的生生之道。

（一）天的含义

1. 中国哲学有关天的认知 中国古代文献对“天”的论述非常丰富，现代学者对其内涵作了系统归纳。冯友兰先生认为，天有物质之天（天空）、主宰之天（天神）、命运之天（天命）、自然之天（天性）和义理之天（天理）五种含义。庞朴先生将天分为形而下的物质的天（天空、大自然）、形而上的精神的天（主宰、至上神）和形而中的本然的天（本然意义上的物质、气质及被当作本然意义上的精神）。

2. 中医学有关天的思想 《黄帝内经》对天的理解主要有两大特性：一方面它具有以人为中心和出发点来观察天、以自然来解释天的中国哲学特性，这一内涵贯穿于中医“生气通天”“阴阳应象”等全部实践、理论的始终；另一方面它具有综合天文、历法、气象、物候、医学等理论为一体的自然科学的特性，这一内涵表现为中医学独有的五运六气学说。它避免了古代天文占星有关预示灾异妖祥的神秘因素，而更强调医学预测、指导临床的特性。其内容主要有三个方面。

NOTE

（1）指宇宙自然　《素问·阴阳应象大论》云："积阳为天，积阴为地。"《素问·四气调神大论》云："天气以急，地气以明。"天指与"地"相对的天空。如《素问·生气通天论》云："夫自古通天者，生之本，本于阴阳。"《素问·金匮真言论》云："天有八风。"其中的天指自然界。天有时也指岁气中的司天之气。如《素问·六微旨大论》云："土运之岁，上见太阴……天之与会也。"

（2）指人体部位或指人体相对的上部　《素问·三部九候论》云："三候者，有天有地有人也。上部天，两额之动脉；中部天，手太阴也；下部天，足厥阴也。"或指人体腰以上部位，如《灵枢·经水》云："腰以上为天，腰以下为地。"

（3）指自然的状态　如"天年""天寿"指自然之寿命，"天数"指万事万物自然运化的法度气数，"天癸"指人体自然生发的促进发育、生殖的物质基础。《素问·上古天真论》曰："女子二七而天癸至，任脉通，太冲脉盛，月事以时下，故有子。"对"天癸"，万密斋《保命歌括》注为"精血"，张景岳《质疑录》注为"元阴"。

《黄帝内经》的"天"明显不同于殷周时期的意志之天、主宰之天、神灵之天，而是指独立于人的意志之外的、不以人的意志为转移的客观存在，是不断运动变化的物质世界，是物质性的自然界。作为医学著作，它站在生命系统的视角看待宇宙与人的统一，完全剔除了天人感应的神学目的论，更强调自然科学与人文哲思相融合的实践应用和偏重临床实效的特性。

（二）人的含义

中国哲学向来强调人的重要意义。人作为复杂的存在，其外延有时指一般个人，有时指某一部分人；有时指全人类，有时指人类社会，有时指非自然因素的人为等。其内涵指人作为一种存在物的属性，包括了人与自然的关系、人与人的关系、人与社会的关系等。从个体而言，指自然属性、社会属性和思维属性。三者之间相互交叉、相互影响。

关于人性的研究，中国传统哲学中主要有两种思路，一种以儒家为代表，侧重于把人置于社会背景之下进行分析考量，重点探讨人的社会属性，讲如何处世做人；一种以道家为代表，侧重于把人放在天地自然的背景下加以探讨，重点阐述人的自然属性，讲如何顺应自然。中医学受到儒、道二家的影响，把人放在天地自然与社会人事的双重背景之下，在一个宏阔、开放、整体的参照系下对人进行全面考察，综合分析，主要揭示天地自然背景下人的禀性，同时也阐明社会背景下人的生活及心理变化对养生、治病的影响。中医学不太关注人性善恶，以及人性是否可以改变等问题，其探讨人性的目的也不是解释道德现象或提供治国方略的理论根据，而是为养生治病提供理论指导。

1. 自然属性　《素问·宝命全形论》曰："天覆地载，万物悉备，莫贵于人。人以天地之气生，四时之法成。"人作为自然一分子，与自然密不可分，与血缘传承的父母密不可分。人产生于自然，人的生命活动规律必然受自然界规律的影响。《灵枢·师传》说："夫惟顺天而已矣……治不法天之纪，不用地之理，则灾害至矣。"中医学认为，人与自然相统一，均受阴阳五行运动规律的制约，而且在许多具体的运动规律上又有相互通应的关系。人的生理活动随着自然界的运动和自然条件的变化而发生相应的变化。《素问·至真要大论》说："天地之大纪，人神之通应也。"倘若违背了自然规律，将导致不良后果，正如《吕览·重己》所说："室大则多阴，台高则多阳；多阴则厥，多阳则痿。此阴阳不适之患也。是故先王不处大室，不为高台，味不众珍，衣不燀热。燀热则理塞，理塞则气不达；味众珍则胃充，胃充则中大

NOTE

鞔，中大鞔而气不达。”

中医学根据五行学说，把一年分为春、夏、长夏、秋、冬，呈现出春温、夏热、长湿、秋燥、冬寒的节律性变化，因而人体也就相应地发生适应性的变化，《四言举要》论脉象“春弦夏洪，秋毛冬石，四季和缓，是谓平脉”。天气炎热，则气血运行加速，腠理开疏，汗大泄；天气寒冷，则气血运行迟缓，腠理固密，汗不出。如果气候剧变，超过了人体调节机能的一定限度，或者机体的调节机能失常，人体就会发生疾病。《素问·金匮真言论》有“春善病鼽衄，仲夏善病胸胁，长夏善病洞泄寒中，秋善病风疟，冬善病痹厥”之言。

（1）人禀自然　中医学认为，人是宇宙万物之一，与天地万物一样皆由天地之气分化而来。《素问·宝命全形论》说：“天地合气，命之曰人。”人生活于天地之中，必然与自然万物一样，受到自然界的限制和影响，气候的变化与地理环境的不同，对人体的生命活动和病理变化均有重要影响，因此在治疗疾病的过程中，应采取因时、因地制宜的原则。《素问·宝命全形论》说：“若夫法天则地，随应而动，和之者若响，随之者若影。道无鬼神，独来独往。”《素问·阴阳应象大论》说：“治不法天之纪，不用地之理，则灾害至矣。”而在平素的养生保健中，也应做到顺应自然，注意季节气候变化，尽量保持与自然环境的和谐统一。这就是天人相应思想的本源，是我们认知事物的基础，皆统一于气。

（2）人禀父母　由于禀受父母正气的不同，人与人之间体质会有许多差异，对人体的生长、发育、健康、疾病及治疗影响很大。中医在防病治病过程中非常重视辨别体质、气质，强调因人制宜，提出了“辨质论治”的主张。由于气的统一性和阴阳五行学说的影响，根据人体禀性的相似性将人分为不同类别。如《灵枢·阴阳二十五人》按五行把人分为木、火、土、金、水五类，每类又分为五种类型，共为二十五型。《灵枢·通天》根据阴阳多少将不同体质气质的人分为太阴、少阴、太阳、少阳、阴阳和平五类。此外，《黄帝内经》中还有按体型胖瘦、年龄大小、形志苦乐等对人进行体质分类的内容。这些都促进了后世体质医学的发展。

（3）地理环境　地理环境包括地质水土、地域性气候和人文地理、风俗习惯等。地理环境的差异在一定程度上影响人们的生理机能和心理活动。中医学非常重视地理环境对人体的影响。《素问·异法方宜论》说：“南方者，地所长养，阳之所盛处也，其地下，水土弱，雾露之所聚也，其民嗜酸而食胕，故其民皆致理而赤色，其病挛痹。”东南土地卑弱，气候多湿热，人体腠理多疏松，体格多瘦削；而西北地处高原，气候多燥寒，人体腠理多致密，体格多壮实。人们长期生活在特定地理环境中，机能方面逐渐形成了适应性变化。一旦易地而居，由于环境的突然改变，初期会感到不太适应，有的甚至会因此而发病，此所谓“水土不服”。因此，中医在诊治患者时，充分考虑不同地域中由于水土饮食而形成的不同体质或对体质产生的影响，给予不同的治疗。中医学还认识到人能主动地适应环境，提出“动作以避寒，阴居以避暑”（《素问·移精变气论》）的养身之道，在一定程度上通过改造环境来减少疾病，提高健康水平，宋代周守忠《养生类纂》就提到“沟渠通浚，屋宇清洁无秽气，不生温疫病”。

2. 社会属性　除自然环境以外，中医学还把人放在复杂的社会背景下，运用普遍联系的观点，采用类比推理等方法，从心理、思想、文化等不同角度，探寻人的生命活动和生命现象，阐明社会环境对人体健康和疾病发生、发展的影响，以及防病治病的规律。中医学注意到人生活在社会环境之中，社会生态变迁与人的身心健康和疾病的发生有着密切关系。《医宗必读·富贵贫贱治病有别论》说：“大抵富贵之人多劳心，贫贱之人多劳力；富贵者膏粱自奉，

NOTE

贫贱者藜藿苟充；富贵者曲房广厦，贫贱者陋巷茅茨；劳心则中虚而筋柔骨脆，劳力则中实而骨劲筋强；膏粱自奉者脏腑恒娇，藜藿苟充者脏腑恒固；曲房广厦者玄府疏而六淫易客，陋巷茅茨者腠理密而外邪难干。故富贵之疾宜于补正，贫贱之易于攻邪。”充分说明社会因素对人的影响。

（1）社会因素与致病　《汉书·艺文志·方技略》云：“论病以及国，原诊以知政。”人们很早就认识到人与社会的关系、治病与治国的关系。中医学认为，生活于社会环境中的人，都处于一定的政治、经济、文化和习俗之中，人的健康必然受到社会各种因素的制约和影响。《素问·疏五过论》云：“尝贵后贱，虽不中邪，病从内生，名曰脱营；尝富后贫，名曰失精。”先贵后贱者，“虽不中邪，精神内伤，身必败亡”，先富后贫者，“虽不伤邪，皮焦筋屈，痿躄为挛”。说明社会地位、经济状况的改变可引发疾病。不同社会阶层的人，因其社会地位、社会活动和生活条件等不同，所患疾病的类型、病证特点、预后等亦有所差异。《灵枢·根结》云：“王公大人，血食之君，身体柔脆，肌肉软弱，血气剽悍滑利。”认为王公贵族，养尊处优，形成了不同于平民百姓的体质特征，潜伏了易发中风、消渴、疔疮、肥胖等疾病的隐患。

人的贪欲也常常引起不良后果。《素问·上古天真论》说：“以酒为浆，以妄为常，醉以入房，以欲竭其精，以耗散其真，不知持满，不时御神，务快其心，逆于生乐，起居无节。”这样纵欲的结果往往是“半百而衰”。“嗜欲无穷”包括对物质和官位的贪求。

社会动荡、战争、习俗、职业与劳动等都可引起生活条件、思想意识和精神状态的变化，从而影响人的身心机能改变而发病。金元著名医家李杲所治病人多饱受战乱之苦，患脾胃病者居多，因此在治疗上他注重温补脾胃，从而形成“补土派”。又如明代温补学派及命门学说的兴起与明代的社会背景也有明显关系。

（2）适应社会以治病　自然因素对人体的影响规律性较强，社会因素对人体健康的影响却极其复杂。

在诊断方面，《黄帝内经》提出“病为本，工为标”，要求医生注意了解病人的贵贱、贫富、苦乐情况，做到“诊有三常：必问贵贱，封君败伤，及欲侯王”（《素问·疏五过论》）。还要熟悉社会文化、人情习俗等，即“入国问俗，入家问讳，上堂问礼，临病人问所便”（《灵枢·师传》）。这样才能较全面地了解病情并做出正确诊断。

在治疗方面，《黄帝内经》提出“不失人情”的原则。《灵枢·逆顺肥瘦》说：“圣人之为道者，上合于天、下合于地，中合于人事，必有明法。”《素问·疏五过论》说，治病应“从容人事，以明经道。贵贱贫富，各异品理，问年少长，勇怯之理”。同样是针刺，则“刺布衣者，深以留之；刺大人者，微以徐之”。治疗强调病人配合：“人之情，莫不恶死而乐生，告之以其败，语之以其善，导之以其所便，开之以其所苦，虽有无道之人，恶有不听者乎？”

在养生方面，《黄帝内经》特别重视人性修养的作用。《素问·上古天真论》提出：精神上要“恬淡虚无，真气从之，精神内守”；生活上要“美其食，任其服，乐其俗，高下不相慕”；处事上要“适嗜欲于世俗之间，无恚嗔之心，行不欲离于世，被服章，举不欲观于俗，外不劳形于事，内无思想之患，以恬愉为务，以自得为功，形体不敝，精神不散。”这样就可以达到健康长寿的目的。

NOTE

3. 思维属性　《灵枢·本神》说：“故生之来谓之精，两精相搏谓之神，随神往来谓之魂，并精而出入者谓之魄，所以任物者谓之心，心之所忆谓之意，意之所存谓之志，因志而存变谓之思，因思而远慕谓之虑，因虑而处物谓之智。”在这里，精、神、魂、魄、心都具有物质性，意、志、思、虑、智则是意识思维活动，是心理功能。人类的意识活动依赖于精神气的物质属性。

《黄帝内经》将人的情感活动概括为“五志”，并认为五志由五脏化生。《素问·阴阳应象大论》说：“人有五脏化五气，以生喜怒悲（思）忧恐。”肝在志为怒，心在志为喜，脾在志为思，肺在志为忧，肾在志为恐。情志失调是致病的重要因素，称之为“情志致病”。其主要影响脏腑气机。《灵枢·百病始生》说：“喜怒不节则伤脏。”《素问·举痛论》说：“余知百病之生于气也。怒则气上，喜则气缓，悲则气消，恐则气下……惊则气乱，思则气结。”

清代医家吴鞠通在《温病条辨》中说：“凡治内伤者，必先祝由，详告以病之所由来，使病人知之而不敢再犯，又必细体变风变雅，曲察劳人思妇之隐情，婉言以开导之，庄言以振惊之，危言以惊惧之，必使之心悦诚服，而后可以奏效如神。”祝由实际上就是一种以语言开导为主的心理疗法。中医很早就通过医者的言、行、情、态等影响和调动病人的情感、情绪及行为，以作为心理治疗的手段。《素问·阴阳应象大论》和《素问·五运行大论》根据五脏主五志的理论，结合五行生克规律，提出了五志相胜的论点，即怒伤肝，悲胜怒，喜伤心，恐胜喜，思伤脾，怒胜思，忧伤肺，喜胜忧，恐伤肾，思胜恐。从陈寿《三国志》到张从正《儒门事亲》，均记载有多个利用情志调摄治愈疾病的医案。

二、天人关系

纵观中国古代哲学史，在天人关系的探索过程中，大体上先后提出了“天人合一”、天人相分和天人相胜三种天人关系的模式。这三种模式的区分只具有相对意义，在不同的哲学家那里，往往不是单一的天人模式，而是多种模式的互相包容。在三种模式中，天人相分的观念发端于春秋时期，后为先秦荀子、汉代王充和唐代柳宗元等人所发展，作为“天人合一”模式的对立面提出来的。天人相胜的模式由唐代刘禹锡系统阐发，是天人分与合的统一。而“天人合一”思想则始终占据主导地位，即使讲“明于天人之分”的荀子也主张“人参天地”，认为“善言天者必有征于人”（《荀子·性恶》），“为善者天报之以福，为不善者天报之以祸”（《荀子·宥坐》），从思维模式的趋向上看，总体上并没有背离天人合一。

由于对天和人内涵的歧解，中国哲学史上所讲的天人关系，至少含有三种不同层次的意义：一是指神（主宰之天或意志之天）和人的关系，二是指自然和人的关系，三是指客观规律和人的主观能动性的关系。先秦和秦汉时期关于“天人合一”的认识主要是讲天人的一致性、统一性、天人可以统一于道，也可统一于气、统一于高尚的道德，从而使天与人具有了同源、同道乃至包括时间、空间结构相类同的关系。“天人合一”思想作为中国传统文化的核心思想，确立了中国哲学的基本走向。中医学借用和发挥了“天人合一”的哲学观，作为自己的世界观、价值观、方法论和目的论，来建构中医理论体系并指导中医临床实践。

（一）人与天地相参

《黄帝内经》汲取战国至秦汉之际“人与天地相参”的思维方法，以天地为参照物，进行参验、比较，来认识人体的生理、病理，把握诊断及治疗用药，发现了许多天地自然规律与人体生命规律之间的内在联系。换言之，即以“天人合一”为推论的大前提，采用类比思维的

NOTE

方式建构或阐释理论体系。如《灵枢·刺节真邪》说："请言解论，与天地相应，与四时相副，人参天地，故可为解。下有渐洳，上生苇蒲，此所以知形气之多少也。"其是运用天人类比的方法，根据"下有渐洳，上生苇蒲"的自然规律，比较参验后而形成"以形测气"的理论。中医学深受其影响，直接运用了"人与天地相参"的命题，系统阐述"天人合一"的原理和天人相互影响的表现，并由此奠定了中医学的整体观基础。中医学对人与自然关系认识，主要反映为人与自然同源、同构、同道的关系。

1. 人与自然同源 自然界是人类生命进化之源，又为生命延续提供必要的条件。天地由气构成。《素问·阴阳应象大论》曰："清阳为天，浊阴为地。"人由天地阴阳之气的交互作用而生成。《素问·宝命全形论》说："夫人生于地，悬命于天，天地合气，命之曰人。"《灵枢·本神》指出："天之在我者德也，地之在我者气也，德流气薄而生者也。"说明人与天地自然同源于气。《素问·天元纪大论》对此作了更为深入的论述。云："太虚寥廓，肇基化元，万物资始……生生化化，品物咸章。"认为元气是宇宙的本源，一切有形之体皆依赖元气的生化而生成，论证了世界的物质统一性。此外，人类生存于自然界，自然界存在着人类赖以生存的物质基础。《吕览·尽数》曰："精气之集也，必有入也。集于羽鸟与为飞扬，集于走兽与为流行，集于珠玉与为精朗，集于树木与为茂长，集于圣人与为敻明。"《素问·六节藏象论》说："天食人以五气，地食人以五味。五气入鼻，藏于心肺，上使五色修明，音声能彰。五味入口，藏于肠胃，味有所藏，以养五气，气和而生，津液相成，神乃自生。"五气、五味入于脏腑，达于肌表，使脏腑的功能协调、气血旺盛，人体生命活动方能正常。

2. 人与自然同构 人与自然的同构是指人与天地自然有着相同或相似的结构。《灵枢·邪客》说："天圆地方，人头圆足方以应之。天有日月，人有两目。地有九州，人有九窍。天有风雨，人有喜怒。天有雷电，人有音声。天有四时，人有四肢。天有五音，人有五藏。天有六律，人有六府。"这很有朴素唯物论的附会之处，但却说明了中医有关天人同构的思维。《黄帝内经》天人同构的观点，主要体现在人与天地自然共同具有阴阳五行之结构。如《素问·金匮真言论》说："平旦至日中，天之阳，阳中之阳也；日中至黄昏，天之阳，阳中之阴也；合夜至鸡鸣，天之阴，阴中之阴也；鸡鸣至平旦，天之阴，阴中之阳也。故人亦应之。"说明人体具有与自然相同的阴阳时空结构。《灵枢·通天》说："天地之间，六合之内，不离于五，人亦应之，非徒一阴一阳而已也。"借用阴阳五行为中介，人与自然相通相应。五脏的阴阳属性反映了五时之气的盛衰消长，由此构成"四时五脏阴阳"的理论。《灵枢·脉度》说："气之不得无行也，如水之流，如日月之行不休，故阴脉荣其藏，阳脉荣其府，如环之无端，莫知其纪，终而复始。"把人体气的运行与水的流动、日月天体的运动相类比。《素问·三部九候论》以人形血气与"天地之至数"相参，形成诊脉的三部九候方法。"天地之至数，始于一，终于九焉……故人有三部，部有三候，以决死生，以处百病，以调虚实。"又如《素问·离合真邪论》借用气候变化对江河之水的影响，推论六淫邪气对经脉气血的影响，指出："天地温和，则经水安静；天寒地冻，则经水凝泣；天暑地热，则经水沸溢；卒风暴起，则经水波涌而陇起。夫邪之入于脉也，寒则血凝泣，暑则气淖泽，虚邪因而入客，亦如经水之得风也，经之动脉，其至也亦时陇起。"

3. 人与自然同道 人与自然万物之间都具有相同的阴阳消长和五行生克制化规律，自然界的阴阳消长及五行运转势必对人体的生理、病理造成影响。《素问·脉要精微论》云："万物之外，六合之内，天地之变，阴阳之应，彼春之暖，为夏之暑，彼秋之忿，为冬之怒，四时之变，脉与之上下，以春应中规，夏应中矩，秋应中衡，冬应中权。”脉象的浮沉变化是机体受四时气候影响后，气血方面所引起的适应性调节的反映。就一天而言，疾病往往随昼夜阴阳消长而进退。《灵枢·顺气一日分为四时》说：“朝则人气始生，病气衰，故旦慧；日中人气长，长则胜邪，故安；夕则人气始衰，邪气始生，故加；夜半人气入藏，邪气独居于身，故甚也。”《素问·四气调神大论》则提出了“春夏养阳，秋冬养阴”以顺应四时变化而调养形神的原则与具体方法。《黄帝内经》反复强调对疾病的治疗也要考虑自然界阴阳之消长及五行之运转。《素问·五常政大论》说：“故治病者，必明天道地理，阴阳更胜，气之先后，人之寿夭，生化之期，乃可以知人之形气矣。”

（二）人与天地合德

效法天地，从天地之道中引出立人之道，是中国哲学各流派共同的价值追求。人作为天地万物的一部分，应该与其他物类一样，遵循天地之道。自然万物以生命为本，对他物的过分损害，最终也会损害自己。中医学从天、地、人一体，天人合德，天人合道的角度，非常强调“合度”与“平衡”。《左传》有言：“天有六气，降生五味，发为五色，征为五声，淫生六疾。”人之有病乃失衡、失度的结果。

1.“天人合一”的境界层次　“天人合一”是人生的最高境界，是终极性的理想追求。儒家以入世为导向，其宗旨是重人伦，崇尚礼乐和仁义，其训诫在于修身、齐家、治国、平天下，强调道德修养，通过“去私”“反身而诚”“尽心”“养浩然之气”等途径，以达到人与道德意义的义理之天的合一，即所谓“夫大人者与天地合其德”（《周易·乾·文言》）的境界。道家以出世为导向，其宗旨是道法自然，强调“去知”“忘我”“清静无为”“淡泊寡欲”，以此达到人与自然大道的合一，即所谓“天地与我并生，而万物与我为一”（《庄子·齐物论》）的境界。达到此种境界的人，儒家称其为圣人、贤人和君子，道家称其为至人、真人、神人、圣人、贤人。对他们的不同评价，标志着不同的价值取向。

由“天人合一”观所形成的人道效法天道，追求“天人合一”境界的价值观，在中医学中得到了充分的体现。《素问·宝命全形论》云：“人能应四时者，天地为之父母；知万物者，谓之天子。”认为天子当是知自然规律的人，将其放在了很高的境界。《素问·上古天真论》根据不同养生方法及其所获得的养生效果，将养生所达到的境界划分为真人、至人、圣人、贤人四个层次。《黄帝内经》认为，人体的生理状态应是“阴平阳秘”“内外调和”（《素问·生气通天论》），养生和治疗的目的在于维持或恢复上述生理状态。这与西医学治病“脚痛医脚”的理念是不同的。中医学有“上工治未病，下工治已病”之说，可见中医学“心存自然”的整体观的理念。

2. 天人之际的健病之变　经由“天人合一”观念，中医学发展出以气、阴阳五行为指导，脏腑经络为整体，平衡为治疗手段和目的的医学体系。有学者认为，中医学的研究对象是“天人之际的健病之变”，即人在与环境的相互作用中关于健康和疾病互相转化的过程，强调的是人体内外、脏腑之间、人与自然、社会息息相关，彼此统一于整体中，一荣俱荣，一损俱损的特质。中医学把天人之际相互作用的界面定位在人的整体边界，从而保证了人在个体水平上的整体性，也体现了人作为地球上有机生命体的最高形式，确立了人在主体性开放的复杂巨系统中的主导地位。人的整体边界区分了内与外、自我与非我、人与环境，并区分了内外在进化序

NOTE

列上的不同层次。人的整体边界是天人之际相互作用的界面，内外物质能量信息出入交流的调节屏障，界面的屏障功能和全息效应是中医学养生治病的作用对象。中医学的“证”或“形证”，就是天人之际中健病之变在整体边界上的出入信息和全息效应。“证”的医学具有界面医学、信息医学、全息医学的特征。

预防和治疗疾病必须以天人一体观为指导着眼于全局，注意对整体的调节。“春夏养阳秋冬养阴”，强调的是人体要适应季节昼夜的变化，治疗“必知天地阴阳，四时经纪”（《素问·疏五过论》），“凡治病不明岁气盛衰，人气虚实，而释邪攻正，实实虚虚，医之罪也；凡治病而逆四时生长化收藏之气，所谓违天者不祥，医之罪也”（《医门法律》）。

“天人合一”是贯穿于中国古代哲学之最根本、最核心的思想，渗透在中华民族的心理结构之中，深刻地影响了中国传统文化和古代科学技术的发展。“天人合一”观认为人和自然界不是处在主客体的对立中，而是处在完全统一的整体结构中，二者具有同构性，即可以互相转换，是一个双向调节的系统。《黄帝内经》继承《周易》的传统，融会儒道两家之说，认为人是自然和社会的统一体。这种统一体在“天人合一”的意义上便是自然性和社会性的贯通，是对天和人的自然性、社会性两者三方融为一体的一种关系的认知与理解，进一步丰富和发展了整体思维。

“天人合一”的自然观促进了中医学理论的建构，并使中医学理论体系呈现出整体性、系统性、辩证性的特点，对未来医学的发展也有一定的启迪作用。中医学作为人类远古医学——哲学医学的代表，希望通过对自然的宏观认知达到对人本身的微观认知。认为对自然对社会越了解，治疗的效果就会越好，这便形成了《大医精诚》所宣称的诚可以促进精的修为，有拔高精神、弱化技术的味道。由于自然的无限性和人的生命的有限性，人认知有渐进性和局限性的特点，人与自然之间总存在矛盾冲突，对人体生理病理有直觉思维和类比思维的特点，也必能存在许多不足和附会，如三因制宜学说便有权宜之处。最终会过渡到一种全新认知的医学，基于对人与自然完全了解之上的医学。

“天人合一”观既包含人与自然和谐关系的意思，也包含神秘的神学目的论的内容。但是我们不能把中医学中“天人相应”等同于西汉董仲舒的“天人感应”，董仲舒是视天为至上之神，视人为天之创造物，以此证明“君权神授”。

第二节 形神观

形、神作为哲学范畴一般指形体与精神。人的生命有物质之体与精神之用，形与神相即相须，不可分离。中医学中的形神思想来源于哲学，同时又具有医学实践的认识，因而形成了极具特色的中医哲学形神观。

中国早期的形神观认为灵与肉、形与神是可分离的。其后逐渐向形神相即、形神合一的方向发展。自先秦起，形神关系就作为一种重要的哲学思考受到诸子各家的重视。

《管子·内业》最早以精气与形来解释意识、智慧的产生，提出“气道（通）乃生，生乃思，思乃知，知乃止矣”。就是说，人体气息通畅就有生命，有生命就能思考，能思考就有知识，有知识就能把握自己的行为。在解释生命时，有思维功能的无形的精气“神”与有形有象的血肉之躯“形”就合而不分了。荀子《荀子·天论》提出了著名的“形具而神生”的观点，肯定了有形体然后才能有精神，提出“神依形生”思想。《淮南子·精神训》说：“夫形者，生之舍也；气者，生之充也；神者，生之制也。一失位则三者伤矣。”认为形、气、神三者之间是一种相互依存、相互为用的关系，形体是灵明神气的宅舍，灵明神气统率生命但不能脱离形体，正气充斥周身，形、气、神通过气化而相互作用，不可分离。西汉·司马迁在《史记·太史公自序》中谈到了黄老道家的形神观：“神者生之本也，形者生之具也。”

中医学接受先秦和汉初的哲学思想，认为人之精神由人体之精由人体之气化生，而人之形体由人体之精化生、由人体之气充实。精气充足则形健神明。这种形神关系的认知，提倡形与神俱、形神合一思想，认为神与形是生命不可或缺的两个方面。

中医形神合一的思想有三个方面的含义。①神是更高级、更精微的精气，有思维意识功能，主宰人体生命活动，藏于人心中，神又分舍于五脏，最终统率于心。总之，神必须依附于形才能完成所有的生命功能，形只有在神的主宰下才有生命现象的产生。②当神表现为灵明神气的意识活动时，形神关系表现为躯体与精神的关系，正常的形体活动与意识活动是协调统一的。③当神表现人体生命活动时，形体关系表现为形体脏腑气血与生命活力征象的关系，形气充则活力强、神采足，形气衰则活力弱、神黯淡。

一、形神的含义

中医学的形神观主要体现在《黄帝内经》中。《黄帝内经》多处论及形、神，与形有关的概念涉及有形肉、形色、形志、形见、形气、形度、形脏、形体等；与神有关的概念涉及有神明、神气、神机、神脏、神灵、神光等。

（一）形的含义

《说文解字·彡部》说：“形，象也；从彡，开声。”段玉裁注：“象，当作像，象似可见者也。”形之本义为形体、形质。如《周易·系辞上》说：“在天成象，在地成形，变化见矣。”《礼记·檀弓上》说：“敛首足形。”郑玄注：“形，体。”孔颖达疏：“敛于首足、形体不让露见。”引申为形状、形貌。《荀子·非相》曰：“故相形不如论心，论心不如择术。”或用如动词，指表现、显露，如“有诸内，必形诸外”（《孟子·告子上》）等。

据此可知，凡事物之形体、形状、形质、形象，皆可称作形。中医学所称的形，包括脏腑五体、五官九窍、四肢百骸等有形躯体，以及滋养脏腑、百骸的精、气、血、津、液等及其资生助养下的经络腧穴。

1. 脏腑 脏腑是内脏的总称。中医学将脏腑分为五脏、六腑与奇恒之腑三大类。五脏，即肝、心、脾、肺、肾；六腑，即胆、胃、大肠、小肠、膀胱、三焦；奇恒之腑，即脑、髓、骨、脉、胆、女子胞。脏腑藏于体内，是人体最基本的组织结构。

脏腑的解剖形象知识，是古人在特定条件下观察人体的结果。《灵枢·经水》说：“夫八尺之士，皮肉在此，外可度量切循而得之，其死可解剖而视之。”其所描述的脏腑形象即是藏象学说形成的基础。由于古代生产力发展的限制等原因，古代的解剖知识十分粗浅，而通过对内脏所表现出的生理病理现象的观察，则能弥补在实体形态解剖方面阐释人体生命内在机理的不足，故而中医先哲们自然而然地采用阴阳五行等概念来概括内脏的生理功能特性。中医脏腑概念从有形结构的单纯解剖概念，发展成为以生理功能作为主要内涵的综合性的功能单位，其

NOTE

中核心的是肝、心、脾、肺、肾五脏。除了具备有一定形体解剖基础外，主要突出了五脏的生理气化功能，从而将形的内涵由具体单纯的解剖脏器，拓展为具有阴阳生化、气血运转、意识情志功能的协调统一的整体藏象模型。

2. 经络腧穴 经络是经脉与络脉的总称，是人体运行气血、联络脏腑肢节官窍、沟通周身上下内外的道路。经，有路径之意；络，有网络之意。经脉为人体气血纵行干线，是主要的气血运行通路，循行于人体深部，有一定的循行路线。根据其走行与功能又分为十二正经与奇经八脉，也有人认为其包括十二经别。络脉是经脉的分支，多循行于较浅部位，纵横交错，网络全身，根据其分布又有十五别络、孙络、浮络等划分。《灵枢·海论》说："夫十二经脉者，内属于脏腑。"经脉属脏者络腑，属腑者络脏，构成脏腑表里相合关系。手三阴经由胸走手，手三阳经由手走头，足三阳经由头走足，足三阴经由足走腹，人体十二正经的运行流注，把五脏六腑、四肢、百骸、五官九窍等有机地联络结合起来，构成一个统一的整体。中医学将人体脏腑经络之气输注于体表的部位称为腧穴。《灵枢·九针十二原》曰："节之交，三百六十五会……所言节者，神气之所游行出人也。"《黄帝内经》以四肢为本，头面躯干为标，经气之本源于四末而走向头面躯干，《灵枢·九针十二原》论述分布在肘、膝关节下的五腧穴时说："所出为井，所溜为荥，所注为输，所行为经，所入为合。"

3. 身形官窍 身形官窍主要包括躯干、四肢、头面、五体和五官九窍，以及五脏外华等。五体是指皮、脉、肉、筋、骨五种组织。五官指耳、目、口、鼻、舌五种器官。耳、目、鼻各有二窍，口舌合为一窍，通称七窍，加上前后二阴合称九窍。五华包括心之华在面、肝之华在爪、脾之华在唇、肺之华在毛、肾之华在发。形体、官窍各有不同的结构部位与生理作用，依赖于精、气、血、津、液的营养，是脏腑活动重要的外应器官，构成了人体生命丰富多彩的形体特征。

4. 精、气、血、津液 人体生命活动的基本物质有精、气、血、津、液等。《灵枢·决气》说："精、气、津、液、血、脉，余意以为一气耳。"

（1）精　包括广义之精与狭义之精。广义之精指人体一切精微的物质，包括先天之精和后天之精。先天之精禀受于父母而封藏于肾；后天之精来源于饮食水谷和自然界吸入之清气，经脾胃运化与肺朝百脉营养脏腑组织。狭义之精专指肾精。

（2）气　气指人体活力很强的精微物质，按其生成来源、分布部位与生理作用不同，又区分为元气、宗气、营气、卫气、脏腑之气及经络之气等。元气为肾精所化之气，生于先天，长于后天，布散三焦，是人体中最基本、最重要的气，能推动人体生长发育与生殖机能成熟，激发脏腑、经络功能活动，推动营血津液运行等。宗气是积于胸中之大气，由水谷精气经脾胃运化与自然清气经肺吸入后于胸中相合而成，能贯心脉而助心行血，走息道而助肺呼吸。营气又称营血，行脉中和调五脏，洒陈六腑，营养周身。卫气行脉外温养肌肉，充实腠理，主司毛窍开合，防御病邪入侵。

（3）血　血是"中焦受气取汁变化而赤"（《灵枢·决气》），为心所主，循行于脉中的营气。

（4）津液　津液是人体一切正常水液的总称。

精、气、血、津液都是构成人体与维持人体生命活动的基本物质，提供脏腑经络组织进行正常活动的能量，同时又依赖于脏腑经络的功能而源源不断地生成。它们的正常运行、输布及

NOTE

气化，维持了生命形体的正常构成与生命活动的正常展开。

（二） 神的含义

很多学者认为，周以前申、电、神三字字形是一样的，都有变化莫测之意。电字周以前只作申，电是变化莫测的。神字周以前也无示旁，上古先人见闪电之天象，震慑于神秘难测的变化，把它作为自己膜拜的象征，便有了天垂象现神灵的意思。神字后来引申为天地万物神秘难测的自然变化现象。《周易·系辞》说："阴阳不测之谓神。"《中文大字典》说："甲骨文、金文'神'或作'申'，不从示。"叶玉森《殷墟书契前编集释》说："（甲骨文申字）象电耀屈折。与训'申，神也'异。余谓象电形为朔谊，神乃引申谊。"神本义为"电"，引申为天神。许慎《说文解字·示部》曰："神，天神引出万物者也。"徐灏《说文解字笺》云："天地和万物，物有主之者曰神。"中医学在保留"神"作为自然界神秘难测变化现象含义的同时，还赋予其医学认识的内涵，即反映整个生命存在状态的活动表现（包括代表人体生长壮老已、脏腑气血运动变化的现象），主宰人体生命活动、产生思维功能的灵明神气，灵明神气所具有的意识心理活动。此外，神还引申为形容技术、技艺等的神奇高妙。《灵枢·邪气脏腑病形》说："故知一则为工，知二则为神，知三则神且明矣。"《难经·六十二难》所说的"望而知之谓之神，闻而知之谓之圣，问而知之谓之工，切而知之谓之巧"，皆谓此。

中医学之神有广义之神与狭义之神之分。

1. 广义之神 广义之神的论述体现了中国古代天、地、人三才统一的哲学思想。广义之神包括自然化育和生命机能。

（1）自然化育 指神妙变化、不以人的意志为转移的自然现象。如《荀子·天论》中所指出的："万物各得其和以生，各得其养以成，不见其事而见其功，夫是之谓神。"《淮南子·泰训篇》说："其生物也，莫见其所养而物长，其杀物也，莫见其所丧而物亡，此之渭神明。"《素问·天元纪大论》说："物生谓之化，物极谓之变，阴阳不测谓之神。"《黄帝内经》认为，事物的运动是通过自然界万事万物的相互作用而得到体现的。凡天之风、寒、暑、湿、燥、火六气，地之金、木、水、火、土五行，以及六气与五行交互作用而化生的万物，都可看作是"神"的作用体现。故《素问·天元纪大论》说："夫变化之为用，在天为玄……玄生神，神在天为风，在地为木；在天为热，在地为火；在天为湿，在地为土；在天为燥，在地为金；在天为寒，在地为水。故在天为气，在地成形，形气相感而化生万物矣。"

（2）生命机能 生命机能是由自然化育而来的人类生命活动的一切表现。《黄帝内经》从四个方面加以论述。

①指生命活动内在的、不以人意志为转移的气机周流变化动力。《素问·玉机真脏论》说："揆度奇恒，道在于一；神转不回，回则不转，乃失其机。"《素问·五常政大论》说："根在于中者名曰神机，神去则机息；根于外者名曰气立，气止则化绝。"

②指人的新生命。《灵枢·本神》说："故生之来谓之精，两精相搏谓之神。"父精母血相合产成胚胎，并赋予原始活力，由此形成新生命。这种由先天精气媾和所产生的新生命是神。

③指人体脏腑气血功能活动。《素问·八正神明论》说："血气者，人之神，不可不谨养。"将血气称为神。《灵枢·平人绝谷》云："故神者，水谷之精气也。"将水谷精气称为神。《灵枢·小针解》则说："神客者，正邪共会也。神者，正气也；客者，邪气也。"将正气称为神。

NOTE

④指内脏精气的外华。人体内脏精气反映在目之神采、形之风韵、面之五色、脉之动态等的外在的华彩即是有神的表现。如《灵枢·大惑论》说：“目者，五脏六腑之精也。营卫魂魄所常营也，神气之所生也。”即是将五脏精气反映于眼目的华彩称作神。

2. 狭义之神　狭义之神是物质（灵明神气）与功能（思维意识）的统一体。狭义之神包括灵明神气和思维情志。

（1）灵明神气心主宰五脏六腑，为一身之大主，心中所藏之神，有思考问题、主观意象的功能，是一种极其清虚精微的精气。这受到了先秦“精气”学说的影响。《管子·内业》说：“有神自在身，一往一来，莫之能思。”《吕览·尽数》曰：“精气之集也，必有入也。集于羽鸟与为飞扬，集于走兽与为流行，集于珠玉与为精朗，集于树木与为茂长，集于圣人与为敻明。”隋唐间医家杨上善说：“两精相搏，共成一形。一形之中，灵者谓之神者也，即乃身之微也。”（《太素·脏腑一》）清·黄元御《素灵微蕴·藏象解卷一》说：“气之虚灵者即为神……阳性清虚，清虚之极，神明出焉……壮则阳旺而神清。”神的本质是气，所谓“气乃神之祖，精乃气之子。气者，精神之根蒂也。大矣哉！积气以成精，积精以全神”（李杲《脾胃论·神内笺》）。

《黄帝内经》认为，主宰人体生命活动、思维意识的灵明微妙的神气藏于人心中，是为心主神明说。《素问·灵兰秘典论》云：“心者，君主之官，神明出焉。”《素问·宣明五气篇》说：“心藏神。”《灵枢·邪客》说：“心者，五脏六腑之大主，精神之所舍也。”张介宾《类经·藏象类》注云：“心为一身之主，禀虚灵而含造化，具一理以应万机，脏腑百骸，惟命是听，聪明智慧，莫不由之，故神明出焉。”《黄帝内经》还认为，人的潜意识、本能感觉等精神活动分属于五脏，是为五脏藏神说，以神、魂、魄、意、志对产生思维导向、潜意识、本能感觉等精神活动的灵明神气分别命名。《灵枢·九针论》说：“心藏神，肺藏魄，肝藏魂，脾藏意，肾藏精志也。”《灵枢·本神》说：“肝藏血，血舍魂；脾藏营，营舍意；心藏脉，脉舍神；肺藏气，气舍魄；肾藏精，精舍志。”张介宾在《类经·藏象类》注中说：“魂魄志意及意志思虑之类皆神也，合言之则神藏于心，而凡情志之属，为心所统。”魂、魄、意、志最终总统于心神，万物互为制约，普遍联系，反映了万物一元的思想。神、魂、魄分别具有智慧、潜意识、人的本能感觉等生理功能。意主管人的思考、思维活动，志则对人的理智、信念、志向、毅力等精神活动具有控制、调节作用。正如张介宾在《类经·藏象类》注中说：“盖神之为德，如光明爽朗，聪慧灵通之类是也。魂之为言，如梦寐恍惚，变幻游行之境皆是也……魄之为用，能动能作，痛痒由之而觉也。”

（2）思维情志　灵明神气所具有的意识活动、心理功用，也属于中医学狭义神的研究范畴。精神意识活动非常复杂，诸如感觉、知觉、情感、意志、个性、注意力、记忆力、思维力、想象力、判断力、直觉灵感、潜意识等，《黄帝内经》以意、志、思、虑、智对思维活动的回忆、记忆、思考、想象、判断等心理过程进行概括。《灵枢·本神》曰：“所以任物者谓之心，心有所忆谓之意，意之所存谓之志，因志而存变谓之思，因思而远慕谓之虑，因虑而处物谓之智。”

《黄帝内经》对人的情志活动，以怒、喜、思、悲、忧、恐、惊七情或喜、怒、悲、忧、恐五志分别予以论述。七情、五志根源于人心情感的变化，既体现了脏腑自身的气血特性，又体现了情志活动对脏腑气血的影响。《素问·阴阳应象大论》说：“人有五脏化五气，以生喜

NOTE

怒悲忧恐。”即正常的情志活动与五脏相关。该篇还说：“肝生筋，在志为怒，怒伤肝，悲胜怒；心生血，在志为喜，喜伤心，恐胜喜；脾生肉，在志为思，思伤脾，怒胜思；肺生皮毛，在志为忧，忧伤肺，喜胜忧；肾生骨髓，在志为恐，恐伤肾，思胜恐。”指出过激的情志变化也能损伤脏腑气血。治疗时可参照五行相胜法则，以情志相胜进行治疗。无论何种情志，影响相应的五脏神，损伤五脏，最终亦伤及心神，损伤心脏。“情志之伤，虽五脏各有所属，然求其所由，则无不从心而发”“故忧动于心则肺应，思动于心则脾应，怒动于心则肝应，恐动于心则肾应，此所以五志为心所使也”（张介宾《类经·藏象类》注）。故临床治疗情志疾病，在利用五行情志相胜进行治疗的同时，往往还要照顾心神的调节，心气的虚实补泻等。

二、形与神的关系

形与神的关系主要表现为三个方面：一是形体精、气与灵明神气的关系；二是形体与意识的关系；三是脏腑、经络、皮脉肉筋骨、气血津液等形体组织与生命外在现象之间的关系。中医哲学形神观深深影响了中医学，对指导医家的诊疗实践起到了重要作用。

《黄帝内经》从临床实践的观察与总结的视角，形成了独特的形神合一理论。《灵枢·天年》指出：“血气已和，荣卫已通，五脏已成，神气舍心，魂魄毕具，乃成为人。”《素问·上古天真论》说：“故能形与神俱，而尽终其天年，度百岁乃去。”肯定了“神气舍心”才有人的生命，“形与神俱”才能长寿。嵇康《养生论》说：“是以君子知恃神以立，神须形以存……使形神相亲，表里俱济。”这种形神相关、形神相合的关系表现在三个方面。

（一）形为神之舍

《管子·心术》云：“心也者，智之舍也。”《孟子·告子上》云：“心之官则思。”强调人的灵明神气是依附于形体而存在的，灵明神气只有藏于心中（或分藏五脏中，总归心神统领）、舍于形体才有思维意识的作用；没有形体就不存在精神作用，所以人气化停息、形体死亡后，灵明神气也就消散、思维意识也就不存在了，所谓“五脏皆虚，神气皆去，形骸独居而终矣”（《灵枢·天年》）。

1. 形生则神生　中医学认为，生命形成于精。《灵枢·决气》说：“两神相抟，合而成形，常先身生，是谓精。”这里的神指父母的精气，精指人先天之精。张介宾《类经·藏象类》注说：“两精者，阴阳之精也……故人之生也，必合阴阳之气，媾父母之精，两精相搏，形神乃成。”精化为气，气聚成形，形聚气充而后神生。《素问·六节藏象论》说：“天食人以五气，地食人以五味。五气入鼻，藏于心肺，上使五色修明，音声能彰。五味入口，藏于肠胃，味有所藏，以养五气。气和而生，津液相成，神乃自生。”精为形之基，形为神之基；精气充则形健而神足，精气亏则形弱而神衰，精气竭则形败而神灭。

气血津液等物质是神气滋生、产生思维的重要物质基础。人的神气充沛、精神健旺、神志清晰、感知灵敏、记忆良好、思维敏捷等，都有赖于气血充盈、和调，故《灵枢·平人绝谷》说：“五脏安定，血脉和利，精神乃居。故神者，水谷之精气也。”《灵枢·营卫生会》说：“血者，神气也。”

气机的升降出入畅通不滞、平衡协调是精神情志活动健康和谐的前提条件。脾胃位居中焦，为人一身气机升降的总枢纽，脾主升清，营养五脏，益精养神，胃主降浊，推陈致新，安和五脏。脾胃通过升清降浊，影响五脏气机而调节神志。清·李用粹在《证治汇补》中曰：

NOTE

“五脏之精，悉运于脾，脾旺则心肾相交，凡土虚脾病而心肾不交，阴阳不归，可见惊悸，不得卧，卧不得宁。”由此可见，没有脾胃“形”的化育调节，“神”难以正常发挥作用的。

2. 形存则神存 中医学在对人体生命的认识上，有“心主神明”“五脏藏神”之说，把人的思维、感觉、知觉等精神心理活动归附于心，意志、情感归附于人体五脏，五脏六腑又总归心来统主，对心与神的关系尤其重视。《灵枢·邪客》说：“心者，五脏六腑之主也，精神之所舍也……心伤则神去，神去则死矣。”喻昌在《医门法律·先哲格言》中明确指出：“心为五脏六腑之大主，而总统魂魄，兼赅意志。”彰显了心的重要性，指出人体的神统由心神进行整体平衡协调。人体五脏为神所居之宅，为营养神、使神发挥正常的生理功用的物质基础，也就是说神依存于形，居藏五脏之中。精神情志活动取决于五脏中所藏之神，《灵枢·本脏》云：“五脏者，所以藏精神血气魂魄者也。”

中医学探讨的心，在《黄帝内经》中多指藏象学意义上的心，即包含了后世所论“元神之府”脑的功能。《黄帝内经》中脑作为“奇恒之腑”，并没有明确其主思维的功能，只作为藏精髓之腑予以论述。《灵枢·经脉》说：“人始生，先成精，精成而脑髓生。”精与神关系极为密切。《素问·脉要精微论》说：“头者，精明之府，头倾视深，精神将夺矣。”脑藏精髓，髓减头倾，则神气受损，神明失常。

3. 形亡则神亡 中医学形神观认为，神对形体有依附性。《素问·上古天真论》说：“形体不敝，精神不散。”神无形无象，精微灵明，它不能离开形体而独立存在，只有依附于形体才能产生正常的思维功能。

神的产生源自于父精母血，主要藏于心，而分居于五脏，依存于气血。随着生命形体的生长衰老，肾精将经历由盛至衰终至竭绝的过程，生命形体的脏腑机能、气血津液亦同于此。与此相应，灵明神气得不到精与气血的滋养将伴随脏腑的衰退而逐渐败亡、消散，精神意识活动、生命活力亦由此而衰退乃至消失。有关形懈神亡的过程，《灵枢·天年》有明确的解说：“六十岁，心气始衰，苦忧悲，血气懈惰……八十岁，肺气衰，魄离，故言善误……百岁，五脏皆虚，神气皆去，形骸独居而终矣。”五脏衰虚，神气散去，形骸独居，神机化灭，形神双亡。

形为神舍的学说给中医治疗神志病、怡神养性提供了理论指导。水谷化生精气血津液，精气血津液运行、互化营养脏腑，并为滋养神的物质基础，故欲治神养神者，必明形为神舍之理，调精、调气、调血而后才能五脏安和，血脉通利，神气乃居；养精、养气、养血而才能五脏充实，神气旺盛。故《素问·八正神明论》说：“故养神者，必知形之肥瘦，营卫血气之盛衰。”张介宾《类经·藏象类》注云：“故形之肥瘦，营卫气血之盛衰，皆人之神气之所赖也。故欲养神者，不可不谨养其形。”

（二）神为形之主

中医学形神理论在认为形为神之舍、形的存在决定了神的存在的同时，也充分重视神对形的主宰性、统率性作用。在脏腑理论、养生治疗的认识上，中医学突出强调了神的重要性。张介宾《类经·针刺类》注说：“无神则形不可活”“神去离形谓之死”等，都是强调神对形的重要的主宰作用。因为人体生命活动的展开、五脏六腑的协调运作，都必须在神的主导下才能进行。

1. 主明则下安 从脏腑理论的角度而言，“神为形之主”主要表现为心神对人体脏腑经络等组织功能的统摄、主宰作用。《素问·灵兰秘典论》说："心者，君主之官也，神明出焉……主明则下安。"人体是由脏腑百骸等组成、气血津液循行其间的生命整体，各脏腑之间的活动虽各司其职，错综制约，但都是在心神的统合下协调有序地进行的。神对生命形体的活动、气血津液的运行、脏腑功能的协调有主宰作用，因而神的主宰是生命活动的前提。

一般来说，神藏于心，宜内守平和，不宜妄动躁扰。凡是有节制的、积极的精神情绪，均能促使脏腑安和，气血运行，营卫通利，保证生命形体的正常生理活动，如《素问·举痛论》说："喜则气和志达，荣卫通利。"精神舒畅，情绪安和，意识清晰有助于正气的长养，抵御外邪的侵害，如《素问·上古天真论》说："恬淡虚无，真气从之，精神内守，病安从来？"因此，形体脏腑的正常活动均依赖于神的安和，而正常思维、情感的产生更依赖于心神的主宰。

2. 主不明则十二官危 《素问·灵兰秘典论》说："主不明则十二官危，使道闭塞而不通，形乃大伤。"如果心神的主宰作用不能正常发挥，导致神的作用太过或不及，则不仅影响神明本身，而且伤及脏腑气血，造成形体衰敝的后果。神妄动则病，甚则神去而亡。《素问遗篇·本病论》说："人犯五神易位，即神光不圆也，非但尸鬼，即一切邪犯者，皆是神失守位故也。此谓得守者生，失守者死；得神者昌，失神者亡。"神失内守，可因内伤情志等诸多因素所致，如"喜乐者，神惮散而不藏""恐惧者，神荡惮而不收"（《灵枢·本神》）。

临床上神失内守可导致脏腑形体的改变，例如，或出现《灵枢·口问》所说的"悲哀愁忧则心动，心动则五脏六腑皆摇"的改变；或出现五志过极中的"怒伤肝""喜伤心""悲伤肺""思伤脾""恐伤肾"等直接伤损五脏的改变；或出现《素问·生气通天论》提到的"大怒则形气绝，而血菀于上，使人薄厥"。《素问·举痛论》提到的"恐惧不解则伤精，精伤则骨酸痿厥，精时自下"等病变。情志异常、神失内守，会影响气机升降、营血运行、肾精秘藏，最终会出现形体大伤、甚至"形敝血尽，而功不立"的"神不使"（《素问·汤液醪醴论》）的结局，终致治疗无功，形衰神亡。故明·周慎斋《慎斋遗书》说："人之死生本乎神。"可见，神对脏腑功能活动乃至整个生命活动具有不可或缺的主宰作用。

（三）形与神俱

形与神俱是人生命活动的基本特征，也是保身长全的重要前提。《素问·上古天真论》说："故能形与神俱，而尽终其天年。"人体形与神的整体统一，一方面表现为形为神之舍，形体气血滋养灵明神气；一方面表现为神为形之主，灵明神气主宰形体，统率脏腑功能活动。两个方面彼此协调，形神相即、形神合一。

1. 生理上 主要表现为生命是形神合一的整体，脏腑气血的运转、四肢百骸的运动与相应的精神活动（意识、思维、情感等）有机统一。形神之间的协调相合关系是通过气的周流运动、升降出入而完成的，可以说气是形滋神生、神率形体的中介。《素问·六微旨大论》说："出入废则神机化灭，升降息则气立孤危……是以升降出入，无器不有。故器者生化之宇，器散则分之，生化息矣。"所谓"神机""气立"是指人体的气化作用。生命之神的生化作用离不开有形之体"器"，气机的升降出入必须靠生命之神进行平衡协调。"神机""气立"是贯穿形神生化运动的枢纽。正如刘完素《素问病机气宜保命集》说："形以气充，气耗形病，神依气住，气纳神存。"如果形、神之间没有气的周流运行升降出入，没有"神机""气立"的斡旋作用，则必将形坏神去，生命终止。

NOTE

2. 病理上 主要表现为神病可致形病、形病亦可致神病。

（1）*神病可致形病* 《灵枢·本神》说："心怵惕思虑则伤神，神伤则恐惧自失，破䐃脱肉，毛悴色夭，死于冬。脾愁忧而不解则伤意，意伤则悗乱，四肢不举，毛悴色夭，死于春。肝悲哀动中则伤魂，魂伤则狂忘（妄）不精，不精则不正，当人阴缩而挛筋，两胁骨不举，毛悴色夭，死于秋。"此外，还有"肺喜乐无极则伤魄""肾盛怒而不止则伤志"的表述。大厥、薄厥、噎膈、崩漏、痿证等临床病证，很多时候是由伤神而引起的。

（2）*形病可致神病* 《素问·宣明五气》说："精气并于心则喜，并于肺则悲，并于肝则忧，并于脾则畏，并于肾则恐。"《素问·脏气法时论》说："肝病者，两胁下痛引少腹，令人善怒……善恐，如人将捕之。"《伤寒论·辨阳明病脉证并治》说："阳明病，谵语……胃中必有燥屎五六枚也。"这些都阐述了由脏腑之形病导致神志病变的临床现象。

3. 治疗上 将"形与神俱"贯穿始终，主张"疗神以治形"和"治形以疗神"。

（1）*疗神以治形* 《素问·汤液醪醴论》中有"神不使"则"病不可愈也"的论述，强调要充分体察患者的神机，要做到根据患者神机的盛衰而随证施治。从致病的情志原因和患者的主观配合角度出发，根据脏腑情志五行所属、相克乘侮规律，给予患者"五脏情志相胜"的中医心理治疗。《黄帝内经》还提到上古"移精变气""祝说病由"等疗法都是通过调摄精神而达愈形体疾患的目的。

（2）*治形以疗神* 主要表现为方药、针灸的治疗。《神农本草经》中如朱砂、人参、茯苓、龙骨等许多药物有或养精血，或调形气以治愈精神疾病的作用；《伤寒论》《金匮要略》中的十枣汤、桃核承气汤、大承气汤、葶苈大枣泻肺汤、酸枣仁汤等方剂有针对或气血或瘀浊或燥屎等，调治形体以安神愈病的作用。

4. 养生上 表现为"神明形安"与"形健神清"的结合调养。《素问·刺法论》说："道贵常存，补神固根，精气不散，神守不分。"与《庄子·养生主》所说的"纯素之道，惟神是守，守而勿失，与神为一"源出一脉，反映了中医学在形与神结合调养中，首要重视养神以安形。因为神的机能状态，是养生的主导、成败的关键。中医学推崇"恬淡虚无"的精神境界，追求平和安详的情绪状态，最终达到"形与神俱，而尽终其天年"的养生目的。同时，中医学还注重导引、吐纳等气功养生，药膳、粥疗等食饵养生，"节阴阳而调柔刚"的房中养生，"顺四时而适寒暑"的四季调息养生，以及"食饮有节、起居有常"的作息有度养生，"形劳不倦""不妄作劳"的主动锻炼养生等，强调健形以安神，形体健康、气血畅通、脏腑坚固就会形健神清，收到形神合一、延年益寿的养生效果。

哲学的基本问题是"思维和存在的关系问题"，其中包含精神与形体的关系问题。中医学从天人相应角度出发，认为形神相对独立又统一于一体，提出了"心主神明"及"五脏藏神"的思想。这体现在临床上，神志病变多从心论治，这与中医重气化功能而轻解剖实体的藏象理论相关，体现了中医学藏象理论指导临床实践的本质特征。

到了明清时代，有一些著名医家则明确提出了脑主神、脑藏神的观点，进一步丰富了中医的形神理论。明·李时珍在《本草纲目·辛夷》中提出了"脑为元神之府"的观点。清·王清任在亲眼观察人体实体脏腑后，提出"灵机记性不在心而在脑"的论点，并以羊痫风患者的"活人死脑袋""小儿久病后元气虚抽风"等"毫无知识"的征象，论证思维意识活动出于脑的观点。这从"精旺则神足"的角度体现了中医学的形神观。

NOTE

中医形神理论提示我们，神的病变是有物质基础的，可因精血津液不足而致神失所养而产生病变，也可因气机失调导致神志错乱、情绪异常；神的失常也影响形的改变，神的太过与不及均可引起不同程度脏腑气血的病变。

第三节 诊疗观

中医学具有独特的理论体系和疾病诊疗观。在病因病机上着眼于整体，强调内因与外因的相互影响；在诊断疾病上要审察内外，四诊合参，从病辨证；在疾病治疗上注重主次先后，强调标本缓急，做到治病求本。

一、内因与外因

内因与外因是表明事物运动发展的动力同条件之间关系的哲学范畴。内因是指事物发展变化的内在原因，即内部根据；外因是指事物发展变化的外部原因，即外部条件。中医学对疾病的认识在内因与外因上主要有病因学与发病学的两种不同阐述。病因学中的内外因与发病学上的内外因，是不完全相同的两个概念。虽然病因学与发病学有着非常密切的关系，但却不能混为一谈。

病因学上的“内因”是七情所伤，“外因”指六淫和戾气。发病学上的“内因”则是人体内部脏腑机能的失调，即某些脏腑的“正气虚”，“外因”为外在致病因素对机体的损害与影响，即“邪气实”。此节专论病因学说的内因与外因。

（一）中医病因理论的发展

病因即导致人体发生疾病的原因，又称作“致病因素”“病原”（古作“病源”）、“病邪”，是指能破坏人体生理动态平衡而引起疾病的特定因素，也指破坏人体相对平衡状态而引起疾病的原因。疾病是人体在一定环境条件下，由致病因素所引起的有一定表现形式的病变，包括发病形式、病机、发展规律和转归的一种完整的过程。疾病病因作用于人体之后，导致机体的生理状态被破坏，产生了形态、功能、代谢的某些失调、障碍或损害。病因包括六淫、疫疠、七情、饮食、劳倦、外伤，以及痰饮、瘀血、结石等。《医学源流论·病同因别论》中说：“凡人之所苦，谓之病；所以致此病者，谓之因。”病因理论，是中医学理论体系中的重要组成部分，掌握中医病因理论，对临床审证求因，随因施治具有十分重要的指导意义。

病因学是以研究疾病发生原因为主要对象，以研究和阐释各种病邪的特性，对人体结构和功能的主要影响和致病特点等为其主要目的。疾病是伴随着生物的产生而同时存在的，人类正常的生理功能由于某些原因被扰乱的时候，对病因的探索就开始了。从远古时期的鬼神致病说到季节变换的风雨寒暑致病论都是人类早期对病因的探索。从周人开始用阴阳、气等概念阐释自然现象、解释山川地震等，一些实际在原始就有所萌芽但仍琐碎的自然病因、情志病因等开始从个别走向一般。《黄帝内经》首次以阴阳为纲，系统阐述了“六淫”“七情”“饮食”“环境”等致病因素及其特点。其《素问·调经论》云：“夫邪之生也，或生于阴，或生于阳。其生于阳者，得之风雨寒暑，其生于阴者，得之饮食居处，阴阳喜怒。”其表明了疾病成因有“或生于阴”“或生于阳”的区别，可以是“风雨寒暑”，也可以是饮食起居、喜怒不节，也证明了病因既有天时不正之气的气候外因，又有“喜怒不节”的情志内因。这是最早的中医病因分类法——阴阳分类法，而按照中医阴阳学说，外为阳，内为阴，将病因分为发于阴和发于阳，为后世内外病因理论分类法提供了理论依据。

到了东汉，张仲景在《金匮要略》中针对当时疾病发生的情况和原因作了总结，指出：“千般疢难，不越三条，一者，经络受邪，入脏腑，为内所因也；二者，四肢九窍，血脉相传，壅塞不通，为外皮肤所中也；三者，房室、金刃、虫兽所伤。以此详之，病由都尽。”这就肯定了人体发病的原因是由内在机能的改变（内因）或外邪的入侵（外因）所致。

梁·陶弘景在其所著的《肘后备急方·三因论》中将病因分为内疾、外发和他发三大类。

宋·陈无择引申了《金匮要略》中“千般疢难，不越三条”之意，在《三因极一病证方论》（简称《三因方》）中称六淫疫病所感为外因，七情失和所致为内因，饮食劳倦、跌仆金刃虫兽所伤为不内外因，最终发展成为中医病因的三因学说。

明清时期很多医家把病因概括为“内因”和“外因”两大类，把六淫和戾气称为外因，七情、房事、劳倦、饮食等均归纳在内因。明·吴有性在《温疫论》中指出：“夫温疫之为病，非风非寒，非暑非湿，乃天地间别有一种异气所感。”这种“异气”，又称“病气”“戾气”，有别于一般的外感六淫之邪，还认为每一种疾病都有它特定之“气”，这在中医病因学的发展史上，是很卓越的贡献。

此外，朱丹溪的“百病皆由痰作祟”和清代王清任的“论瘀血”等，补充了体内病理产物可转化成致病因素的内容，从而逐步充实和完善了中医病因学理论。

（二）三因学说

三因学说一直是中医病因学的核心理论。它的发展经历了《内经》的萌芽、《伤寒杂病论》的初具雏形、直到宋代以陈无择的《三因极一病证方论》为标志正式确立，由博返约以“三因”立论，集中反映了传统文化对病因体系发展的整合。中医病因学以“天人合一”的宇宙观为指导，以“审证求因”为其实践的方法论主体，了解并对其进行透彻的文化解析是我们深入审视中医病因特色的重要切入点。

陈无择将复杂的病因分为三类：内因、外因和不内外因，认为“医事之要，无出三因”，故结合病证详细论述。书中明确将风、寒、暑、湿、燥、火六淫及疫疠之气归为外因，因其“先自经络流入，内合于脏腑”；喜、怒、忧、思、悲、恐、惊七情过极属于内因，因其为“先自脏腑郁发，外形于肢体”；而饮食饥饱、虎狼毒虫、劳累、房事、外伤等除内因与外因之外的所有致病因素，因其既不同于外感六淫，也不同于内伤七情，皆乃“有悖常理”，故为不内外因，最近出版的教材和论著，多称其为其他致病因素。这三种致病因素，既可单独致病，又可相兼为病。这种归纳简明地概括了各种病因的性质，对于病因学理论有着提纲挈领的作用，对后世病因学的发展影响十分巨大。

内因七情是指怒、喜、忧、思、悲、恐、惊七种正常的情志活动，是人体生理和心理活动上对外界环境刺激产生的不同反应，是每个人都有的情绪反应，一般情况下不会诱发疾病。如果有强烈持久的情志刺激，超越了人体的适应能力，便会损伤脏腑精气，引起功能失调，或人体正气虚衰，脏腑精气不足，对情志调节功能减弱，从而诱发或产生疾病，此时七情称为“七情内伤”。《三因方·霍乱内因证治》中云“诸大喜伤心，则气散；大怒伤肝，则气激；忧伤肺，则气聚；思伤脾，则气结；恐伤肾，则气郁；惊伤胆，则气乱”，可知七情“动之”伤及脏腑，使机体产生了各种病理变化的“气”的功能失调。七情内伤具有四大致病特点：直接伤及内脏、影响脏腑气机、多发为情志病证、七情变化影响病情。

外因六淫是风、寒、暑、湿、燥、火六种外感病邪的统称。在正常情况下，是自然界的六种气候变化，是万物和人类赖以生存的必要条件，也可称为“六气”。人类在长期的自然生活中，对其产生一定的适应能力，一般不会致病，但是一旦超过人体的适应能力或气候异常变化太大，六气就会成为病因，此时的六气称为六淫。由于六淫是致病邪气，所以又可称为“六邪”。六淫致病又有外感性、季节性、地域性和相兼性四大共同特点。

疠气是指一类具有强烈传染性和致病性而有别于六淫的外感病邪。在众多中医典籍中，疠气称为“疫毒”“异气”“疫气”“毒气”“戾气”“乖戾之气”等，可通过空气、饮食、蚊虫叮咬、皮肤接触等途径传染发病。现代临床的许多传染性疾病和烈性传染病，如猩红热、白喉、天花、霍乱、流行性出血热等，都是感染疠气引起的疾病。疠气致病具有三大特点：发病急骤，病情危笃；传染性强，易于流行；一气一病，症状相似。

中医病因学说发端于春秋战国时期，蕴涵着唯物论的思想，指导着中医临床。阴阳五行学说在总体上成为中医病因学的哲学指导，也使中医病因学始终带有自然哲学的韵味，其对病因自身性质的探究亦大致停留在相对表浅的层面。随着自然社会的发展变化，随着人类疾病谱的变化及医学科学的不断发展，中医的病因学说必然要有所发展，所以病因理论要注重创新，要用发展的眼光来解释中医病因理论，正确理解内因外因。

二、正气与邪气

（一）发病学上的正邪关系

中医学发病的机理在于正气与邪气之间的相互作用，疾病的发生虽然错综复杂，但是邪气作用于机体的损害与正气抗损害之间的矛盾斗争问题。正邪的含义常常以正气、邪气对举的形式出现。受儒家“自天子以至于庶人，壹是皆以修身为本”（《大学》）思想的影响，中华民族历代提倡崇德向善，有着崇尚正气、反对歪风邪气的优良传统。故而强调正气为内因，是发病的主导因素，邪气为外因，则是发病的重要条件。在正邪斗争中，外因邪气侵袭人体，感染侵袭、损伤形质、障碍机能，正气对抗邪气，发挥抗御、免疫、修复、调节等作用，如“正能胜邪”，恢复“阴平阳秘”的生理状态。反之，“邪胜正负”，则发病。

1. 正气不足是发病的根本原因　“正”有正中、正直、正义、对着、长官、决定、治罪、嫡长、恰好、端正、纠正、纯一不杂、主体和仅仅等含义。“正气”概念源于《黄帝内经》。如《素问·离合真邪论》云：“夺人正气。”《素问·评热病论》中“邪之所凑，其气必虚”的气就是指的正气，是一身之气相对于邪气时的称谓，是构成人体和维持生命活动的一类细微物质，又称真气或精气，是对人体的精、气、神及在此基础上产生的抗病能力、康复能力和自身调控能力的总称。可见，正气是同病邪相对的一个综合概念，它既指物质，又指功能，物质包括精、气血、津液等，功能指脏腑、经络及营卫等的功能活动。由于正气总是作为病邪的对立物而存在，一般提到正气时，往往首先理解为人体对疾病的抗御能力，调整自身以适应体内外环境变化的能力以及病后恢复健康的能力等。气由精化并与吸入的外界的清气相结合而成，故正气的盛衰取决于精、血、津液等精华物质和呼吸功能的盛衰强弱。

正气虚是发病的根本原因。同样邪气状态中，有人发病，有人不发病就是这个道理，能不能发病要看每个人自身正气如何。

正气具有抗御病邪侵袭、及时驱邪而防止疾病发生的作用。正气的抗邪作用具体表现在以下四个方面。

(1) 维持脏腑经络功能的协调　正气具有自我调节能力，分布到经络脏腑。脏腑经络之气运行不息，协调全身精、气、血、津液的代谢及运行输布，使之畅达，防止“内生五邪”，以及痰饮、瘀血、结石等病理产物的形成。

(2) 防止病邪入侵　外邪侵入机体，正气必然奋起与之抗争。若正气强，则既可防邪入侵，也可及时抑制或消除进入体内邪气的致病力，故不会发生疾病。所谓“正气存内，邪不可干”。

(3) 驱邪外出　机体感邪后，正邪交争，正气驱邪外出，以消除邪气对机体进一步的损害，防止疾病的发生；即使发病，邪气也难以深入，故病情轻浅，预后良好。

(4) 康复自愈能力　对于邪气侵入机体而致的生理功能失常、脏腑组织损伤，以及精、气、血、津液亏耗或生理机能失常，正气具有自我调节、修复、补充的作用，使疾病向愈发展。

邪之所凑，其气必虚。邪气之所以能够侵袭人体，必然是由于正气虚弱。正气对于疾病的发生有重要作用。①正虚是病邪侵入发病的内因：“正气存内，邪不可干。”“惟五脏充足，六腑调和，经脉强盛，虽有所伤，也不为病。”正气充足，防邪外入，防止疾病发生。《灵枢·百病始生》云：“风雨寒热，不得虚，邪不能独伤人。卒然逢疾风暴雨而不病者，盖无虚，故邪不能独伤人。此必因虚邪之风，与其身形，两虚相得，乃客其形。”正气不足，机体调节功能低下，也对外界情志刺激调控能力弱易发为情志病。②正虚是病邪内生发病的内因：正气不足，脏腑功能失常，精血津液代谢异常，可产生内风、内寒、内湿、内燥、内火等“内生五邪”而发病；或导致痰饮、瘀血、结石等病理产物的形成而引起新的病变。故《灵枢·口问》云：“故邪之所在，皆为不足。”③正气强弱可决定发病的性质：邪气入侵，正气充足者，正气奋起抗争，邪正相搏，多表现为实证，病位较浅，病程较短；正气虚弱者，不能敌邪，深入内脏，精血津液代谢失常，病情较重，病程较长，故多表现为虚证或虚实夹杂证。故疾病的发生，以及发病的深浅和疾病的性质在一定程度上取决于正气的盛衰。

2. 邪气是发病的重要条件　“邪”有奸邪、奸佞、邪恶、妖妄、不正、不良环境因素、偏斜、怪诞、剩余等含义。中医学界对“邪”的含义是这样认识的：“邪”即病邪，又称邪气，是各种致病因素的总称，也就是同正气抗争而引起多种证候的一切对人体有害的物质和势力的总称。各种致病因素，如六淫、疠气、七情内伤、饮食失宜、劳逸失度、外伤、虫兽伤、寄生虫及水湿、痰饮、瘀血、结石等。任何病因使人发病，一般是通过两种途径实现的：一是正气的损伤或削弱，二是邪气的侵入或产生，导致病理产物的形成引起继发性的病因作用。如饮食失调，过饥是通过正气的损伤而导致疾病的发生，过饱主要是通过食滞，进而化热、聚湿生痰等病理产物的产生而导致疾病的发生。

在中医发病学中，虽然正气的强弱占有主导地位，但是致病邪气在疾病发生中也有重要作用，与发病密切相关，主要体现在四个方面：①邪气是致病的因素之一：病邪作用于人体，导致正邪交争，就会引起某些脏腑功能失调、气机紊乱或神志失常等，从而导致疾病的发生。如果没有邪气，机体一般不会发病。如果正气虚的人感受邪气，则一定会发病。②影响病情和病

NOTE

位：感受邪气的轻重和邪气的性质，与病情的轻重息息相关。一般来说，感受邪气轻的，病情也就轻；感受邪气重的，病情也重。受邪位置浅的多表现为表证；受邪位置深的多表现为里证；表里同时受邪可称为"两感"。邪气的性质也与病位相关联，如风邪轻扬，多侵袭肺卫；湿邪阻遏气机，多伤于脾。③在某些疾病中起主导作用：邪气侵入人体，且邪气致病力特别强，而正气虽盛但是难以抗衡，此时在疾病的发生中邪气起主导作用。④影响发病的性质、类型和特点：不同性质的邪气具有不同的致病特点，作用于人体也会表现出不同的证候类型和发病特点，如六淫致病，发病急，病程短，多有表证。七情内伤，发病缓慢，病程较长，直接损伤内脏，使脏腑气机紊乱，气血失调。

（二）养生中的正邪关系

中医养生的特色是既注重扶养正气，又注重防避外邪，完美体现了扶正与辟邪的辩证关系。《素问·上古天真论》说："虚邪贼风，避之有时。恬淡虚无，真气从之。精神内守，病安从来?"自我调摄主要表现为日常饮食起居注意扶养正气，避除虚邪贼风的侵袭；内心虚静，精神安和，避除不良情绪干扰，以此长养正气。中医养生康复学认为，人体健康、疾病痊愈，关键在于"正气存内，邪不可干"(《素问遗篇·刺法论》)。人体正气强，则邪气弱；正气弱，则邪气强。

（三）诊断中的正邪关系

《黄帝内经》强调诊断时必须要细心体察正虚、邪实之候。张仲景的《伤寒论》高度重视在辨证论治过程中对证候"正虚""邪实"之不同。然而，正邪虚实在临证诊断中往往又是相互夹杂、真假难辨的。邪实之中复有正虚，正虚之中复有邪实。临床上常见至虚反见盛势，大实反有羸状。如病起因于七情、劳倦、酒色等，即其病也，实则五内俱伤，精气亏虚，而临证每每多见身热、便秘、戴阳、腹满、心烦、红斑等症，看似有余之病，均属假象，若诊断不明，泻之损其不足，必枉死无疑。再如外感六淫之邪，久而留伏经络，或饮食消化不良而积聚于脏腑，或郁气瘀血有所留藏，病久则见羸状，看似不足之病，而究其因，病本为实，若诊断不明，补之益其有余，则更重其病。所以《黄帝内经》中一再强调虚虚实实之戒，其前提条件就是临床诊断中务必辨清患者机体真实的正邪关系。否则，损不足，益有余，如此死者，就是医杀。

具体而言，临床辨证中正邪虚实的关系表现在四个方面：①邪气盛则实。邪气亢盛，正气相对未衰，机体抗病能力较强，邪正斗争比较激烈，机体在病邪的刺激下出现强烈的病理反应和临床症状，故为实证。实证多见于外感六淫致病的初、中期，以及因痰饮、宿食、瘀血、水湿留滞所引起的病证。②精气夺则虚。人体阴、阳、气、血不足，正气亏虚，机能衰退，邪气不盛或已衰、甚或完全没有邪气，邪正斗争的病理反应不强烈，故称虚证。③虚实错杂。疾病的变化是错综复杂的，在邪正斗争的消长过程中，由于病邪久留损伤正气，或因正气耗伤无力驱邪而致痰、食、血、水停留于体内，都会形成虚实错杂的病机改变。④虚实真假。在疾病发展过程中可形成真实假虚、真虚假实的病机改变。

（四）治疗中的正邪关系

正气和邪气的矛盾，实际上代表着患病机体内致病和抗病、损害和修复两种势力的激烈斗争，故中医学常用"正邪斗争""真邪相搏"等术语来描述。正气抗邪的功能具体表现在防御邪侵、逐邪外出、减轻和修复病邪损害等方面。正气抗邪能力的强弱，主要决定于体质类型、精神状态、营养、治疗、锻炼等因素。病邪对正气的损害，一般通过三种机制进行，一是造成形体和精微物质的损伤，如吐泻、大汗、出血、失精等；二是造成脏腑、经络等功能障碍或失常，如阴阳偏盛偏衰、气机升降失常、津液代谢受阻等；三是改变个体体质，如阴邪久留，可使患者体质向阳虚或痰湿转化；阳邪极盛，可使患者体质朝阴虚或火燥过渡等。病邪损正致病的危害，与病邪的种类、性质、感受程度和方式等密切相关。

邪正的盛衰，决定疾病的虚实，治疗应根据证候的虚实分别采用实者泻之（祛邪）、虚者补之（扶正）的治疗法则。疾病的转归主要取决于邪正斗争的发展趋势。若正胜邪退，则疾病趋于好转而痊愈；若邪盛正衰则疾病趋于恶化乃至死亡；若正邪斗争势均力敌，便会出现正邪相持的局面。临床实践中，应根据病证的虚实性质、患者体质等具体情况，选择扶正、祛邪、扶正与祛邪并用等治法。

三、辨证与辨病

辨证论治与整体观念是中医学理论体系的主要特点。中医学自古以来就一贯重视辨病与辨证的有机结合。在中医学发展的不同历史时期，由于受相应的社会文化背景对医家认识和诊治疾病的思维方法与模式的影响，存在辨病论治或辨证论治孰主孰辅之别。近几十年来，随着科技进步，中医学术界在坚持辨证论治的同时，对辨病与辨证进行了重新审视。辨病和辨证的差异性和互补性，使得两者的结合成为必然。

（一） 辨证

证是中医学的特有概念，是中医学认识和治疗疾病的核心，着重于从人的功能变化研究和掌握病变规律。其临床表现是一组特定的具有内在联系的全面揭示疾病本质的症状和体征，呈现的是机体在致病因素作用下，机体与周围环境之间，以及机体内部各系统之间相互关系紊乱的综合表现。其本质是对疾病处于某一阶段的各种临床表现，结合环境等因素进行分析、归纳和综合，从而对疾病的致病因素、病变部位、疾病的性质和发展趋势，以及机体的抗病反应能力等所做的病理概括。如“脾阳虚证”，其病位在脾，病因是寒邪侵袭，病性为寒，病势属虚。这样，病位之脾，病因病性之寒，病势之虚，有机地组合在一起，就构成了“脾阳虚证”。

证是由症状组成的，但它不是若干症状的简单相加，而是透过现象抓住了具有本质意义的辨证指标（症状），弄清其内在联系，从而揭示疾病的本质。可见，证比症状更全面、更深刻、更准确地揭示了疾病的本质。

辨证论治是在中医理论基础之上，通过四诊八纲，获取患者的症状、体征，通过去粗取精、去伪存真、综合分析，以明确病位、病性，辨识邪正盛衰，预测疾病转归，从而指导临床治疗。辨证论治既是中医学认识疾病和治疗疾病的基本原则，又是诊断和防治疾病的基本方法，是中医学术特点的集中表现，也是中医学理论体系的基本特点之一。

辨证论治体现了中医学用矛盾的、整体的和运动的观点看待生命、健康和疾病的发生发展变化的思想，称之为中医学辨证观念。

辨证具体有整体性和动态性特点。

1. 辨证的整体性 中医从整体认识疾病，每个症状都是机体整体综合作用的表现，所以辨证是对脏腑经络、阴阳气血、皮肤肌腠、四肢百骸病变的整体综合性概括，反映出疾病的本质，体现出疾病当时的主要矛盾。

NOTE

2. 辨证的动态性 辨证的动态性是相对辨病而言。中医的“病”是对疾病发生发展的一个完整性概括，是一个基本矛盾，辨证是在疾病发生发展过程中不同阶段的主要矛盾的概括。这个矛盾会因环境、体质、心理、治疗、护理等诸多方面的因素而发生不同的变化，也就是说在疾病过程中病可以是不变的，但证是会发生变化的；从另一方面讲，相同的疾病会发生在不同患者身上，但不同患者往往辨证不尽相同，即“同病异治”，这就是辨证的动态性。

由于人病变的多样性、复杂性，历代中医各家学说百家齐鸣，促使中医学的辨证论治体系逐步完善。其主要内容包括八纲辨证、气血津液辨证、脏腑辨证、六经辨证、卫气营血辨证、三焦辨证等。在临床诊疗过程中根据患者的不同情况，选用适合实际情况的辨证方法。

（二） 辨病

病，又称疾病，是在病因的作用下，机体邪正交争，阴阳失调，出现具有一定发展规律的演变过程，具体表现出若干特定的症状和各阶段的相应证候。病是由相关联次第发生的一系列证体现出来的，反映了疾病病理变化的全过程和发生、发展、变化的基本规律。

辨病论治也是中医诊疗疾病的一种基本方法，即根据不同疾病的各自特征，作出相应的疾病诊断，并针对不同疾病，进行相应的或特异的治疗。一种具体的病往往具有特定的病因、病机和症状，因而显示其特异性，并反映在病因作用和正虚邪凑的条件下，体内出现一定发展规律的邪正交争、阴阳失调的全部演变过程。因此，辨病论治可以把握疾病的基本矛盾变化，有利于从疾病的全局考虑其治疗方法，而且还能采用某些特异性治法和方药，进行特异性治疗。

现在辨病论治常常指西医用现代的各种检查方法，获得临床资料，运用西医理论，进行分析、综合、归纳，得出疾病的诊断，根据病理生理的变化判断预后与治疗的方法。辨病论治则是中医学几千年来就有的诊疗疾病的一种方法。随着中西医学和现代科技的发展，中医辨病论治也需借助现代各种检查手段和对疾病生理病理、诊断治疗知识，发展辨病论治。如通过影像学检查（X 射线、B 超、MRI、造影等）以明确病位，确定特定的细菌、病毒以查明病因等。

（三） 辨证与辨病

综观中医学术发展史，辨病早于辨证。远在商周时期的甲骨文中，就有以部位命病名的描述，如疾首、疾目、疾腹等。《山海经》记载疾病 38 种，其中以专用病名命名者有疽、瘿瘤、痹、痔、疥、瘴等 23 种。《五十二病方》中系统载有马不痫、羊不痫、癫疾、蛊、骨疽等 52 种疾病，还提到其他病名约计 103 种。《黄帝内经》中多处提及“病名”一词，如《素问·疏五过论》的“诊之而疑，不知病名”，《素问·方盛衰论》的“逆从以得，复知病名”。《内经》中有以“病”的形式进行讨论的专篇，如“咳论”“疟论”“痹论”“痿论”“水肿”“热病”“寒热病”等，对所论疾病产生的原因、病理变化、病变部位、特点、临床表现、鉴别诊断、治疗及预后等均给予了较为详尽的阐述。其中 13 个方剂针对疾病而设，初具专病专方的特点。辨证论治的思想在《内经》中亦有所蕴含。从这个侧面来说，整部《内经》是以辨病论治为主、辨证论治为辅，形成了辨病辨证论治的雏形，产生了辨证论治思想的萌芽。

东汉张仲景继承与发展了《内经》辨病论治、辨证论治思想，于《伤寒论》提倡“六经辨证”，于《金匮要略》提倡“脏腑经络先后病”，确立了辨证论治理论体系。但是仲景辨证论治是在辨病论治体系的基础上确定的，《伤寒论》和《金匮要略》的绝大多数篇名都是“辨某病脉证并治”，这是其重视辨病论治的最好明证。如《伤寒论》“辨太阳病脉证并治”中先确立太阳病提纲，后论及中风、伤寒、风温。仲景的辨证论治建立在辨病基础之上，并且两者

NOTE

有机地结合在一起，对临床实践具有高度的指导意义。“虽未能尽愈诸病，庶可见病知源”。

病是对病证的表现特点与病情变化规律的概括。证则是对病变发展某一阶段患者所表现出一系列症状进行分析、归纳、综合，所得出的有关病因、病性、病位等各方面情况的综合概括。辨证与辨病之间的差异包含着病变的层次、部位、内容、性质、时相等多个方面，“证”与“病”之间的关系复杂多样，大体可概括为四种基本情况。

1. 交叉性　某些“证”与某些“病”之间存在交叉关系，有的同一“证”与多个“病”相交叉，有的多个“证”与同一“病”相交叉，“证”与“病”之间存在多种不同的交叉点。

2. 泛相关性　某些“证”与某些“病”之间存在着一般的相关关系，不同的“证”与“病”之间相关的范围、程度、性质往往非常不同，很难明确界定两者之间特异性的交叉点或因果关系。

3. 不单一　对应大多数“证”与“病”之间不存在“一对一”的特异对应关系，至今没有发现某一“证”单一地与某一“病”相对应。

4. 不相关性　有些“证”与任何“病”都不相关，有些“病”与任何“证”都不相关，是“证”与“病”之间的不交叉、不重叠部分，在临床上常常表现为“有‘证’无‘病’可辨”、“有‘病’无‘证’可辨”。

在临床实践中，必须掌握病与证的关系，既要辨病，又要辨证。从病辨证，是通过四诊合参，在确诊疾病的基础上进行辨证，包括病名诊断和证型辨别两个方面。如感冒是一病名诊断，它又有风寒、风热、暑湿等证型的不同，只有辨清病名和证型，才能进行恰当的治疗。在治疗上，辨证更重于辨病。因为在疾病发展过程中，可出现不同的证候，要根据不同证进行治疗。如温病的卫分证、气分证、营分证、血分证就是温病过程中四个不同阶段的病理反映，应分别治以解表、清气、清营、凉血等法。同病可以异证，异病又可以同证。如黄疸病，有的表现为湿热证，治当清热利湿；有的表现为寒湿证，又宜温化寒湿，这就是所谓同病异治。再如不同的疾病，在其发展过程中，由于出现了性质相同的证，因而可采用同一方法治疗，这就是异病同治。如久痢、脱肛、子宫下垂等，是不同的病，但如果均表现为中气下陷证，就都可以用升提中气的方法治疗。

由此可见，中医治病既着眼于“病”的异同，更着眼于“证”的区别。相同的证，用相同的治法；不同的证，用不同的治法，即“证同治亦同，证异治亦异”。这也是辨证论治的精神实质。

四、治标与治本

本，原指草木的茎干或根。《说文解字·木部》云：“本，木下曰本。”清·段玉裁注：“本、末皆于形得意。”因茎干与根直接相连，故通常“根本”并称。标，指草木的末梢，与末、杪意同。《说文解字·木部》云：“标，木杪末也。”段玉裁注：“标，杪末。谓末之细者也。”清·朱骏声《说文通训定声》云：“高远之木枝曰标、曰杪。”标是由本发展而来的，故先有本，后有标，无本也就无标。故“本”“标”常被引申为事物的根本与枝节。在古代文献中，有直以本、标相对而言的，如《墨子·经说下》云：“相衡则本短标长。”张纯一集解：“近支点为本而短，远支点为标而长。”《管子·霸言》云：“大本而小标。”《淮南子·天文训》云：“物类相动，本标相应。”

标本，既是中医基础理论的重要内容，又是高度抽象、能够概括事物主次、始终等多种关系的中医哲学范畴之一，始见于《黄帝内经》，主要在《素问·标本病传论》和《灵枢·病本》，并形成其基本理论。其在形成、演变过程中，受到中国哲学“本末终始”思想的影响。张景岳提出了标本之间的关系和划分标本地的依据。其曰：“标，末也；本，原也。犹树木之有根枝也。分言之则根枝异形，合言之则标出乎本。”“病有标本者，本为病之源，标为病之变。”“但察其因何而起，起病之因，便是病本。”但在具体运用“本”“标”概念时，从医疗实践出发，主要包括几个方面：在藏象中，内藏为本，外象为标；脏为本，腑为标；脏腑为本，经络为标；元气为本，形体为标；阴阳为本，变化为标；先天为本，后天为标。在病因、病机中，正气为本，邪气为标；病因为本，病机为标；病因（病机）为本，疾病、证候（症状、体征）为标；先病为本，后病为标；主证为本，夹杂兼见证为标。在运气学说中，六气为本，三阴三阳为标，六气变化的结果将引起气候变化及引发相应的病证，病证的变化又有从本、从本从标、不从本标而从乎中气之别，据此可以为治则提供依据。

区分标本是中医认识论的重要任务，也是指导疾病治疗的重要原则。《黄帝内经》反复强调掌握标本理论的重要性，指出：“夫标本之道，要而博，小而大，可以言一而知百病之害。言标与本，易而勿损；察本与标，气可令调。”（《素问·至真要大论》）“知标本者，万举万当；不知标本，是谓妄行。”（《素问·标本病传论》）“标本不得，亡神失国。”（《素问·移精变气论》）中医学认为，掌握和运用标本理论能够较好地处理临床各种关系，尤其是疾病的本质与现象、病因与症状、先病与后病等关系，能够有效指导临床的诊疗。

标本，是一个相对的概念，用以说明各种病证矛盾双方的主次关系，主要表现在三个方面。

（一） 医患之间的标本关系

《素问·汤液醪醴论》说：“病为本，工为标。”“病”指患者及所患疾病，“工”指医者及其医术。在医患关系中，医者的一切工作都是围绕患者进行的，医者应根据患者所患疾病采取相应治疗措施，调动激发患者自身的抗病自愈能力。因为先有疾病的存在，才有医疗实践的活动，无论医者使用什么样的治疗方法，都必须通过患者自身正气的作用才能发挥效应，故此“病为本，工为标”。《黄帝内经》在“病为本，工为标”的前提下，明确指出“标本不得，邪气不服”“标本相得，邪气乃服”，强调医患之间要密切配合，才能达到扶正祛邪、恢复健康的目的。

“病”与“工”的标本关系，涉及中医学的本质问题。在中医学中，研究、治疗对象为本，医学结论、方法为标。中医学认为，医学是建立在患者自我康复的基础之上的，所有医学认知理论与治疗实践都必须符合患者生理机能气化调节的实际，所有的治疗措施都必须通过患者自身生理机能的气化调节发生相应的作用，无论五运六气、四时阴阳、藏象经络、药物功效、性味归经、刺法灸法、按摩导引、恬静养神等根本的落脚点都在于促进患者的健康，医学的每一步发展都是围绕更好地促进患者健康展开的。故此，患者健康为本，医者医疗为标。

（二） 诊断中的标本关系

诊断的目的之一是区分和明确疾病的标本关系，诊断学中的标本关系主要体现在疾病与诊断、诊断与治疗两方面。

1. 病为本，诊为标 医生治疗疾病，首先要对疾病做出正确诊断，而诊断是根据疾病做

NOTE

出的，所以从疾病诊断的角度讲，“病为本，工为标”可以理解为“病为本，诊为标”。疾病是客观存在，是诊断的前提，故为本。诊断是根据疾病表现作出的，故为标。因此，医生诊断应尽可能符合患者客观实际，要做到准确无误，绝不可凭主观、凭想象而草率诊查过程。《素问·至真要大论》说：“粗工嘻嘻，以为可知，言热未已，寒病复始，同气异形，迷诊乱经，此之谓也。夫标本之道，要而博，小而大，可以言一而知百病之害，言标与本，易而勿损，察本与标，气可令调”，可引为戒。

2. 诊为本，断为标 中医诊断的过程一般可分为两步，首先是通过四诊收集有关资料（如病史、症状、体征等），即所谓“诊”；然后根据四诊所获得的资料信息，对病机、证候做出判断，即所谓“断”。“诊”为“断”的基础，“断”以“诊”为依据，“诊”详明方能“断”准确，所以说诊为本，断为标。作为医生必须重视诊的过程，熟练掌握诊法，只有“平时得之于心”，才能“临证应之于手”。

3. 病为本，证为标 病即疾病，证指证候。在中医学理论中，“病”一般是对疾病全过程的概括，而“证”重点在于疾病某一阶段或类型的概括。因病而有证，病先而证后，如先确诊为太阳病，才可再辨桂枝证、麻黄证等。故病为本，证为标。辨证的目的是为了认识病，论治虽以证为依据，但目的还是为了治病。所以临床上应辨病与辨证相结合，尤其不应忽略辨病，忽略病即等于忽略本。

4. 诊为本，治为标 医生在治疗前，无疑要先对疾病做出诊断。《素问·玉机真脏论》说：“凡治病，察其形气色泽，脉之盛衰，病之新故，乃治之。”《灵枢·九针十二原》也说：“凡将用针，必先诊脉，视气之剧易，乃可以治也。”诊断是治疗的前提，治疗能否取得疗效很大程度上取决于诊断的正确与否，故诊断是治疗之本，治疗乃诊断之标。

（三）治疗中的标本关系

治疗学中的标本说源自《素问·标本病传论》，该论主要根据疾病传变中的先后、缓急关系，以确立治疗的次序与重点，主要从治本、治标、标本兼治的治则大法探讨中医治疗中的标本关系。

1. 治本 治本指以治疗主症为主或先治其本病。相对于治标而言，治本是关键，是重点，是贯穿整个论治过程的基本治疗原则。因此，治本既是中医治疗学的主导思想，也是中医治疗学的首要原则。

对治病求本的理解，历代多有争议，“本”之所指亦有阴阳、病机、病因、正邪等不同看法。就病因、病机与症状而言，病因、病机是治疗的根本对象，“本”一旦消除，症状（标）随即消失，病即痊愈。就主证与夹杂兼见证而言，主证是治疗的根本，“本”一旦治愈，夹杂兼见证（标）消除不难。《素问·标本病传论》所论各种病证大多以治本为主，“先病而后逆者治其本，先逆而后病者治其本……”张介宾注曰：“但治其所因之本原，则后生之标病，可不治而自愈矣。”又说：“本，致病之原也……病变虽多，其本则一。知病所从生，知乱所由起，而直取之，是为得一之道。譬之伐木而引其柢，则千枝万叶，莫得弗从矣。”（《类经·阴阳类》注）由于治本是中医治疗学最终要达到的目标，是中医治疗学的基本着眼点，所以中医学向来强调“治病必求于本”（《素问·阴阳应象大论》）。

2. 治标 相对于治本而言，治标一般是治疗其兼证、辅助与配合治疗。患病过程中出现急迫、危急的症状，当先治标；旧病添新病，新病较急，当先治标；本病平稳，标病易治，当

NOTE

先治标。《素问·标本病传论》说："先病而后生中满者治其标。"中满对于"先病"来说属标，但中满急迫，不及时消除则药食不纳，后天之本乏源，邪无出路，病人痛苦不堪，故当予急治其标。又如《素问，标本病传论》说："小大不利治其标。"张介宾认为："即先有他病，而后为小大不利者，亦先治其标。诸皆治本，此独治标，盖二便不通，乃危急之候，虽为标病，必先治之。此所谓急则治其标也。"（《类经·标本类》注）《金匮要略·脏腑经络先后病脉证》曰："夫病痼疾，加以卒病，当先治其卒病，后乃治其痼疾也。"

3. 标本兼治 标本兼治也称标本兼顾，是指采用标病与本病同时治疗的方法，是在标本同等重要或症状多而病轻浅的情况下采取的一种治疗原则。

标本兼治多适用于标和本俱急之时。如痢疾患者，饮食不进是正气虚（本），下痢不止是邪气盛（标）。此时标本俱急，须以扶助正气药与清化湿热药同时并用，这就是标本同治。又如脾虚气滞患者，脾虚为本，气滞为标，既用人参、白术、茯苓、甘草等健脾益气以治本，又伍木香、砂仁、陈皮等理气行滞以治标。标本兼治的原则，运用得非常广泛，诸如补散并用之参苏饮、消补兼行之枳术丸、攻补兼施之增液承气汤等，并且历代医家多采用标本兼治原则治病，如张仲景以麻辛附子汤治少阴太阳两感伤寒；刘河间以防风通圣散治表里俱热；李东垣以清暑益气汤治暑热伤气；吴鞠通以增液承气汤治热结伤阴等。《素问·标本病传论》说："谨察间甚，以意调之，间者并行，甚者独行。"一般情况下，标本兼治多在病证缓和、病情复杂、标本并重时应用，但也不绝对，病证标本紧急并重时也运用此法。标本兼治，相得益彰。

第四节 养生观

养生一词，在辞书中有不同的定义。《辞海》的释义是"保养生命"和"摄养身心使长寿"。由此可见，养生的目标之一是长寿和健康。传统中医提出寿命有"天年"的观点，注重针对生命周期中的不同状况，通过调理体质与"治未病"来防病延寿，并注重性命双修、动静结合等方式和方法。

一、天年寿命论

养生的目的是追求长寿，如何才算长寿呢？古人早就认识到有生之万物皆有生死"天数"。《庄子·逍遥游》说："小年不及大年。"并指出朝菌以月为期、蟪蛄以年为期，冥灵、大椿以千年为期，说明不同物种有其固定的自然寿命。《黄帝内经》接受了这种思想。《素问·六微旨大论》说："化有大小，期有远近。"清高世栻《黄帝素问直解》注曰："生化有大小，死期有远近。"

人的自然寿命期限，《黄帝内经》称为"天年"，大致是一百年。《素问·上古天真论》云："余闻上古之人，春秋皆度百岁……尽终其天年，度百岁乃去。"《灵枢·天年》说："人之寿，百岁而死。"当然人类也有个体差异，《左传》称"上寿百二十岁，中寿百岁，下寿八十"。《庄子·盗跖》则说："人，上寿百岁，中寿八十，下寿六十。"

以百岁为周期，《灵枢·天年》还根据人年龄增长与体内气血、脏腑盛衰的变化，以十年为阶段描述了人体各时期的生理特点及其表现。如"人生十岁，五脏始定……二十岁，血气始盛……三十岁，五脏大定……四十岁，平盛不摇……五十岁，肝气始衰……六十岁，心气始衰……七十岁，脾气虚……八十岁，肺气衰……九十岁，肾气焦……百岁，五脏皆虚，神气皆去，形骸独居而终矣"。另外，《素问·上古天真论》还注意到男女生命过程中生育能力的周期不同，分别以"七"和"八"作为基数分段论述，如"女子七岁肾气盛，齿更发长；二七……月事以时下，故有子；三七……真牙生而长极；四七筋骨坚，发长极，身体盛壮；五七……面始焦，发始堕；六七……面皆焦，发始白；七七……天癸竭，地道不通，故形坏而无子也"，"丈夫八岁肾气实，发长齿更；二八……精气溢泻……故能有子；三八……筋骨劲强，故真牙生而长极；四八筋骨隆盛，肌肉满壮；五八肾气衰，发堕齿槁。六八……面焦，发鬓颁白。七八肝气衰，筋不能动。八八……形体皆极，则齿发去"等。

对寿命的不同观点，决定了人们对生命的态度与行为。古代道教曾提出了寿命可以无极限，亦即"长生不老"的观点，如晋代葛洪认为彭祖、老子等寿至数百岁的传说是事实，认为他们"犹是人耳，非异类而寿独长者，由于得道，非自然也"，并提出"我命在我不在天"，"人有明哲，能修老、彭之道，则可与之同功矣"的主张。历代道教信仰者在"得道成仙"和"长生不老"的观念支配下，致力于各种丹药修炼之术。

中医的理论虽然深受道家与道教的影响，但对寿命秉持着客观的态度。如清代医家徐大椿指出生命有"定分"："当其受生之时，已有定分焉。所谓定分者，元气也。视之不见，求之不得，附于气血之内，宰乎气血之先。其成形之时，已有定数。"认为生、长、壮、老、已是不可抗拒的自然规律，"若欲与造化争权，而令天下之人终不死，则无是理矣"（《医学源流论》）。养生的目的是根据生命周期中不同阶段的特征，采取不同的方法，追求"终身无病者，待元气之自尽而死，此所谓终其天年者也"的最佳结果。如果不能避免疾病，则应尽早预防和治疗，"若夫预防之道，惟上工能虑在病前，不使其势已横而莫救，使元气克全，则自能托邪于外。若邪盛为害，则乘元气未动，与之背城而一决，勿使后事生悔，此神而明之之术也"（《医学源流论》）。可见，中医的"天年寿命论"是一种客观的生命态度。

二、"治未病"论

"治未病"是中医养生学中的重要观念，与养生概念既有交叉也有区别。养生强调的是"养护"，着眼于生命的诸要素。"治未病"强调的是"治"，着眼于预防危害健康的疾病，强调要"治于未病之先"，亦即未病先防。因此它的范围比养生更广泛，包含了疾病前后及过程中的整个阶段。

"治未病"思想似可溯源至早期中华文化。如《周易·象传·既济》云："君子以思患而豫（豫，通"预"）防之。"《道德经·六十四章》云："其安易持，其未兆易谋，其脆易泮（泮，又作"破"）其微易散。为之于未有，治之于未乱。"《道德经·七十一章》云："夫惟病病，是以不病。"《管子》云："惟有道者能避患于无形，故属不萌。"《淮南子》云："良医者，常治未病之病，故无病。圣人者，常治未乱之患，故无患。"

《黄帝内经》将这种思想应用于医疗，提出"不治已病治未病，不治已乱治未乱"（《素问·四气调神》）。其具体的含义又包括三方面，如《灵枢·逆顺》说："上工，刺其未生者也；其次，刺其未盛者也；其次，刺其已衰者也……故曰上工治未病。"这三个方面可以概括为：未病先防、既病防变和病后防复。

未病而可“治”，其哲学上的含义是意味着疾病是可防和可控的。根据疾病观，任何疾病的产生无非内外因素所致，总有病因可寻。《圣济经》说：“其或食息失调，动过生疾”，因而可以及早预防：“识乎阴阳升降，气流形和，止疾于未萌。”《黄帝内经》提出顺应自然、协调阴阳、形神共养、动静结合等养生法则，以及顺自然、适环境、慎起居、节饮食、调精神、针灸、按摩、气功、运动等诸多养生方法。其后的历代医家不断丰富和发展未病先防理论，涉及的范围日益广泛，主要包含运动锻炼、顺应四时、调理饮食、调和情志、调适劳逸、节制婚育、安定居处、防止虫兽创伤等方面。通过综合措施，内养正气，外避虚邪，以提高机体的抗病能力，避免外邪的侵袭，从而预防疾病的发生和控制疾病的流行，保障身体健康。

“治未病”需从两个方面着手，一是调养体质，二是慎避病邪。

（一） 调养体质

体质是中医理论中关于身体功能的病理生理学概念。根据脏腑气血阴阳的功能状态，以及邪气的有无，将人体体质分为正常体质和异常体质两大类。异常体质又可分为虚性体质和实性体质。体质虚实对人的健康、疾病与寿命有着重要影响。

《圣济总录》说：“夫人之血气与天地同流，不能无盈虚也。”盈虚即虚实。所谓虚实，实际是以正常体质作为标准来衡量的。体质正常者称为“平人”。《素问·调经论》说：“阴阳匀平，以充其形，九候若一，命曰平人。”《灵枢·天年》也描述了理想的健康体质是“五脏坚固，血脉和调，肌肉解利，皮肤致密，营卫之行，不失其常，呼吸微徐，气以度行，六腑化谷，津液布扬，各如其常，故能久长”。

体质的虚实与先天禀赋和后天调养有关。先天禀赋是生命的起跑线，宋代《圣济经》云：“其禀赋也，体有刚柔，脉有强弱，气有多寡，血有盛衰，皆一定而不易也。”张景岳则指出，后天调养可以改善体质。云：“人生于地，悬命于天，此人之制命于天也；栽者培之，倾者覆之，此天之制命于人也……故以人之禀赋言，则先天强厚者多寿，先天薄弱者多夭；后天培养者，寿者更寿，后天斫削者，夭者更夭。”所以先天、后天，其作用和意义大不相同。对于体质偏颇，应当针对相应情况予以调理，如《圣济总录》说：“夫人之血气与天地同流，不能无盈虚也。有盈虚矣，不能无损益也。治疗之宜，损者益之，不足者补之。”

体质虽有虚实之分，但对养生而言，虚性体质的调理更为重要。张景岳指出：“虚实者，有余不足也。有表里之虚实，有气血之虚实，有脏腑之虚实，有阴阳之虚实。凡外入之病多有余，内出之病多不足。”外邪侵犯的原因往往与身体机能不足有关，所以张景岳认为：“常见今人之病，亦惟元气有伤，而后邪气得以犯之。故曰：邪之所凑，其气必虚。”

相对而言，实体体质偏于往往病理状态，与疾病治疗有关。虚性体质则常属于“未病”状态，是养生的关注点。尤其中年以后，身体精气自然虚衰，这虽然是不可逆转的过程，但也可以通过养生调理来延缓，如张景岳提出“中兴论”，认为“人于中年左右，当大为修理一番，则再振根基，尚余强半”，“此非逆天以强求，亦不过复吾之固有”（《景岳全书》）。通过对体质的调养，使身体机能处于正常状态，从而达到治未病的目的。

（二） 慎避病邪

《黄帝内经》说：“虚邪贼风，避之有时。”中医进行疾病预防是建立在中医学病因理论基础上的。中医的病因包括六淫、七情、饮食、劳逸、外伤、虫兽所伤等。张仲景在《金匮要略·脏腑经络先后病脉证并治》中说：“若人能养慎，不令邪风干忤经络……病则无由入其腠理。”明确指出，注意四时变化，外避虚邪贼风，是防病保健的一个重要方面。

《黄帝内经》中有较为成熟的避邪防病理论。《素问·六微旨大论》说：“至而至者和；至而不至，来气不及也；未至而至，来气有余也……应则顺，否则逆，逆则变生，变则病。”指出时令已到而气候亦到，是正常和平的气候，一般不会导致疾病；时令已到而气候未到或时令未到而气候先到，是逆时的反常气候，往往使人生病。《金匮要略》则将气候异常分为“未至而至”“至而不至”“至而不去”和“至而太过”四种情况，亦符合实际和便于掌握。

后世医家对避邪防病提出了很多具体的方法。如张仲景所论“养慎”，强调“千般疢难，不越三条”，应有针对性地在健康之时“养慎”，即“不令邪风干忤经络”，“无犯王法、禽兽灾伤，房室勿令竭乏，服食节其冷、热、苦、酸、辛、甘，不遗形体有衰”，以保持“五脏元真通畅，人即安和”；出现“四肢才觉重滞”之类征兆，“即导引、吐纳、针灸、膏摩”以治其欲病，如此“病则无由入其腠理”。其系统论述了“治未病”的法则。如果整体中部分已病，则要辨析“一处患病，牵涉全身，病势跌宕，更相传移”的趋势，“见肝之病，知肝传脾，当先实脾”，及时治局部之未病。具体的方法非常多，如关于慎防外邪，晋代葛洪《抱朴子·极言》说：“冬不欲极温，夏不欲穷凉，不露卧星下，不眠中见肩，大寒大热，大风大雾，皆不欲冒之。”元代著名养生家丘处机在其《摄生消息论》中说：“檐下、过廊、弄堂、破窗、皆不可纳凉，此等所在虽凉，贼风中人最暴，惟宜虚堂、净室、水亭、木阴洁净空敞之处，自然清凉，更宜调息净心，常如冰雪在心，炎热亦于吾心稍减……不得于星月下露卧，兼使睡著，使人扇风取凉……头为诸阳之总，尤不可风，卧处，宜密防小隙微孔，以伤其脑户。”

古代也有关于对疫疠之气的预防思想。古代医家主要强调在疫病流行的季节，特别是在异常气候出现而疫病正在流行之时，要避免与患者接触，以减少传染发病的机会；还要注意尽量减少不必要的社会交往，以避免邪毒染易。

此外，对于七情致病则强调“调和情志”。对饮食致病则要注重卫生、克服偏嗜等。这些都是根据中医病因理论而制定的预防对策。

疾病的发生是内外病因综合所致的结果，防治疾病也应内外并重，多方面、多手段地综合预防。所以明清医家提出对于健康之时养生防病，应杂合以养。疾病发生，内因为主，外因为辅，防治疾病也应以调理内部机能从而提高未病机体部位的抗御疾病能力为主，即寇宗奭所言：“夫善养生者养内，不善养生者养外。养外者实外，以充快悦泽，贪欲恣情为务，殊不知外实则内虚也。善养内者实内，使脏腑安和，三焦各守其位，饮食常适其宜。故庄周曰：人之可畏者，衽席饮食之间，而不知为之戒者，过也。若能常如是畏谨，疾病何缘而起？寿考焉得不长？”（《本草衍义》）

三、养命与养性

命，主要指形体与生命；性，主要指精神和道德。性、命是养生观中的一对范畴，与形、神范畴有一定相似之处，但含义更广。性命关系包括精神、情志、道德、心性等与生命、形体的关系。

传统儒、释、道三家都重视性命关系，又称为“性命学”。《性命圭旨》说：“三教圣人，以性命学开方便门，教人熏修，以脱生死。儒家之教，教人顺性命以还造化，其道公。禅宗之教，教人幻性命以超大觉，其义高。老氏之教，教人修性命而得长生，其旨切。教虽分三，其道一也。”

中医养生学兼采各家思想，形成了养命与养性的理论。

（一）养命

养命是养性的基础。在生命的养护方面，中医养生学说从道教中吸收了众多修炼方法。

道教内丹术中，有炼精化气、炼气化神、炼神还虚的三个步骤。在其概念中，精、气属于命的范畴，而神为性命各半，虚则是性的范畴。其修炼方法的起始阶段叫筑基，有的派别从入静养神入手的，称为性功（又称性学）；有的派别从炼炁炼精入手的，称为命功。

相对而言，宗教修炼宣扬最终的精神超脱，亦即成道，因此更为重视性学。如元代邱处机说：“三分命功，七分性学。以后只称性学，不得称功。命方称功，有为之事也……虽极劳生以养形，为形起见，总属私心，不合天心，何能上寿？”（《邱长春祖师语录》）道教虽然宣称修炼的终极目标是摆脱形体的束缚，但也认识到修炼的过程离不开健康的形体。唐代吕洞宾说：“只知性，不知命，此是修行第一病。”（见《性命圭旨》）清代黄元吉《论性命双修》说：“性是命之根，命是性之蒂。无命则性无依，无性则命无主，二者二而一也。”所以道教各派别大多都主张性命双修，既要涵养个人的心性，又要健全个人的形体，才能达到理想中成仙得道、长生久视的目的，因此发展出丰富的有利于增体形体健康的导引、服气、按摩、服饵等方法。

养生学不以所谓的成仙为根本追求，但注重学习各种哲学和宗教所实践的有益的养生技术方法，为现世的健康服务。晋代嵇康《养生论》说，所谓的神仙“特受异气，禀之自然，非积学所能致也”，人们的追求应是“导养得理，以尽性命”。《圣济总录》说：“导引、按跷，与夫服气、辟谷，皆神仙之术所不废者。”明代医学家张景岳从世俗角度强调形体健康为快乐之本说：“老子曰：吾所以有大患者，为吾有身，使吾无身，吾有何患？余则曰：吾所以有大乐者，为吾有形，使吾无形，吾有何乐？是可见人之所有者唯吾，吾之所赖者惟形耳，无形则无吾矣。谓非人生之首务哉？善养生者，可不先养此形以为神明之宅？”（《景岳全书》）各种在实践中有益于身心健康的练习方法都属于养命之法，内容极为丰富。

（二）养性

养生学中关于养性的内容包括修德、养心和调情志等几个方面。

1. 修德　德指道德修养。道德看似与养生没有直接关系，但在传统文化的生命哲学中有着重要的地位。

先秦儒家提出“仁者寿”的思想，将伦理道德与寿命相联系。《孔子家语》进一步指出：“若夫智士仁人，将身有节，动静以义，喜怒以时，无害其性，虽得寿焉，不亦可乎？”清代曾国藩的“养生要言”说：“一阳初动处，万物始生时，不藏怒焉，不宿怨焉，右仁所以养肝也。内而整齐思虑，外而敬慎威仪，泰而不骄，威而不猛，右礼所以养心也。饮食有节，起居有常，做事有恒，容止有定，右信所以养脾也。扩然而大公，物来而顺应，裁之吾心而安，揆之天理而顺，右义所以养肺也。心欲其定，气欲其定，神欲其定，体欲其定，右智所以养肾也。”（《曾国藩家书》）将儒家所提倡的仁、义、礼、智、信与养生相联系。

道教也将德行作为修炼的必要前提。如晋代葛洪说：“欲求仙者，当以忠孝、和顺、仁信为本。若德行不修，而但务方术，皆不得长生也。”“积善事未满，虽服仙药，亦无益也。”（《抱朴子·对俗》）宋代内丹家张伯端的《悟真篇》说：“大药修之有易难，也知由我亦由天。

NOTE

若非修行积阴德，动有群魔作障缘。”

在传统文化的影响下，历代养生家都把修养德性作为养生的要务。《素问·上古天真论篇》也说，古时圣人“所以能年皆度百岁而动作不衰者，以其德全不危也”。唐代名医孙思邈说：“养生之道，重在养神；养神之要，重在养德。德行不全，纵服玉液金丹，未能延寿。”认为养德则可“不求寿而自延”（《备急千金要方·养性序》）。清代养生家石天基说：“善养生者，当以德行为主，而以调养为辅。”（《传家宝》）历代重视养德的养生言论相当多。

从医学的角度看，道德修养对形成良好的生活习惯、平和乐观的情绪心态和坚定积极的精神意志有重要影响，对养生是有益的。

2. 养心 养心指调养心神。在不同的文化观念指引下，养心也有不同的目标，如儒家强调积极的人生观，孔子说“君子坦荡荡，小人长戚戚”，孟子说“养浩然之气”，荀子提出“治气养心之术”，云：“血气刚强，则柔之以调和；知虑渐深，则一之以易良；勇毅猛戾，则辅之以道顺；齐给便利，则节之以动止；狭隘褊小，则廓之以广大；卑湿、重迟、贪利，则抗之以高志；庸众驽散，则劫（约）之以师友；怠慢僄弃，则炤（昭）之以祸灾；愚款端悫，则合之以礼乐，通之以思索。凡治气养心之术，莫径由礼，莫要得师，莫神一好。夫是之谓治气养心之术也。”（《荀子·修身》）这些性格干预方法，对养生也有一定应用价值。

道家和道教的养心强调清静寡欲，对中医养生理论影响更大。庄子曰：“养志者忘形，养形者忘利，致道者忘心矣。”（《庄子·则阳》）“平易恬淡，则忧患不能入，邪气不能袭，故其德全而神不亏。”（《庄子·刻意》）这些思想体现在《黄帝内经》之中。如《素问·上古天真论》说：“恬淡虚无，真气从之。精神内守，病安从来?”中医对精神状态与身体健康的关系论述得更为具体。如《灵枢·本脏》说：“志意和则精神专直，魂魄不散，悔怒不起，五脏不受邪矣。”《素问·生气通天论》说：“清静则肉腠闭拒，虽有大风苛毒，弗之能害。”《养生四要·慎动》说：“心常清静则神安，神安则七神皆安，以此养生则寿，殁世不殆。”

具体的养心思想和方法，中医从道家与道教中吸取的内容也最多。以唐代孙思邈为例，他在《千金要方》《千金翼方》中分别列“养性”专篇阐发老庄及《内经》“清静自然”“恬淡虚无”“治未病”之旨，如说“神仙之道难致，养性之术易崇”“莫忧思，莫大怒，莫悲愁，莫大惧”“勿汲汲于所欲，勿涓涓怀忿恨，皆损寿命”。并对养性之术，提出了“十二少”说：“故善摄生者，常少思、少念、少欲、少事、少语、少笑、少愁、少乐、少喜、少怒、少好、少恶。行此十二少者，养性之都契也。”

养心还要注意寡欲。元代朱丹溪说：“心君火也，为物所感则易动，心动则相火亦动，动则精自走，相火翕然而起，虽不交会，亦暗流而疏泄矣。所以圣贤只是教人收心养心，其旨深矣。”反对道教房中补益之术，倡导静心节欲，以制妄动相火。张介宾、赵献可也赞同朱丹溪寡欲保精的养生理念。

明代陈继儒《养生肤语》说：“人之致思发虑，致一思，出一神；注一念，出一神，如分火焉。火愈分油愈干火愈小，神愈分精愈竭神愈少。”这是对养心的意义的形象解说，故明代龚居中的《红炉点雪》说：“若能清心寡欲，久久行之，百病不生。”

3. 调情志 中医学认为，情志是重要的致病因素，情志不调小则影响心态，久则伤及形体，因此调情志是养生的重要环节。《管子·内业》说：“凡人之生也，必以其欢。忧则失纪，怒则失端。忧悲喜怒，道乃无处。”传统文化注重通过精神修养来支配情志，从而使身心愉悦。

NOTE

如儒家孔子说“知者不惑，仁者不忧，勇者不惧”，以及“君子不忧不惧”（《论语》）。道家庄子说：“无为则俞俞，俞俞者忧患不能处，年寿长矣。”（《庄子·天道》）佛教道绰《安乐集》说“观身正念，常怀欢喜”等。

中医养生吸收各家思想，认为七情应当加以控制，勿使太过。《素问·举痛论》有“怒则气上，喜则气缓，悲则气消，恐则气下，寒则气收……惊则气乱……思则气结”的七情致病之说，均指太过而言。情志本来是人体的正常表现，只要合于节度，就不会影响身体。清代费伯雄《医醇賸义·劳伤》说：“夫喜、怒、忧、思、悲、恐、惊，人人共有之境。若当喜而喜，当怒而怒，当忧而忧，是即喜怒哀乐发而皆中节也。此天下之至和，尚何伤之有?”

有节度的七情之中，相对而言又倡喜而戒怒，如《素问·举痛论》云：“喜则气和志达，营卫通利。”明代养生家胡文焕在《内修要诀》中提出了后世家喻户晓的养生格言：“笑一笑，少一少；恼一恼，老一老。”清代《老老恒言·戒怒》强调：“人借气以充身，故平日在乎善养，所忌最是怒。怒心一发，则气逆而不顺，窒而不舒，伤我气即足以伤我身。”可见适度及良性的情志活动是有益于养生的。

综上而言，传统文化中性命双修的观点，对中医养生有重要的指导意义。如嵇康《养生论》指出：“故修性以保神，安心以全身，爱憎不栖于情，忧喜不留于意，泊然无感，而体气和平。又呼吸吐纳，服食养生，使形神相亲，表里俱济也。”指出了养性与养命的“表里相济”意义。“修德”“养心”以养性是养生的内核，“炼体”“养形”以养命则是养生的外在。

四、动养与静养

动与静是养生中相反相成的两个方面。动指运动、动用，静则为安静、清静。动和静都是养生所不可或缺的，而古代养生家各有侧重，因此有主静与主动两种不同观点。养生必须顺乎机体“动”与“静”的不同特性，以精神和形体的动静相宜来调节生理活动。

（一）动养

1. 动则身强　运动对身体健康有益。《吕氏春秋》在论述舞蹈的起源曾说：“昔陶唐氏之始，阴多滞伏而湛积，水道壅塞，不行其原，民气郁阏而滞着，筋骨瑟缩不达，故作为舞以宣导之。”舞蹈是早期运动的一种，对身体健康有积极作用。先秦时期，有运动养生许多方法流传于世。如《庄子·刻意》篇提到从事各种“吹呴呼吸，吐故纳新，熊经鸟伸”的“导引之士”，提出了“导引”这一运动养生专门名词。

2. 运动养生的机理　正如《吕氏春秋》所说：“流水不腐，户枢不蠹，动也，形气亦然。”该书还指出：“形不动则精不流，精不流则气郁。”这一思想被养生家所重视。东汉华佗对他的弟子吴普说：“人体欲得劳动，但不当使极耳。动摇则谷气得消，血脉流通，病不得生，譬犹户枢不朽是也。是以古之仙者为导引之事，熊经鸱顾，引挽腰体，动诸关节，以求难老。吾有一术，名曰五禽之戏：一曰虎，二曰鹿，三曰熊，四曰猿，五曰鸟。亦以除疾，并利蹄足，以当导引。体中不快，起作一禽之戏，沾濡汗出，因上著粉，身体轻便，腹中欲食。”后来“（吴）普施行之，年九十余，耳目聪明，齿牙完坚”（《后汉书·华佗传》）。华佗的运动理论和创制的五禽戏对后世影响很大。

宋代理学家陆九渊也注重运动，他说：“是故善养身者，使之能逸而能劳，步趋动作，使其四体狃于寒暑之变；然后可以刚健强力，涉险而不伤。”但理学主流如朱熹、“二程”等多

NOTE

主静，对此明末清初知识分子颜元曾作大力批评。他说：“晋之苟安，佛之空，老之无，周（指周敦颐）、程（指程颢、程颐）、朱（指朱熹）、邵（指邵雍）之静坐，徒事口笔，总之皆不动也。吾尝言：一身动则一身强。一家动则一家强，一国动则一国强，天下动则天下强。”他批评程朱理学说：“千余年来，率天下人入故纸堆中，耗尽身心气力，做弱人、病人，无用人者，皆晦庵（即朱熹）之为也。”他主张“养身莫善于习动”，认为“常动则筋骨竦，气脉舒”，并说：“礼乐射御之学，健人筋骨，和人气血，调人性情，长人信义……小之却一身之疾，大之措民物之安，为其动生阳和，不积痰郁气，安内捍外也。”（《颜习斋言行录》）

古代运动养生的方法多种多样，马王堆出土的《导引图》有44个不同的运动姿势。华佗五禽戏虽已失传，但后人按其原意仿制，如明代罗洪先《仙传四十九方》有“五禽图”，并说：“凡人身体不安，作此禽兽之戏，汗出，疾即愈矣。”晋代葛洪《抱朴子·微旨》则认为重点不在于模仿动物，只要施行各种肢体动作均有益。他说：“夫导引不在于立名、象物、粉绘、表形、显图，但无名状也，或伸屈，或俯仰，或行卧，或倚立，或踯躅，或徐步，或吟，或息，皆导引也。”又说“凡人导引，官节有声，如大引则声大，小引则声小，则筋缓气通也。夫导引疗未患之疾，通不和之气，动之则百关气畅，闭之则三宫血凝，实养生之大律，祛病之玄术矣。”对导引运动的养生作用论述透彻。

明清时期流行的各种武术功法，也都强调运动健身的作用。相传明代武术家王宗岳所著的《十三势歌》说：“长拳者，如长江大海，滔滔不绝也。”论十三势长拳的作用说：“详推用意终何在？益寿延年不老春。”明清时流行的《易筋经》说：“易筋以坚其体，壮内以助其外……内壮言坚，外强言勇……坚而能勇，是真勇也。勇而能坚，是真坚也。坚坚勇勇，勇勇坚坚，乃成万劫不化之身，方是金刚之体矣。”都论述了武术健身的价值。

（二）静养

主静是古代文化的主流。《老子》认为“静为躁君”，主张“致虚极，守静笃”，即要求尽量排除杂念，以“致虚”与“守静”的功夫，达到心境空明宁静的境界。《韩非子》说：“圣人之用神也静，静则少费。”神少费而内藏，当用时就能产生更大更多的智慧。《淮南子·原道训》认为：“夫精神志意者，静而日充者以壮，躁而日耗者以老。”《素问·痹论篇》指出：“静则神藏，躁则消亡。”这里所说的“静”主要针对“神”而言。《文子》说：“太上养神，其次养形。神清意平，百节皆宁，养生之本也。肥肌肤，充腹肠，开嗜欲，养生之末也。”养神需要静，故刘完素《素问病机气宜保命集》认为：“神太用则劳，其藏在心，静以养之。”

为了达到神静，养生家要求在行动和思想上尽量减少活动，以免扰动神明。这一思想根源于老庄，如老子说：“五色令人目盲，五音令人耳聋……不见可欲……心不乱。”（《道德经》）庄子说：“无视无听，抱神以静，形将自正。”（《庄子·在宥》）《灵枢·本神》说：“怵惕思虑则伤神。”唐代孙思邈在《千金翼方·养老大例》中强调，老年人“养老之要，耳无妄听，口无妄言，身无妄动，心无妄念，此皆有益老人也”。宋代周敦颐《太极图说》说：“定之以中正仁义而主静。”

在主静思想影响下，古代以静为主的养生功法最多。如儒家的静坐、道教的内丹、佛教的禅定养生等，成为富有中华文化特色的养生传统。静功有练意和练气的两大目的，练意即调心，可调理精神，使神气入静；炼气则可充实内在的精气，有益于健康。明代养生家万全在《养生四要》中说：“人之学养生，曰打坐，曰调息，正是主静功夫。但要打坐调息时，便思

NOTE

要不使其心妄动，妄动则打坐、调息都只是搬弄，如何成得事?”指出了习练静功的意义。

（三） 动养与静养的关系

主动与主静，在养生实践中是相互结合的，即动中有静，静中有动。

一方面，中医主张动勿过劳。运动过度则为劳，劳则容易致病。《素问·经脉别论》说“生病起于过用”，包括过度的“持重远行”“疾走恐惧”“摇体劳苦”等均为过劳致病的体现。过度的运动也会使人疲倦，甚至形成疾病。《素问·调经论》说：“有所劳倦，形气衰少，谷气不盛，上焦不行，下脘不通。”《素问·举痛论》说：“劳则气耗……劳则喘息汗出，内外皆越。”《素问·宣明五气》篇还提出“五劳所伤”的概念，即“久视伤血，久卧伤气，久坐伤肉，久立伤骨，久行伤筋”。因此，《素问·上古天真论》提出“不妄作劳”“形劳而不倦，气从以顺”，意即通过适度的体力劳动和形体锻炼才能增强脏腑功能，使气机流畅，精神旺盛，气血周流，过度劳累则对身体不利。

历代养生家贯彻《黄帝内经》这一理念。如唐代孙思邈指出：“养性之道，常欲小劳，但莫大劳及强所不能堪耳。”（《千金要方》）也强调适当运动。《修真秘要·真人养生铭》还说：“人欲劳于形，百病不能成。”古代导引功法多有简洁、柔缓的特点。如宋代蒲处厚创制的“小劳术”，指出：“养生者，形要小劳，无至大疲。故水流则清，滞则浊，养生之人，欲血脉常行，如水之流，坐不欲至倦，行不欲至劳。频行不已，然亦稍缓，即是小劳之术也。”（《保生要录》）小劳术的特点是活动量不大，大多的动作是按摩或简单的肢体运动，方法简单，随时可行，“事闲随意为之，各十数过而已”。其他如八段锦、十二段锦、十二月坐功等都是运用适当的肢体动作来舒展筋脉，调通经络，疏通形体内外气血阻滞，使气血津液在五脏六腑、经络血脉、肢体关节、肌肉骨骼、皮肤毛发等人体各部的运化正常而顺利，从而达到健康的目标。

另一方面，主静也绝非一味不动。宋代理学中程朱一派就认为“静”字容易导致消极。他们主张用“敬”来代替“静”。“二程”说：“敬则自虚静，不可把虚静唤做静……不用静字，只用敬字。”他们反对佛教的“枯木死灰”，强调敬是“内外交相养之道”（《程氏遗书》）。朱熹也说：“如何都静得！有事须着应，人在世间，未有无事时节，要无事，除是死也。”“今虽说主静，然亦非弃物事以求静。”（《朱子语类》）理学所说的“敬”包含了动静结合的思想，认为心静并非要不问世事、不事行动。而佛道两派的养生主张，也并非“枯木死灰”。道家内丹与佛家坐禅都强调身形端正，意念集中，而不是完全放任。近代著名静坐养生家蒋维乔指出，静坐时虽然身体外部静止，实际通过意念集中促使身体内部机能更加活跃，他说：“静坐之法，使重心安定于下部，宛如强大中央政府，得以指挥各机关，使血液循环迅速，新陈代谢之作用圆满，体内无恶血停滞，则不生病；即偶有病，亦能使之不久复元，治病于未发之先，较诸病已至而治之者，其效不可同日语矣。”（《因是子静坐法》）这也体现静中有动的内涵。

医学养生普遍主张动静结合。如明代张景岳《类经附翼·医易》指出：“天下之万理，出于一动一静”。在这一动一静之间，张弛有道，才能做到“形与神俱”，也才能达到健康长寿的目的。明代医学家万全说：“养生之道，只要不思声色，不思胜负，不思得失，不思荣辱，心无预恼，形无劳倦，而兼之以导引，助之以服饵，未有不长生者也。”周述官《增演易筋洗髓·内功图说》说得更清楚：“人身，阴阳也；阴阳，动静也。动静合一，气血和畅，百病不

NOTE

生，乃得尽其天年。”

清代曹庭栋指出：“心不可无所用，非必如槁木，如死灰，方为养生之道。”（《养生随笔》）因此，“神可用但不宜过用，心可动但不宜妄动”，他说“养静为摄生首务”，养静可“养阴，正为动时抒远之用”“动而不妄动，亦静也”（《老老恒言》），对养生中动静关系作了概括性的总结。

关于动养与静养，正如清代张培仁《妙香室丛话》说：“静之义有二：一则身不过劳，一则心不轻动。”高度综合了动养与静养的要旨。相对而言，动偏于养身，静偏于养神，二者均应有节度，不能偏颇。蒋维乔说：“世人妄生分别，锻炼肉体者，忽于精神之修养；修养精神者，则又轻视夫肉体之锻炼，皆不察之过也。”（《因是子静坐法》）养生应该动静结合，形神兼养。这正是富有中国传统文化特色的养生智慧。

NOTE

第六章　中医哲学思维方法

思维是认识主体在对客观信息采集、传递、存储、提取等基础上，对客体进行筛选、分析、整合、判断、推理等的活动过程。思维结果的表现形成是思想观念。不同的思维方法决定不同的思想观念，决定不同的理论体系形态和行为活动。

思维方式的形成受生活环境、语言文化及其受教育程度等的影响，具有较强的原发性、地域性、民族性、习惯性、延续性。经常按某种思维方式进行思维，就会逐渐形成稳固的思维定势。思维方式一旦定势，往往在短时间内很难改变。

中医学是中国传统文化的重要组成部分，植根于中国传统文化，在其发生发展过程中时刻受中国传统思想文化的影响。中医思维方法更是受中国传统思维方式的影响，并在中医学理论体系的形成与临床应用中，进一步发展和凸现了中国传统思维方法的特点，最终形成中医学别具一格、独具特色的诊断、用药、治疗理论体系和临床技能。

第一节　中医哲学思维的形成

中医哲学思维是在中华民族对宇宙自然和生命现象的逐步认知中逐渐形成发展的。中华民族的生存环境、经济特征、先民对世界的认知与理解，以及逐步发展和成熟的汉字、古代象数思维与比兴思维的演进等，均促成了中医哲学思维的形成。至汉代，《黄帝内经》的成书标志着中医哲学思维的确立，也奠定了之后中医哲学思维发展的牢固基础。

一、中医哲学思维形成的基础

中医哲学思维的形成是一个渐进的过程，它与中华民族与中华文明的发展息息相关。中华民族所处的地理环境、经济特征，以及先民对原始世界的认知方式与独有的优秀文化都是中医哲学思维形成的基础与土壤。了解中华文明得以繁衍的自然环境、社会条件、优秀文化，并对其进行综合的考察，有助于我们真正认识和把握中医哲学思维的形成。

（一）地理环境

中华民族位于北半球的东亚大陆，其所处的地理环境具有独特性和封闭性。中华大地疆域辽阔，腹里纵深，回旋开阔。其地形、地貌、气候条件都呈现繁复的多样性，这是其他多数古文明的发祥地所无法比拟的。

中华文明的主要发生地在黄河流域，在黄河的每一支流两岸与其汇入黄河时的相交之地，均为古代中国文化的摇篮。如周文化发生在陕西的东部，黄河大曲之南岸，即伊水、洛水流入黄河的桠杈地带。商代建都于漳水、洹水流入黄河的地区（今安阳县）。中华文化是在一个广

NOTE

阔而复杂的地理环境中展开的。在这复杂的大水系中到处有可以为农耕提供灌溉条件的区域，这些区域之间既可以独立，也很容易建立彼此联系。一个独立的区域，一方面可以集合到理想适合的人口密度，一方面又有四围的天然地理屏障以满足其安全需求。而一旦一个小区域内的文化发展到相当限度时，又可借着小水系进入到大水系进行扩展，区域间相互也可有亲密频繁的联系。因此，中华文明之始便具备小而独立与大而整体结合的地理上的可能性。

考古学家在云南元谋、陕西蓝田、湖北郧县、北京周口店、安徽和县、河南南昭云阳、贵州西观音洞等地均发现了距今100多万年至数十万年前远古人类的遗骸和遗物。由此可见，中华早期文明在不同的地理上，几乎同时发生着。据统计，这些早期文明的区域的总面积当在五百万平方公里左右。然而，尽管中华文明的发端由来是多源头的，但中华大地的周边地势又限制了中华文化发展的内向性选择，也为中华文明统一的凝聚性定下了基调。

在中国这块东亚大陆中，其东部临界的是太平洋的汪洋，北部为草原和荒漠，西北部则横亘着戈壁和沙漠，西南部耸立着的则是世界上最高、最险峻的青藏高原和喜马拉雅山。这些天然屏障限制了先民生产活动的延展性。与此相对，中华大地的内部腹地却纵深辽阔，包罗万象。其中黄河、长江、珠江三大水系所流经的区域，形成有优越地理条件的汉民族，并发展出以农耕经济、宗法制度为主的农耕文明。而周边的游牧民族则是以荒漠、草原为地理基础发展而来。他们共同创造了中华民族多元化的数千年文明。可以说，中国地理条件上的整体统一性，成为影响中华文明整体思维的地域条件，而多民族的多元文化又成为影响中国传统思维方式和而不同的自然条件。同时，也成为中医哲学思维形成的最基本的地理环境基础。

（二） 农耕经济

除了疆域的广袤之外，中华文明赖以生长的地形、地貌也繁复多样，并造就了四季分明的气候特点。这为先民生产活动提供了良好的气候条件。我国大部分地区处于温带季风气候区。而温带大陆性气团会在冬季导致风从内陆吹向海洋，使得大部分地区干燥少雨；到了夏季，温带海洋气团则使得风从海洋吹向内陆，从而呈现出湿润多雨的气候特征。正是这样的气候条件孕育出我们土地上丰富多样的生物生态。从植物看，既有夏绿阔叶林、针叶林和针阔混交林，也有草原、平原；从动物看，既有生活于阔叶林中的大型食肉类动物，也有针叶林中的食草动物，更有草原上善跑能飞的多种动物。这样的地理环境提供了富足的自然生态，也为土地上的居民们选择农耕作为他们的主要生产方式提供了条件。

农业较之工业会更多地受地理、气候条件的约束和影响。在气温和雨量适中的黄河中下游和长江中下游，古代先民从六七千年前的彩陶文化时期，就逐渐脱离狩猎和采集，进入以种植业为基本方式的农耕时代。在距今约六千年的仰韶文化中就出土了谷壳压痕的土器；在距今约四千余年的龙山文化中，也有石锄、石镰、蚌镰等农具及各种谷物出土。至殷代，无论是殷墟甲骨文中的黍、稷、麦、稻等各种农作物字体，还是殷人发明的历法，都离不开农耕为主的经济背景。农业真正的长足发展始于春秋战国时期。春秋时期，各诸侯国纷纷实行农业田制改革和租税制度改革，如齐国有“案田而税”、晋国有“作爰田”、鲁国实行“初税田”、秦国则是“初税禾”等。在这种农耕土地经济发展模式中，逐渐形成了以家庭为单位的个体生产形态。一个家庭内，“男子力耕”“女子纺绩”“一夫不耕，或受之饥；一女不织，或受之寒”（《汉书·食货志》）。这种以家庭为单位的自给自足的生产劳动形式一直成为非常稳定的生产、生活模式。秦汉以后，中华大地上的历朝君王们将“重农固本”奉为治国的不易之道。稳定的农业生产为中国传统文化和传统思维模式奠定了经济基础。正如《帝王世纪·击壤之歌》所描写的“日出而作，日入而息，凿井而饮，耕田而食，帝力于我何有哉！”也正是这种稳定的农耕经济模式，孕育了中华民族认识和看待生命的思维及文化。

（三）地理生态及农耕文明影响下的中医哲学思维

中医学对人体的认知是建立在以长期的农耕传统为背景的经验世界当中的，其认识和把握生命现象的方式和方法，都是以农耕经验世界所呈现出来的知性思维所构建的。因此，体现出了一系列不同于其他医学的内容，表现出了鲜明的农耕文化特征。

农业生态环境是农耕文明发展的基础，先民发现，自然因素大多不为人们意志所左右，人们只有尊重、崇拜自然，并与其保持和谐统一的关系，才能更好地生存。所以农耕社会生活中，人们在生产活动的方方面面中都不能排除对“天”因素的考察。《淮南子·主术训》中就记载有“上因天时，下尽地财，中用人力。是以群生逐长，五谷蕃殖”。这些在农业生活中具有举足轻重地位的自然因素发展成为中国传统思维中的“天”，引导并影响中医哲学认识生命的思维活动，以至后来发展出了中医学以“天－人”为主要框架观察和思考人体生理病理现象的哲学思维方式。“天－人”思维框架的最主要呈现便是整体思维。农耕经验中天地间的风调雨顺是最佳耕种条件的农耕生产，这决定了其认识和思考周围事物的方式也是将人与外界自然环境放在整体同一的关系上进行思考。中医哲学对人体生命活动的认识也据此发展成为“天”“人”相互关系的思维方式。“天何言哉？四时行焉，百物生焉，天何言哉？”（《论语·阳货》）天地间所有的生命规律都是同一的，这种整体性可以通过“仰观于天文，俯察于地理”的观察被发现和掌握。既然天地人的生命规律相同，那么不同的生命表现也就具有互通性，也就都能揭示宇宙规律，基于“天－人”的思维框架也带来了“象思维”。《素问·阴阳应象大论》中就认为“以我知彼，以表知里，以观过与不及之理，见微得过，用之不殆”。

在“天－人”的思维框架中，中医哲学也受到了包括农耕文化对四时、四季循行的密切关注，以及农业生产的播种、生长、收获周而复始的生产方式的影响，强调对生命活动中“变化”的把握，注重在两极对立中把握事物的辩证统一，从而形成了“变易”思维。

这种有节制的顺从自然规律也带来了中和思维。它要求人们凡事注重事物的均衡性、和谐性，行为的适度性、平正性，强调用缓和、和谐、适度的方法解决矛盾。如秦医和曾言：“天有六气，降生五味，发为五色，徵为五声。淫生六疾。六气曰阴、阳、风、雨、晦、明也。分为四时，序为五节，过则为菑；阴淫寒疾，阳淫热疾，风淫末疾，雨淫腹疾，晦淫惑疾，明淫心疾。”（《左传·昭公元年》）将人体变化与对气候造成影响的六气，以及四时、五节联系起来，认为构成天地系统的任何一种要素都必须适度而不可“过”。

二、原始神话思维与表意文字思维

（一）原始神话思维

从原始神话可以看出，中国早期的哲学意识形态对中医哲学思维的发生、发展影响深远。

原始神话是远古时代人们认识和思考宇宙天地的结晶，也是一种有秩序的意识活动和思维方式。最能体现神话生命力的不是浩博的神话故事，而是神话思维结构背后反映初民对于整个宇宙天地，以及人类本身的体认和判断。神话思维开启了不同民族的不同思维方式，它是一种影响久远的思维活动。

NOTE

中国古代神话内容丰富，其思维特征主要表现为直观性和主客体的混融。

1. 直观性 中国早期神话是对自然界与人类的一种无意识的虚构与想象。先民通过自己仅有的一些生活经验，对自然界中的太阳、海、河、树、大地等客观事物进行直观的观察与想象，赋予它主观的力量。原始社会的图腾崇拜就显示了这一点。一般图腾的原型都是对客观事物性质的直接摹写，其形式因素大都离不开具体物象所代表的表面的、直观的特性。如图腾崇拜中选取的形象一般为更具生存力和生命力的生物。先民们把内心中对于生命力的崇敬情感渗透到对这些生物的客观体验之中，使这些动物都带上了“集体表象”所赋予的神秘色彩。这种思维方式从反映图腾崇拜的原始氏族名称中可见一斑。如少昊部落的族名有凤鸟氏、玄鸟氏、青鸟氏、丹鸟氏；伏羲部落有飞龙氏、潜龙氏、居龙氏、降龙氏等；黄帝部落则是熊、罴、虎等氏族部落。中国上古神话还有将怪物形象与吉凶、灾异等简单观念联系起来的诸多直观想象。《山海经·南山经》记载：但雪山“有鸟焉，其状如鸡，五采而文，名曰凤凰……见则天下安宁”。《山海经·西山经》记载，玉山“有鸟焉，其状如翟而赤，名曰胜遇，是食鱼，其音如录，见则其国大水”。《山海经·东山经》记载，逢山“有兽焉，其状如狐有翼，其音如鸿雁，其名曰獙獙。见则天下大旱”。从现代来看，这种意象或象征往往因不符合现实和逻辑而显得怪诞、离奇，但在原始思维中这正是能赋予神奇、神秘能力的载体之“象”。古代神话思维中的直观性表明早期人类思维的形式因素不可能离开具体的物象，不可能离开感性材料。事物的直观之“象”是中国上古神话思维的中介，上古初民们仅仅通过直观的外在材料来展开思维。

2. 主客体的混融 神话思维不是抽象的概念和严密的逻辑，而是具体的表象和感情的体验。这种体验是主体与客体混融于一体的简单直接等同。如中国上古神话的天公、地母、风伯、雨师等，他们都具有与人一样的诸如男女性别、社会等级等方面的特征。初民们拟人化地认为万物皆有其灵性，这种“万物有灵”观念就是这种主客体混融思维的最大体现。在“万物有灵”观念的影响下，初民们在神话的创造过程中将人类的感觉、欲望、感情等投射到有形的对象之上，使被刻画的对象与创造的主体具有许多相同、相通的特征，而建立起“主客混融”的思维方式。如“盘古开天地”便是这种思维方式的体现。据《绎史》卷一记载，最初的世界是自然无序的混沌状态，没有任何凌驾于天地之上的神的存在。并有“首生盘古，垂死化身。气成风云，声为雷霆；左眼为日，右眼为月；四肢五体为四极五岳，血液为江河，经脉为地理，肌肤为田土；发髭为星辰，皮毛为草木，齿骨为金石，精髓为珠玉，汗流为雨泽；身之诸虫，因风所感，化为黎甿”的描述。可见，创立天地的盘古有着与人一样的“气”“眼”“四肢”等生命形体，并且最后这些形态都化为了天地自然，宇宙天地与盘古具有同一性，盘古与人具有同一性。中国神话中的盘古是集人、神、自然为一体的。这种神话思维方式，既把自己看作是自然的一部分，又把自然看作是人性的体现，在这种思维模式中弱化了人与自然之间的差别，强化了人与自然的同一关系。《山海经》中记录的人兽同体的神祇有水神“天昊”、海神“禺京”“禺虢”、河神“冰夷”等数十位。神话中所描绘的事件和巫术仪式，也大多是以物我混融而具交感作用的思维方式架构起来的，体现的是人与宇宙天地之间相互融通的基本观念。也正是原始神话中主客体混融的思维方式，形成了之后的“天人合一”思维方式。

（二） 表意文字思维

具有表意特点的汉字作为人类精神文明的成果，既能反映人类思维的历史进程，也能反映中华传统思维模式的特点。尤其是文字史上“六书”的确立，表明汉字的产生与使用已经形成一定的特点与规律，表彰汉字已经成为一种思维表达。

就目前史料考证，汉字的最初阶段是象形文字，它是直接表意的。“意”是人们思考和思维的内容，所以表意文字既是思维的内容，又是思维的载体。同时，表意文字的字形和其描述对象有直接的相似和同构关系。汉字思维中的创造性是通过意象进行的，意象在思维中起到“绘画”“记录”“象征”三种作用。它是一种由视觉出发，人的大脑所进行创造的思维活动。表意文字的思维特点体现在两个方面。

1. 表意文字是一种形象思维　所谓形象思维是相对于逻辑思维而言的一种理性认知方式，其过程是形象在头脑中被比较、分解、组合和再创造的过程，其成果也以形象的形式表现出来，而此形象是经过加工、选择、改过的形象。同样的，表意文字的形成过程也是先民对客观事物内化后的表达，具有抽象性和概括性，是典型的形象思维。

表意文字中的象，并非是单一的。它可以是有形之象，即有的汉字是对其所表达事物的具体形象的描摹，类似于“画”，这主要体现在象形字及指事字之中。“象”也可以是意义之象，即汉字中有以其“意义”来表达汉字内涵的元素。该意义之象更多地体现在会意字之中。当然，在早期的甲骨文、金文中，意义之象也具有很强的形象性。比如（明），用月亮照在窗户上的图形表示明亮之义。但随着人类文明的发展，意义之“象”在构字思维中所占比重越来越大，其“象”思维的特点一直得到传承。以“葬”字为例，它的字形结构中上、下为“草”，中为“死”，表达的是“将死者按一定的方式安埋”的含义，两个构字部件非常具象地显示了远古时期中国草葬的方式，也同样适用于对后世土葬的隐喻。除此之外，“象”还可以是声音之象。汉字发展的后期，先民开始不再造设新字，而直接用已有的象形字表示与该字字音相同或相近的另一个字，便形成了“假借字”。假借字的这种借用其他字的表音符号来作为自身表达的一部分用法，便是此谓“声音之象”。如果说假借多少代表了汉字试图摆脱意义图解而向声音靠近的尝试的话，那么形声字的出现可以说是汉字中根深蒂固的“意象”思维与“声象”需求的调和产物。

2. 汉字是注重感性与直觉的思维方式　汉字与汉语是一种充满主体感受和体验的哲理思维。汉字以象形为基础，每一个汉字都是对描述对象某一外部形象的聚焦与反映，具有直观性。但“象”是人的重构，它对客观事物的再现具有人的主观选择性，因而又是感性的。汉字文化由“取物观象”的方式产生发展，依托对客观之物外形的描述进而转化成为象征意义的符号，反映、表达对客观之物的认识。与西方文字相比，汉字的字形结构更具动感，同时还保持与真实的实践生活暗喻关系，与拼音文字中的枯燥、理性逻辑不同，充满感性的信息，并且接近生活，接近自然。比如《红楼梦》中贾宝玉作诗“竿竿清欲滴，个个绿生凉”，当我们看到“竿竿”与“个个”二字时，便能遐思出一副翠竹冷直的图画，栩栩如生。汉字的表达具有直接性，看到某个汉字就会产生关于具体之物的联想，这种直觉思维也表现出浓郁的主观感性色彩，中国一直就有用具象来表达审美的传统。无论是“芙蓉出水”清新，还是“枯藤老树昏鸦”的落寞，或是“春华秋实”的沉甸，都是通过视觉上的画面感进而隐喻出一种非严密逻辑的同情美感。这种隐喻具有模糊性、笼统性，属于情感体验。它不同于逻辑思维的周密，也没有逻辑推演的严谨过程，但却生动活泼。从这个角度而言，汉文字和汉语言具有诗性的特点。

（三）神话与汉字对中医哲学思维形成的影响

上古时代，生命现象对于认知能力有限的先民来说是神秘的。在中国的原始神话中，与生殖、始祖等与生命有紧密关联的神话始终占据重要地位，蕴涵于其中的民族文化特点对中医哲学思维形成的影响是悠长的。

中医哲学思维在形成的早期，有着与神话思维类似的从直观经验中获得直观认识的思维特点。如中医的经络理论就是源自古人从刺激体表不同部位所观察到的，与之相联系的身体其他生命活动的变化的一种直观经验。又如《黄帝内经》认为“天地合气，命之曰人”，将“气”理解为运动不息、无形而有征的人类身体内的生命力表现。由此可见，中医文化中对天地自然的生命之“气”的认识是以自然界的直接观察和生活经验为基础的，而这种认识的早期就是以神话的形式存在着。当然，值得一提的是，这种早期思维随着人类文明程度的提高而逐步摆脱了神话的蒙昧与粗糙，不断地理性化、缜密化。

中医的“医者意也”与原始神话中所体现的思维特点有着紧密的联系。“医者意也”出自《后汉书·郭玉传》。云：“医之为言，意也。腠理至微，随气用巧，针石之间，毫芒即乘。神存于心手之际，可得解而不可言也。”其思维推崇从医者个体的“本心”出发，从与观察对象“交融共存”的角度去认识疾病的客观现象，认为人与对象之间是相互包容而一体的关系。这种思维方式追求个体内心的心领神会，它在医疗过程中总是关注主体直观感受到的或体验到的东西。中医学中尽管有“八尺之士，可解剖而视之”“五脏六腑者，各有畔界，其病各有形状”的理论，但也认为“脏腑之在胸胁腹里之内，若匣匮之藏禁器也”，比较难把握。而“五脏之气，阅于面者”，故“见其色，知其病”“按其脉，知其病”，这种“见”与“按”，以及中医“四诊”中的其他方法都是从医者主体角度出发而建构起来的诊疗方法，也是中医哲学思维形成过程中由“主客体混融”特点所决定的认知选择。中医学在舌象、脉象等体表生理与病理信息中的精细并不逊色于西医学的解剖，这一现象表明中医学并非缺乏严密性和客观性，只是中医学在观察和认识疾病的媒介的选择上与西医不同。中医学是唯一具有连续性的医学，中医学哲学思维中的“司外揣内”“以我知彼”等观念也正是从原始神话思维中的“主客混融”发展而来。

中医学与汉字都是在中国传统思维方式中发展起来的集体意识，它们都带有中国式思维的烙印，在对客观事物的认识建构中具有思维上的同源性。在《说文解字》中有大量医学内容，包括病证、医疗、保健等，并且对人体生理、病理等记述非常详细，可见从早期的汉字产生到整个汉字的创造过程，中国古代先民对人体、人体与疾病关系的认识都能通过汉字反映出来，而且汉字思维与中医思维在思维结构上具有相通性，统一于中国传统的思维结构之中。

中医学与汉字思维一样，均以“取类比象”为基本思维模式，是典型的形象思维。中医学认为机体的表里、内外、有形与无形之间都存在对应关系，利用机体对病邪，对药物会产生确定性反应的原理，借助对人体表征的观察，分析机体对外界刺激的各种不同反应，逐步推知人体内部构造，形成中医的藏象经络理论。不止于此，中医学还由藏象理论推测中医的病因学和药物学。前者属于“司外揣内”，后者属于“司内揣外”，无论是对“内”还是对“外”的揣知都是由外在的可感知的表征所获得，这种表象正是中医中的“象”。中医的“象”还运用于对“类”的归纳和总结。天下万物之象可以成为对各种纷繁事物的分类特征。象是各种事物反应内在属性的外在表现，因此不同的事物，若其象相同，就存在共同性，就可根据其象而

NOTE

据此进行分类。《素问·示从容论》：曾言“援物比类，化之冥冥。”以“象”为依据进行分类的方法在中医学中常常使用，比如中医诊断中的症状分类及中药归类都援引了此法。例如，中医学认为，由于“风”具有流动性、游走性，故而人体中出现具有游走性、流动性特点的症状都与“风”相关；而具有热性性质的病症，中医都将其归纳为“火”性。

中医学中的“象”思维，不仅可以取譬于宇宙中的各种现象，还可以取譬于人类社会中的各种形式。取譬于自然，可以是阴阳五行。取譬于社会之“象”，则是运用人类社会中的人与人之间的关系图式来解释生命活动现象。这些关系图式主要是帝王君主的关系。《素问·.灵兰秘典》中言：“心者，君主之官，神明出焉；肺者，相傅之官，治节出焉……”更具体的是方剂学理论中以君、臣、佐、使来阐释不同中药在某一方剂中发挥的具体作用。《素问·至真要大论》说：“主药之谓君，佐君之谓臣，应臣之谓使。”元代李杲在《脾胃论》中也曾言：“君药分量最多，臣药次之，使药又次之。不可令臣过于君，君臣有序，相与宣摄，则可以御邪除病矣。”可见，中医学的象思维善于将人类生活中的各种直接经验作为“象”与中医学理论联系起来。

三、《周易》象数思维与《诗经》比兴思维

人类思维的形成是渐进的、历史的。中国古代思维也是随着人们认识能力的深化而从早期体现于汉字、生命疾病观等的无意识的隐性状态，发展为有意识的理性思考，进而形成思维体系的。中医学从受自然、经济条件限制发端的思维活动到古代神话中构建的“天－人”模式的思维结构，再到成熟的哲学思维体系的建立，其中经历了以春秋战国为主的先秦时期的重要过渡与演进。这段时间也是被德国哲学家亚斯贝尔斯称之为“轴心时代”的时期。雅斯贝尔斯认为，公元前8世纪到公元前2世纪是人类现有各大文明的原始积累期。这段时间既是人类文明的重大突破时期，也是人类理性思考飞跃的时期。正是先秦时期一系列成熟的理性思维，成就了中华先民们逐步摆脱非理性而进入理性思维的过程，也成就了《黄帝内经》中医哲学思维的形成。

（一）《周易》象数思维

春秋时期是早期经典被运用与阐释的重要时期，在此过程中，带动了人们理性思维的发展。据“象”而观察和认识世界的思维活动很早就出现了。《尚书·尧典》就记载有专门负责“历象日月星辰，敬授民时”的羲和，体现了农业社会中以“天象”为基础规划人们的生产生活特征。《夏小正》则更具体地记述了如何依据天地运行之规律而规范人的行为活动。但此时人们所据之“象”大多是简单的天象，思维也是朴素的、低层次的思考。

《周礼·春官·宗伯·太卜》记载的上古三易，夏曰《连山》，商曰《归藏》，周曰《周易》，显示了人类活动和认知范围由“山”扩展到“大地”再扩展到“天地”的进步，也反映了先民观察认识自然之“象”的不断转变与演进。如果说西周时期的《易经》是一部占卜之书的话，那么《周易大传》（简称《易传》）则是从解释卜筮的规则出发，依阴阳爻“象”的变化，推出了一套关于事物变易的思维模式。《周易·说卦传》记载，“乾为天”“坤为地”“震为雷”“巽为风”“坎为水”“离为火”“艮为山”“兑为泽”，证明八卦的最初象征是来自于自然物，记载了春秋时期许多史料的《国语》《左传》也有许多关于占卜的事件，里面也有关于卦象与自然现象之间的直接联系的认识。如《国语·晋语》中的“震，车也。坎，水也。

NOTE

坤，土也”。《左传·庄公二十二年》中的“坤，土也。巽，风也。乾，天也”等。闻一多曾对“乾”卦象征“天”有着精细的考证。他认为北斗在古代为天之象征，早期“乾”的本义是指北斗七星。而对乾卦爻辞中“龙”的解释则是：“案古书言龙，多谓东宫苍龙之星。”认为是天文学上的龙星，这也是那个时代对“龙”的普遍认识。这表明古代占卜思维中早期的“象”思维是与天之“象”直接联系的，也是简单而朴素的。据统计，《国语》《左传》中有22处涉及《易》的记载，其中16处是关于用《易》来占筮人事吉凶的，另有6处是引用《易》之卦象或卦爻辞来论证人事的，恰恰证明了《易》之“象”思维由简单向抽象转变的历史轨迹。

《周易》是中国传统思维的根基。《周易》在西周以及春秋时期的思维演进，代表着中华文明中思维理性化的步伐。它不仅集中代表了中国古代哲学思想的思维体系，也影响和渗透到中国古代包括军事、政治、伦理等在内的方方面面，当然也包括医学。有学者提出中国“古代思想的基点之一是《易》”，而“《易》的核心是‘象’”，并认为“象思维是中国文化的基因”。尤其是汉代以降，易学思维的理性发展，使易与医关系更为紧密，易学研究甚至直接讨论医学问题。而《黄帝内经》不但承袭了《周易》的思维方式，更开创性地发展了义理中的一些概念。

（二）《诗经》比兴思维

《诗》是中国文学的源头。先秦时期，《诗》已经被普遍运用并被经学化，有了许多理性阐释和抽象理解的活动。这些活动印证的正是春秋时代人们思维理性化的过程，并对形成中国文化思维方式的特点有着深远影响。《诗经》与《周易》产生的年代相近，而诗经中的思维结构与《周易》卦爻辞中的象辞部分所体现的思维结构也非常相似。由此可以看出，两者的思维模式并不是偶然的和独立的，它们都具有时代性，都能代表那个时代的思维特点，并因此而推动了之后发展起来的中医哲学思维模式。

《诗经》就其内容而言，已经趋于理性，就其思维方式而言，仍保留诗歌赋比兴的非逻辑色彩。比较《山海经》与《诗经》中所使用的“形象”思维，《山海经》中的许多“形象”大多数带有明显的“神化”和“巫化”色彩，而《诗经》中的“象思维”只是根据从经验和常识中所获得的自然与社会知识进行比象勾画，其意象中所展现的形象均是现实形象，并没有纯主观虚构的形象。尽管两者思维方式带有明显的源流性，但《诗经》中的形象思维是自觉的、有系统的行为，亦即诗经中已经体现出了较为系统的形象思维的知识和经验，并且已经脱离了人类早期神话思维中的神秘性和模糊性。

据统计，在《诗经》中使用“如”字表达最简单的明喻方法有173处。其中最具代表性的便是为君王祝愿和祈福所作之诗《天保》，诗中使用了9个“如”来联系自然物象与人的福寿。“如山如阜，如冈如陵，如川之方至，以莫不增……如月之恒，如日之升，如南山之寿……如松柏之茂，无不尔或承。”用山、阜、冈、陵、川、月、日、南山、松柏等有形的事物来表达对君王无形的“福多寿长”的祝福。《诗经》中的主要表现手法为赋、比、兴。而赋、比、兴思维的特点主要在于“引类联譬”，也就是以比喻、联系的方式将所言与所指关联起来，从而达到言在此而意在彼的思维形态。这种思维既承袭了神话思维中类比的特点，又是早期神话思维的理性发展。《诗经》中《周南·桃夭》的“桃之夭夭，灼灼其华。之子于归，宜其室家”，《螽斯》首章中的：“螽斯羽，诜诜兮。宜尔子孙，振振兮”，都是在诗体结构中运用自然中的植物“桃”及动物“螽”的形象来比兴人类社会中的意象的方式。这种“比兴”的背后，是以自然现象与人类社会现象具有同质性的思维为基础的，但诗人对相互联系的类比双方的精心选择凭借的是当时的认知结构中的背景知识，并且更为重要的是“比兴”的目的在于让读者通过这种类联想启发出人们对于人类社会中的更深层次的思考。“桃”之“夭夭”的自然现象可以用来比兴妙龄之少女，并于整诗中用桃的生长、繁衍规律映射人应当遵循“婚姻以时”的规律。而“螽”群体中的“诜诜”状也同样用来比兴人间社会的子孙众多状态，并可引申出对“和睦”家庭伦理的追求。

中国古代思维的理性化高潮无疑是春秋战国时期的百家争鸣。李泽厚先生在《美的历程》中曾言，春秋战国时代，“是中国社会最大的激剧变革时期。在意识形态领域，也是最为活跃的开拓、创造时期。百家蜂起，诸子争鸣。其中贯穿的一总思潮，总倾向，便是理性主义。正是它承前启后，一方面拜托了原始巫术宗教的种种观念传统，另一方面开始奠定汉民族的文化、心理结构。”正是此时的诸子百家发端了中国传统哲学，并奠定了整个中华民族哲学认知和思维习惯的基础。先秦哲学对中医哲学思维形成的影响，可以狭义地看作是中国哲学与中医哲学的关系。

中医哲学在先秦哲学的影响下，不断演进。至汉代《黄帝内经》的出现，标志着中医哲学思维体系的真正形成。《黄帝内经》中医哲学思想已在第二章中有详细论述，此处不再赘述。

第二节　中医哲学思维方法与运用

中医哲学思维方法，从工具、媒介、特点、目的等不同的角度，可分为象数思维、整体思维、中和思维、变易思维等。其中，象数思维是中医思维的主要工具和媒介；整体思维反映出中医思维的主要特点；中和思维是中医思维的最终目的；变易思维反映中医思维的动态过程。中医哲学思维方法实际上就是一种思维方法，之所以分出几种思维方式，是因为从不同角度、不同层面分析的结果。这些思维方法之间，在表述上虽然彼此相对独立，但在实际运用中相互联系、相互为用、相互交融，共同体现于中医学理论体系与临床实践之中。

一、象数思维方法与运用

象数思维，指运用带有直观、形象、感性的图像、符号、数字等象数工具来揭示认知世界的本质规律，通过类比、象征等手段把握认知世界的联系，从而构建宇宙统一模式的思维方式。

（一）取象思维与藏象理论的建构

中医藏象学说对脏腑生理功能与特点、气血循环与作用的认识，以及经络系统的建构，都借用了取象思维的方法。

1. 建构藏象系统，阐释脏腑功能　《素问·五脏生成论》中说“五脏之象，可以类推”，通过对“象”的类比推理，《黄帝内经》将人体五脏六腑与形体官窍、生理心理活动，乃至自然界的物象也联系起来，构成了中医学的藏象系统。如《素问·金匮真言论》云“东方青色，

NOTE

入通于肝，开窍于目，藏精于肝。其病发惊骇，其味酸，其类草木，其畜鸡，其谷麦，其应四时，上为岁星，是以春气在头也。其音角，其数八，是以知病之在筋也。其臭臊……”即以五行为框架，将五脏、四时、五方、五气、五味、五色、五畜、五音、五数等联系在一起，从而构建了中医的藏象理论。

对脏腑生理功能的认识，也多借用取象思维以推论。如《素问·灵兰秘典论》云“心者，君主之官也，神明出焉。肺者，相傅之官，治节出焉。肝者，将军之官，谋虑出焉……凡此十二官者，不得相失也。故主明则下安，以此养生则寿，殁世不殆，以为天下则大昌。主不明则十二官危，使道闭塞而不通，形乃大伤，以此养生则殃，以为天下者，其宗大危，戒之戒之”，将人体脏腑与社会人事中的职官相类比，不仅说明五脏六腑是统一和谐的整体，同时也阐述了五脏六腑的主要生理功能及地位。

2. 推论气血运行及病理变化原理　如《灵枢·玉版》中言“人之所受气者，谷也。谷之所注者，胃也。胃者，水谷气血之海也。海之所行云气者，天下也；胃之所出气血者，经隧也。经隧者，五脏六腑之大络也”，认为胃为气血之源头，并借助海之行云气于天下推论也。胃所出气血，通过经隧而布散五脏六腑。

对气血运行的病理变化，中医学也借用取象思维来认识。如《素问·离合真邪论》云“天地温和，则经水安静；天寒地冻，则经水凝泣；天暑地热，则经水沸溢；卒风暴起，则经水波涌而陇起。夫邪之入于脉也，寒则血凝泣，暑则气淖泽，虚邪因而入客，亦如经水之得风也，经之动脉其至也亦时陇起”，即是借用气候变化对江河之水的影响，推论六淫邪气对经脉气血的影响。

3. 建构经络理论，阐释气血多少　如马王堆帛书《足臂十一脉灸经》《阴阳十一脉灸经》中本只有十一条经脉，但为了与十二月之数相对，到了《内经》中经脉之数变成了十二，如《素问·阴阳别论》说“人有四经、十二从……四经应四时，十二从应十二月，十二月应十二脉”；《灵枢·阴阳系日月》中具体论述了十二月与十二脉的对应关系，以经脉配十二月建立经脉循环，则经脉在数量上需要满足十二条，故经脉之数不足十二时，则将原先五脏中的心脏分为心与心包络，以凑足其数。而当经脉之数超过十二时，三阴三阳分类已不能容之，则另立奇经八脉以统之。

《灵枢·海论》还根据九州之中有东南西北四海，推论“人亦有四海，十二经水。经水者，皆注于海……人有髓海，有血海，有气海，有水谷之海，凡此四者，以应四海也”。《灵枢·经水》还将人身的十二经脉与自然界十二条河流相类比，借十二条河流之大小、水量之多少、源流之长短远近，说明“十二经之多血少气，与其少血多气，与其皆多血气，与其皆少血气，皆有大数”。

（二）象数思维病因病机理论中的应用

中医学以自然界风、寒、暑、湿、燥、火六种气候变化的不同特征，与人体疾病情况下的临床表现相类比，寻找二者之间的相似关系，以确定病因的名称。如《素问·风论》说：“风者，善行数变。”“故风者，百病之长也，至其变化，乃为他病也，无常方，然致有风气也。”《素问·阴阳应象大论》说“风胜则动”，以自然界具有善行数变、动摇不居特点的风来命名临床上游走多变、动摇震颤特点的病证。对其他病邪的认识也与此基本相同。

NOTE

又如《灵枢·五变》中说：“木之阴阳，尚有坚脆，坚者不入，脆者皮弛，至其交节，而缺斧斤焉。夫一木之中，坚脆不同，坚者则刚，脆者易伤，况其材木之不同，皮之厚薄，汁之多少，而各异耶。夫木之早花先生叶者，遇春霜烈风，则花落而叶萎；久曝大旱，则脆木薄皮者枝条汁少而叶萎；久阴淫雨，则薄皮多汁者皮溃而漉；卒风暴起，则刚脆之木枝折杌伤；秋霜疾风，则刚脆之木根摇而叶落。凡此五者，各有所伤，况于人乎？”也是运用象思维的方法，生动形象地揭示了体质与发病的关系。

（三）象数思维在病证诊断中的应用

中医诊断以司外揣内为基本方法，即观察外在的病理现象（症状、体征等），以推测内脏的变化。司外揣内的方法，必然着眼于患者所表现出的各种病理现象，而对“象”的认识自然离不开取象思维的方法。故《素问·示从容论》说：“夫圣人之治病，循法守度，援物比类。”《素问·五脏生成》也说：“夫脉之大小滑涩浮沉，可以指别；五脏之象，可以类推；五脏相音，可以意识；五色微诊，可以目察。能合脉色，可以万全”。中医临床诊断的过程，正是在取象思维方法的引导下，根据望、闻、问、切所获得的资料（象），通过相关的物象或意象以达到认识病证规律（道象）的过程。

如《灵枢·邪气脏腑病形》说：“十二经脉，三百六十五络，其血气皆上于面而走空窍。”因此，通过面部色泽的变化，可以诊察脏腑气血的虚实盛衰。这首先体现在以五行之象来确定病位，如《灵枢·五色》说：“以五色命脏，青为肝，赤为心，白为肺，黄为脾，黑为肾”，即从五色的不同以推断病变所在之脏腑。其次取具体物象以阐述善色与恶色，如《素问·脉要精微论》中说：“赤欲如白（帛）裹朱，不欲如赭；白欲如鹅羽，不欲如盐；青欲如苍璧之泽，不欲如蓝；黄欲如罗裹雄黄，不欲如黄土；黑欲如重漆色，不欲如地苍。”

脉诊是中医学独特的诊断方法，也是最难把握的诊断方法，素令医者有“心中易了，指下难明”之叹。因此，对脉象的认识更是离不开大量的物象，如《素问·脉要精微论》云：“春日浮，如鱼之游在波；夏日在肤，泛泛乎万物有余；秋日下肤，蛰虫将去；冬日在骨，蛰虫周密，君子居室。”其中以“鱼之游”“蛰虫”形象化的手段描述了四时正常的脉象变化。又如《素问·平人气象论》说：“平肝脉来，耎弱招招，如揭长竿末梢，曰肝平，春以胃气为本。病肝脉来，盈实而滑，如循长竿，曰肝病。死肝脉来，急益劲，如新张弓弦，曰肝死”，其中借助于“长竿”“弓弦”等日常生活中的物象，比喻和论述肝的平、病、死脉。不仅如此，脉象名称本身也多借助于一定的物象来表达与认识，如釜沸脉、鱼翔脉、虾游脉、屋漏脉、雀啄脉、解索脉、弹石脉、偃刀脉、转豆脉、麻促脉等，无一例外均是象思维的产物。

（四）象数思维在治疗中的运用

《素问·四气调神大论》云：“是故圣人不治已病治未病，不治已乱治未乱，此之谓也。夫病已成而后药之，乱已成而后治之，譬犹渴而穿井，斗而铸锥，不亦晚乎？”《灵枢·逆顺》说“兵法曰：无迎逢逢之气，无击堂堂之阵。刺法曰：无刺熇熇之热，无刺漉漉之汗，无刺浑浑之脉，无刺病与脉相逆者”，以治国之法、兵法与治病之法相互类比、阐发。

《伤寒论》论六经病欲解时提出，少阳为春生之气，为一阳，为嫩阳，寅、卯、辰三时恰为一日阳气渐长渐旺之际，此时天地阳气出于阴气，人体阳气亦于此时升腾、舒展，浮游于半表半里之间，故被郁之少火易随寅、卯、辰三时天阳升发之际而舒越，正与少阳病用柴胡汤和解表里、发越郁阳的作用一样，故云“少阳病欲解时，从寅至卯上”。太阳为夏长之气，为三阳，为老阳，巳、午、未三时恰为一日阳气最为隆盛之际，此时天地阳气开散，人体阳气亦于

NOTE

此时最为盛壮，开散于表，故表闭之寒邪易随巳、午、未三时天阳隆盛之际而发散，正与太阳病用麻黄、桂枝助阳散寒解表的作用一样，故云“太阳病欲解时，从巳至未上”等，在关于疾病的转归与预后上同样运用了象数思维。

（五）象数思维在用药组方中的运用

中医临床组方用药也离不开取象数思维的指引。

1. 中医对药物性能的认识，除实践经验外，象思维也是一个途径　如《本草纲目》中说：“人身法象天地，则治上当用（当归）头，治中当用身，治下当用尾，通治则全用。”这种把药物的基本性能、功效应用与其气味厚薄、阴阳寒热、采收时月、质地色泽、入药部位，以及药材生熟等联系起来的方法，古人也称之为用药法象。“象”也就是某药之所以有某种功能的根据。

2. 象思维是组方配伍乃至选用煎服方法的思路之一　《素问·至真要大论》论组方的原则时说：“主病之谓君，佐君之谓臣，应臣之谓使。”其中君、臣、佐、使即取象于人类社会中的官职。对此，韦协梦《医论三十篇》进一步发挥说：“官有正师司旅，药有君臣佐使。君药者，主药也，如六官之有长，如三军之有帅，可以控驭群药，而执病之权。臣药者，辅药也，如前疑、后丞、左辅、右弼，匡之、直之、辅之、翼之。佐药者，引经之药，从治之药也。引经者，汇众药而引入一经，若军旅之有前驱，宾客之有摈相……使药者，驱遣之药也。”

3. 象思维是古代医家认识与说明不同剂型效能的方法之一　李东垣《用药心法》中以象推论说：“去下部之疾，其丸极大而光且圆；治中焦者次之；治上焦者极小……丸者，缓也，不能速去之，其用药之舒缓而治之意也。”

（六）象数思维在疾病推测中的运用

五运六气与九宫八风是中医学运用象数思维认知病机、指导治疗的典型。《素问》运气七篇运用天干地支、五运六气、六十花甲、标本中气、太少五音等象数概念，通过运数取象方法演示、推测六十年气候运气太过、不及的变化规律，以及其影响人体脏腑气机、导致发病、对应治疗的关系。其运数理论框架为“五”与“六”。“五”指地之五行、太少五音以及天干五阳干、五阴干、天干合化五运等（图6-1）；“六”指天之六气、三阴三阳及地支六阳支、六阴支、地支六冲等（图6-2）。《灵枢·九宫八风》阐明了“太一游宫”的具体日数以及由此引起的四时八节（二十四气）的节令变迁和八方八风气象引发疾病的影响。其运数理论框架为“八”与“九”。“八”指八风、后天八卦、八节、八方等，“九”指九宫名称、九宫数、九宫位等（图6-3）。

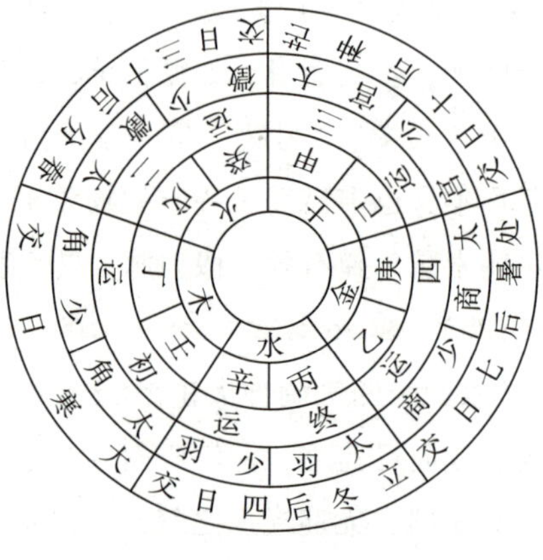

图6-1　五运图

中医学在五运六气与九宫八风的具体运用中都使用了数字模型—天地生成数（十数）与九宫数（九数）进行推演。《黄帝内经》将“十数”模型（后世称为“河图”）运用于五运六气的推演。如《素问·六元正纪大论》以“太过者其数成，不及者其数生，土常以五”的天地生成数阐释五运六气的常变规律。《素问·六元正纪大论》中说：“五运气行主岁之纪，其有常数……甲子、甲午岁，上少阴火，中太宫土运，下

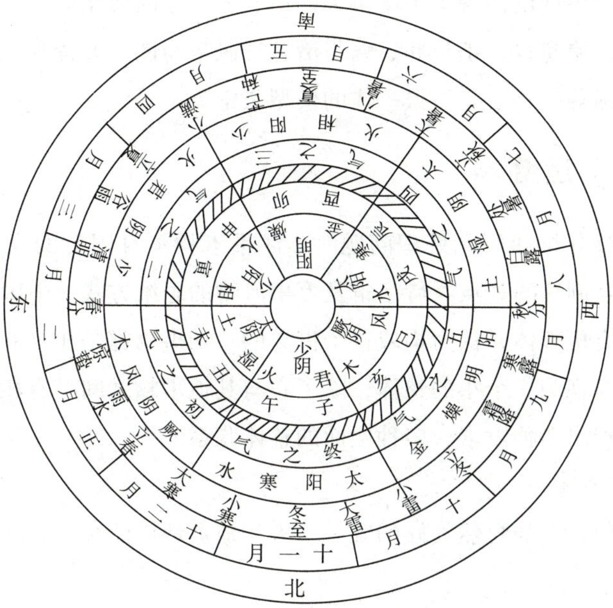

图 6-2　六气图

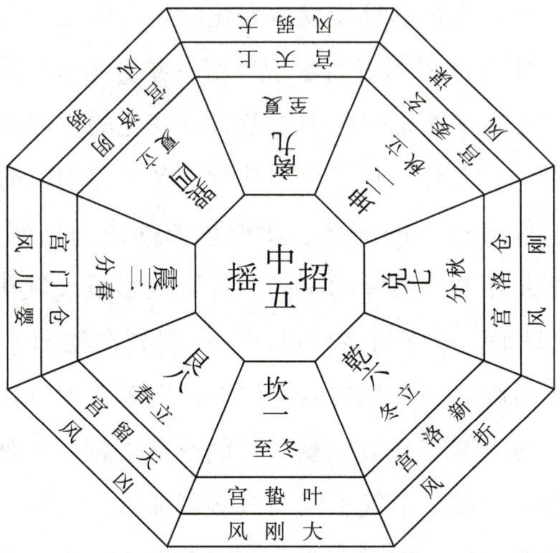

图 6-3　九宫八风图

阳明金，热化二，雨化五，燥化四，所谓正化日也……”文中提到之数，正与河图数字排列方位相一致，代表一种特殊的“象”，表示五常之气太过与不及时，气候变化发展的一种趋势。此外，“九数”模型（后世称为“洛书”）在《黄帝内经》中称为九宫数，如《素问·六元正纪大论》有“灾一宫”“灾二宫”……“灾九宫”之说，推算六十甲子年与运气相应的九宫灾化药食规律。《灵枢·九宫八风》记载了太一游九宫学说，详细论述了九宫数与八风、后天八卦、八节、八方、天干地支、人体脏腑部位、六气、九宫宫位名称相配属的关系。“十数”模型、“九数”模型对中医影响深远。清代陈修园在《颠倒五行解》中说：“河图洛书之理，如能参透，虽病有千变万化，亦无遁情矣。”

取象方法在五运六气与九宫八风中的运用主要体现在天度气数来源于古人以圭表测日影推历、以象推数的实践。《素问·六节藏象论》说：“天以六六之节，以成一岁；人以九九制会……立端于始，表正于中，推余于终而天度毕矣。”

NOTE

五运六气与九宫八风理论体现了中医学天、地、人三才同构相应，时空密不可分的根本特征，巧妙地将时与空、象与数、正与邪、病与治、气血与药性、五音与五运、有形与无形、中正与偏颇、平和与失衡等统一于象、数一体的模型之中。

二、整体思维方法与运用

整体思维指在观察分析和研究处理问题时，注重事物本身固有的完整性、统一性和联系性，以普遍联系、相互制约的观点看待宇宙及万事万物的思维方式。中国哲学的整体思维不仅把整个世界视为一个有机整体，认为构成这个世界的一切事物都是相互联系、相互制约的，而且把每一个事物又各自视为一个小的整体，除了它与其他事物之间具有相互联系、相互制约的关系外，其内部也呈现出多种因素、多种层面的整体联系。

（一）人与环境的统一

人与环境的统一包括人与自然气候的统一、人与地理环境的统一、人与社会的统一等三个大的方面。

1. 人与自然的统一 《黄帝内经》从四时五脏与阴阳五行相应的角度探讨了人与自然环境的统一性，论述了人的生命现象与时令气候、昼夜晨昏、地土方宜等自然现象密切相关的整体规律。人生活于自然环境之中，当自然环境发生变化时，人体也会发生与之相应的变化。

（1）季节气候的变化 中医学根据五行学说，将一年分为春、夏、长夏、秋、冬五季，认为春温、夏热、长夏湿、秋燥、冬寒是一年中季节气候变化的一般规律。在季节气候的规律性变化影响下，生物表现出春生、夏长、长夏化、秋收、冬藏等相应的生理性适应过程。人也不例外，其脏腑功能的旺衰、气血运行的涨落、津液代谢的快慢等都会受到季节气候变化的影响。在一年五时中，五脏按照相对应时令的不同而有脏气盛衰、气机强弱的变化。《素问·平人气象论》说："春胃微弦曰平，弦多胃少曰肝病……夏胃微钩曰平，钩多胃少曰心病……长夏胃微软弱曰平，弱多胃少曰脾病……秋胃微毛曰平，毛多胃少曰肺病……冬胃微石曰平，石多胃少曰肾病……"即随着春、夏、长夏、秋、冬的季节更替，五脏肝、心、脾、肺、肾更相主治。经脉气血的输注运行也因时令节气不同而有盛衰涨落的区别，从而形成与季节阴阳旺衰消长、升降散敛同步的年周期变化，如《灵枢·五乱》所说："经脉十二者，以应十二月……一分为四时。四时者，春秋冬夏其气各异。"人体津液代谢受季节气候变化的影响，则如《灵枢·五癃津液别》所说："天暑衣厚则腠理开，故汗出……天寒则腠理闭，气湿不行，水下流于膀胱，则为溺与气。"

（2）昼夜阴阳的消长 中医学认为，一天是四季的缩微，《灵枢·顺气一日分为四时》指出"以一日分为四时，朝则为春，日中为夏，日入为秋，夜半为冬"。因此，四季气候变化对人体的阴阳消长节律、气机的升降浮沉、疾病的影响也反映在一天之中。《灵枢·营卫生会》云："夜半为阴隆，夜半后而为阴衰，平旦阴尽而阳受气矣。日中为阳隆，日西而阳衰，日入阳尽而阴受气矣……平旦阴尽而阳受气。如是无已，与天地同纪。"说明人体阴阳之气的消长贯注与昼夜交替具有同步节律。《素问·生气通天论》论述了阳气在昼日的变动节律，指出"阳气者，一日而主外，平旦人气生，日中而阳气隆，日西而阳气已虚，气门乃闭"，说明人体阳气随昼日太阳的运动而呈现出生、隆、虚的变动节律，也揭示了人体生命活力在昼日中有强弱的不同变化。《灵枢·顺气一日分为四时》指出，"朝则人气始生，病气衰，故旦慧；日中人气长，长则胜邪，故安；夕则人气始衰，邪气始生，故加；夜半人气入脏，邪气独居于身，故甚也”，说明疾病也有着明显的昼夜节律变化。中医学将这种人体生命活动受时间因素影响的思想，贯穿于对疾病的诊治之中，提出了因时制宜的治疗原则，具体内容参见“顺势因时”部分。

（3）地区方域的差异　中医学认识到在不同的地理环境中，由于气候、饮食、人的体质、易患疾病皆不同，因而在治疗方法上也应因地制宜、因病而异。这在《素问·异法方宜论》中有较全面的论述：“黄帝问曰：医之治病也，一病而治各不同，皆愈何也？岐伯对曰：地势使然也。故东方之域，天地之所始生也。鱼盐之地，海滨傍水，其民食鱼而嗜咸，皆安其处，美其食。鱼者使人热中，盐者胜血，故其民皆黑色疏理，其病皆为痈疡，其治宜砭石。故砭石者，亦从东方来。西方者金玉之域，沙石之处，天地之所收引也。其民陵居而多风，水土刚强，其民不衣而褐荐，其民华食而脂肥，故邪不能伤其形体，其病生于内，其治宜毒药。故毒药者，亦从西方来。北方者，天地所闭藏之域也。其地高陵居，风寒冰冽，其民乐野处而乳食，脏寒生满病，其治宜灸焫。故灸焫者，亦从北方来。南方者，天地所长养，阳之所盛处也。其地下，水土弱，雾露之所聚也。其民嗜酸而食胕，故其民皆致理而赤色，其病挛痹，其治宜微针。故九针者，亦从南方来。中央者，其地平以湿，天地所以生万物也众。其民食杂而不劳，故其病多痿厥寒热。其治宜导引按跻，故导引按跻者，亦从中央出也。故圣人杂合以治，各得其所宜，故治所以异而病皆愈者，得病之情，知治之大体也”。

在认识到人与天地相应，受外界环境制约的同时，中医学强调人类应该能主动地适应环境，并在一定程度上改造环境，从而减少疾病，提高健康水平。《素问·四气调神大论》说“夫四时阴阳者，万物之根本也……逆之则灾害生，从之则苛疾不起”，提出应该适应四时气候的变化规律而养生。《素问·移精变气论》提出“动作以避寒，阴居以避暑”的养生之道。宋代周守忠《养生类纂》指出“积水沉之可生病。沟渠通浚，屋宇清洁无秽气，不生瘟疫病”，强调了环境卫生对健康的积极作用。

2. 人与社会的统一

中医学认为，人是生活于社会中的人，社会环境、政治、经济、战争、礼仪等因素同样会影响人体机能活动，关系到人的健康与疾病。

（1）社会环境变化的影响　社会的发展变化引起人们生活环境、生活条件、体质、心理等各方面的变化，因此导致疾病及治病方法的不同。《素问·上古天真论》载：“黄帝问曰：余闻古之治病，惟其移精变气，可祝由而已。今世治病，毒药治其内，针石治其外，或愈或不愈，何也？岐伯对曰：往古人居禽兽之间，动作以避寒，阴居以避暑，内无眷慕之累，外无伸官之形，此恬淡之世，邪不能深入也。故毒药不能治其内，针石不能治其外，故可移精祝由而已。当今之世不然，忧患缘其内，苦形伤其外，又失四时之从，逆寒暑之宜。贼风数至，虚邪朝夕，内至五脏骨髓，外伤空窍肌肤，所以小病必甚，大病必死。故祝由不能已也。”从这个角度上来说，人与社会的统一，也就是要求中医治病时注意古、今差异，而不能完全以古法古方以治今病。

（2）政治因素的影响　政治的成败与否关系到社会的稳定与否，对生命健康的影响无疑是巨大的。中医学以治身与治国相联系，以治身与治国相互比喻，以政治社会中的职官与人体脏腑类比。《素问·四气调神大论》说：“是故圣人不治已病治未病，不治已乱治未乱，此之谓也。夫病已成而后药之，乱已成而后治之，譬犹渴而穿井，斗而铸锥，不亦晚乎？”《素问·灵兰秘典论》云：“心者，君主之官也，神明出焉。肺者，相傅之官，治节出焉。肝者，将军之官，谋虑出焉。胆者中正之官，决断出焉。膻中者，臣使之官，喜乐出焉。脾胃者，食廪之官，五味出焉。”《汉书·艺文志·方技略》说：“方技者，皆生生之具，王官之一守也。太古有岐伯、俞拊，汉兴有苍公、秦和，盖论病以及国，原诊以知政。”其将治身与治国共构，反映出对政治因素影响生命健康的重视。

战争是政治的延续，是政治败坏的必然结果。战争频繁的年代，会导致社会群体情感上的波动，引发精神异常、进而影响到生理而产生疾病。如金、元之际，由于社会动荡、战乱频仍，百姓惶惶不可终日，疲于奔命、饥饱失常，精神紧张、心理恐惧，因此导致了当时社会上很多的人脾胃功能损伤，多患有内伤热中一类的疾病，而著名的“金元四大家”之一的李杲提出了诸虚不足、补脾为主的原则，并创立了脾胃学说，开辟了补脾胃、治诸虚的重要途径。

（3）经济因素的影响　经济状况的不同，导致同一社会中不同的人体质、机能、耐病能力、易患疾病和治疗效果等方面的不同。李中梓在《医宗必读》中指出：“大抵富贵之人多劳心，贫贱之人多劳力；富贵者膏粱自奉，贫贱者藜藿苟充；富贵者曲房广厦，贫贱者陋巷茅茨。劳心则中虚而筋柔骨脆，劳力则中实而骨劲筋强；膏粱自奉者脏腑恒娇，藜藿苟充者脏腑恒固；曲房广厦者玄府疏而六淫易客，茅茨陋巷者腠理密而外邪难干。故富贵之疾，宜于补正；贫贱之疾，利于攻邪。”李元荐在《推篷寤语·本医药之术》中也说：“村夫野氓，生平不曾服药，气质粗蠢，苟遇病患，只须庸医稍稍品剂，其病亦已。至城市中人，病已难磨”。

剔除其中对贫贱之人、农村人的鄙视成分，应该说这种对因社会地位、经济状况不同而造成的体质、机能、耐病能力、易患疾病和治疗效果等方面差异上的认识是有一定道理的。其他如《素问·疏五过论》说“故贵脱势，虽不中邪，精神内伤，身必败亡。始富后贫，虽不伤邪，皮焦筋屈，痿躄为挛”，认识由贵而贱、由富而贫的急剧变化导致心理情志异常而引发疾病，同样反映了经济因素对生命健康的影响。

（二） 生命体自身的统一

中医学关于生命体自身的统一，表现在人体生理功能的相互协调、相互制约，对疾病辨证诊断、治疗等各个方面。

1. 人体生理功能的统一　中医学认为，人是以五脏为中心，通过经络系统把六腑、五体、五官、九窍、四肢百骸等全身器官联络成一个有机整体，并通过精、气、血、津液的作用，完成机体统一的生命活动。《灵枢·五癃津液别》说：“五脏六腑，心为之主，耳为之听，目为之候，肺为之相，肝为之将，脾为之卫，肾为之主外。”各个脏腑器官都是相互协调合作的，任何一脏一腑、一官一窍、皮肉筋骨的活动都是整体生命机能不可分割的一部分，机体任何功能活动都是建立在与其他功能活动相联系的基础上。因而在分析疾病的病理机制时，将局部与整体统一起来，既重视局部病变和与之直接相关脏腑的关系，又注重病变与其他脏腑之间的关系。

2. 辨证诊断的整体性　中医的辨证诊断，包括“审证求因”“辨证识机”两方面内容。由于五脏六腑、经络百骸在生理、病理上都是相互联系和相互影响的，决定了中医在辨证诊断中，通过望、闻、问、切等方法，观察分析五官、形体、色脉等外在征象表现，借以揣测、判断其内在脏腑的病机变化，从而对患者的病机状况做出正确的诊断。无论是望、闻、问、切合

NOTE

参，还是单纯的寸口脉诊、明堂面诊、手诊、耳诊等都体现了全息性的整体观念。

3. 辨证治疗的整体观　中医治病不仅着眼于“病”的异同，更主要的是从“证”的区别入手。所谓的“证”，本身是一个整体变化的概念，它包括了病因、病位、病性、病机、疾病演变的趋势、治疗的原则要求等许多内容，是对疾病过程中各种变化的综合分析而产生的，是对机体在疾病发展过程中某一阶段，多种相互关系病理特性总体性本质的概括，是整体治疗观的集中体现。如“异病同治”“证同治亦同，证异治亦异”“从阴引阳，从阳引阴”“以左治右，以右治左”“病在上者下取之，病在下者上取之”等，都是这一观念指导下确定的治疗原则。

三、中和思维方法与运用

中和思维，指在观察分析和研究处理问题时，注重事物发展过程中各种矛盾关系的和谐、协调、平衡状态，不偏执、不过激的思维方法。其基本特征是注重事物的均衡性、和谐性，行为的适度性、平正性。

（一）阴阳的动态平衡

1. 阴阳的动态平衡　《素问·生气通天论》说：“生之本，本于阴阳。”人体一切正常的生命现象，最终可以高度概括为阴阳的中正平和状态。中医阴阳学说讲求阴与阳之间的平和、协调、互动的关系，认为人形神一气，不离阴阳，人体阴阳动态的相对平衡意味着健康。《素问·生气通天论》云：“阴平阳秘，精神乃治。”《素问·调经论》说：“阴阳各平，以充其形，九候若一，命曰平人。”《灵枢·终始》说：“平人者不病，不病者，脉口、人迎应四时也，上下相应而俱往来也，六经之脉不结动也。本末之寒温之相守司也，形肉血气必相称也，是谓平人。”《汉书·艺文志》云：“经方者……以通闭解结，反（返）之于平。”《景岳全书·传忠录·阴阳》说：“天地阴阳之道，本贵和平，则气令调而万物生。此造化生成之理也。”强调健康人应具备：①机体自身的阴阳平衡：人体阴阳二气无过、无不及，交融感荡，高度和谐的最佳状态。②机体与环境（自然环境和社会环境）的阴阳平衡：人体脏腑运作、气血周流与天地四时阴阳变化同步相应，人生志趣情态、所作所为与社会氛围、观念习俗等协调适应。

2. 五行生克制化的动态平衡　中医以五行学说相生相克、互为制化的关系，说明人体在以五脏为核心的藏象系统中，各个部分不是孤立的，而是协调平衡、配合运作的。任何两部分之间，由于总有相胜或相生的关系，表面上看是不平衡的，然而就五行整体看，生和胜在整合的机体中表现出综合的、动态的相对平衡。五行生克制化构成一个大的和谐、平衡系统，共同维护人体的阴阳平衡他健康状态。五行中的每一行，由于既生它、又被生，既克它、又被克，在机体中藏象上的表现也呈现出动态均势。五行所达到的平衡，不是绝对的静止，而是建立在运动基础之上的循环运动。当某一行太强或太弱的时候，就会出现“乘”或“侮”的不正常情况，五行固有的和谐、平衡状态就会被打破，反映在机体上表现为产生疾病；五行出现“乘”或“侮”的同时也会发生“亢则害，承乃制”（《素问·六微旨大论》）的关联，力图维护、弥补固有平衡，反映在机体上表现为抵御外邪、自我修复。因此，五行生克运动表面上看是周而复始的循环，实际上反映了生命体整体和谐、动态平衡的气机运化本质。

3. 阴阳五行动态相对平衡　中医将阴阳、五行的基本属性、功用落实到生命体阴阳气血、脏腑经络、九窍百骸之间对待互根、和谐统一、制约转化、动态平衡的藏象关系上。这种以阴

NOTE

阳、五行象数模型为核心框架的调和致中思维方式，从《黄帝内经》以来得以充分发展并贯彻到中医学的各个领域。

中医学认识到，一方面正是这种阴阳对待、五行往复的运动保证了机体能够维持相对平衡，生命体才得以生存。一旦这种运动停止，平衡也就不存在；一旦机体失衡，运动也就发生无序的变化。如果打破这种和谐的动态平衡状态，脏腑气血就会出现功能障碍，引起机体的不适、病变，甚或死亡。另一方面，就人体脏腑经络、气血百骸而言，人体阴阳五行的平衡不是绝对的平衡，而是整体协调的、运动状态下的相对平衡，就是说阴阳、五行所代表的藏象各元素相互关联地共处于一个统一体中，表现出相对稳定状态。

（二） 阴阳失调的发病机制

阴阳保持中正平和状态，人体即处于正常的状态。反之，阴阳失去相对平衡而出现偏盛或偏衰状态，人体即处于病理状态，故《素问·生气通天论》说："阴不胜其阳，则脉流薄疾，并乃狂；阳不胜其阴，则五脏气争，九窍不通。"导致人体阴阳失调的发病因素大致有四个方面。

1. 时气失常 时气失常是指时令气候变化超出了人体适应调节能力，或时令气候变化虽不剧烈，但人体的调节能力因某些原因而低下，不能与时令气候变化相适应而引发疾病。《素问·六节藏象论》说："未至而至，此谓太过，则薄所不胜，而乘所胜也，命曰气淫……至而不至，此谓不及，则所胜妄行而所生受病，所不胜薄之也，命曰气迫。"《黄帝内经》运气七篇更是系统论述了气候变化的太过、不及和平气对人体发病的不同影响。

2. 情志过激 情志过激指为喜、怒、忧、思、悲、恐、惊"七情"失常而引起病理变化。《灵枢·口问》说："大惊卒恐，则血气分离，阴阳破败，经络厥绝，脉道不通，阴阳违逆，卫气稽留，经络虚空，血气不次，乃失其常。"《素问·举痛论》说："怒则气上，喜则气缓，悲则气消，恐则气下……惊则气乱……思则气结。"

3. 饮食失节 饮食失节包括饥饱失常、五味偏嗜和饮食不洁三方面。其中饥饱失常和五味偏嗜明显体现了失中致病的思想。《灵枢·五味》说："谷不入，半日则气衰，一日则气少矣。"《素问·痹论》说："饮食自倍，肠胃乃伤。"

4. 劳逸失度 劳逸失度包括形劳、神劳、房劳三方面的过度。如《素问·举痛论》说："劳则气耗……劳则喘息汗出，外内皆越，故气耗矣。"《灵枢·本神》说："心怵惕思虑则伤神。"《素问·痿论》说："入房太甚，宗筋弛纵，发为筋痿，及为白淫。"

正如《素问经脉别论》所说"生病起于过用"，导致疾病发生的原因尽管很复杂，但无论是时气失常、情志过激，还是饮食失节、劳逸失度，都可归结为失中违和，同样反映了中和思维的观念。

（三） 调和致中的治病原则

调和致中的治病原则主要反映在阴阳调和，五行调节，针灸、本草、方剂治病等方面。

1. 阴阳调和 《素问·至真要大论》说："谨察阴阳所在而调之，以平为期。"调整人体阴阳之间的不和谐，纠正阴阳偏盛偏衰的状态，使阴阳恢复动态相对平衡，是中医学一切临床理论与实践的出发点与最终归宿。《灵枢·官能》说："寒与热争，能合而调之；虚与实邻，知决而通之。"这是把调节阴阳具体化为调节寒热与虚实。《素问·至真要大论》说："从内之外者，调其内；从外之内者，治其外；从内之外而盛于外者，先调其内而后调其外；从外之内而

NOTE

盛于内者，先治其外而后调其内；中外不相及，则治主病。”这是把调节阴阳具体化为从表里论治。《素问·至真要大论》说：“微者逆之，甚者从之，坚者削之，客者除之，劳者温之，结者散之，留者攻之，燥者濡之，急者缓之，散者收之，损者温之……适事为故。”这是调节阴阳的具体措施。

2. 五行调节　中医注重五行生克的原理，注重五脏功能的调节。《素问·气交变大论》说：“胜复盛衰不能相多也，往来大小不能相过也，用之升降不能相无也，各从其动而复之耳。”《素问·五常政大论》云：“微者复微，甚者复甚，气之常也。”正因为如此，人体才能在局部出现不平衡的情况下，通过调节继续维持整体上的相对平衡。中医将五行学说运用于治疗，提出了五行相胜相生的多渠道调节机制。如肝郁生火，除直接疏肝气、养肝血、畅肝用外，还可根据病情依五行生克的原则，通过泻子虚母（清心火）、滋水涵木（养肾水）、培土侮木（健脾土）、宣肺抑肝（悲胜怒）等方法控制肝火。

3. 针灸、本草、方剂的应用　在针刺理法方面，《素问·阴阳应大论》说“故善用针者，从阴引阳，从阳引阴，以右治左，以左治右”，利用阴阳的相互作用关系，通过调节阴（或阳）而起到治疗阳（或阴）的效果，从而实现阴阳和平；《灵枢·九针十二原》说“凡用针者，虚者实之，满则泄之。宛陈则除之，邪胜则虚之”，通过针刺对气血补虚泻实使之恢复平衡。

在本草用药方面，《素问·汤液醪醴论》载，“黄帝问曰：为五谷汤液及醪醴奈何？岐伯对曰：必以稻米，炊之稻薪，稻米者完，稻薪者坚。帝曰：何以然？岐伯曰：此得天地之和，高下之宜，故能至完：伐取得时，故能至坚也”。清代医家徐大椿认为，“盖人者得天地之和气以生，其气血之性肖乎天地，故以物之偏性投之，而亦无不应也”（《神农本草经百种录·菖蒲》）。人得天地之和气以生，而本草万物则感天地之偏气以生。因此，当人体出现阴阳气血偏颇、经络脏腑虚实的病态时，可以用药性寒、温、凉、热、升、降、沉、浮之偏以纠人体之偏，同样体现了调阴阳致中和的思想。

在组方配伍方面，《素问·至真要大论》指出“主病之谓君，佐君之谓臣，应臣之谓使”。在具体用药组方上，为防止某些药性太过伤正，主张“平治于权衡”（《素问·汤液醪醴论》），应用反佐法以制约其太过。在用药剂量方面，强调“适中”，“补泻无过其度”（《灵枢·五禁》），“无使过之，伤其正也”（《素问·五常政大论》），无不体现了调和致中的思维特征。

四、变易思维方法与运用

变易思维是指在观察分析和处理问题时，注重事物的运动变化规律的思维方法。这种思维先把一切事物都看成是相互对立的两个方面的统一体，然后从既相互对立又相互依存、相互转化、相互包含且相辅相成的对立统一关系中揭示事物运动变化的根本原因。这种思维方式注重事物运动的变化，注重在两极对立中把握事物的辩证统一。

（一）关于人体气机运动的认识

中医学把人体生命运动看成是气升降出入过程，并把建立在此基础上的阴阳对立统一的动态平衡作为治疗的终极目标。人体的阴阳二气存在对立、转化、资生和制约的关系，始终处在彼此消长和不断运动变化状态；五行之中存在相生相克的关系，后生中有克、克中有生，构成一个能量交流、功能制约的藏象模型，亦即人体生命模型。

NOTE

1. 气的升降出入　中医气化理论认为，气具有运动的属性，生命的生成、发展、变更乃至消亡，无不根源于气的运动，而气运动的源泉在于气自身具有运动的能量。气的阴阳对立统一运动表现为上下、升降、出入、动静、聚散、清浊的相互运动。《素问·六微旨大论》所谓："气之升降，天地之更用也……升已而降，降者谓天；降已而升，升者谓地。天气下降，气流于地；地气上升，气腾于天。高下相召，升降相因，而变作矣。""出入废，则神机化灭；升降息，则气立孤危。故非出入，则无以生、长、壮、老、已；非升降，则无以生、长、化、收、藏。"

2. 阴阳的动静相召　《素问·天元纪大论》说："动静相召，上下相临，阴阳相错，而变由生也。"这是对阴阳二气运动更为深入的论述，认为气有阴阳，阴阳相错相临，交感激荡，动静相召，动亦含静，静即含动。阳主动，阴主静，阳动之中自有阴静之理，阴静之中已有阳动之根。所谓"一动一静，互为其根"，动静相互为用，促进了生命体的发生发展、运动变化。人体始终保持着动静和谐状态，维持着动静对立统一的整体性，从而保证了正常的生命活动。

3. 生命的变化周期　就整个生命过程来说，《黄帝内经》认为，人体生命是一个生长壮老已的运动变化过程，人的气血机能活动也经历着阶段性发展。《灵枢·天年》提出十年一周期说，《素问·上古天真论》提出女子七年、男子八年周期说。《灵枢·岁露》和《素问·八正神明论》讨论了一太阴月中人的生理机能的性变化规律，把生命节律、气机变化与年岁时日、天象更迭联系起来考察，为临床治疗把握时机提供了正确、珍贵的生理变化周期信息。

（二）关于疾病传变的认识

中医学对疾病的认识几乎处处体现了变易思维的指导，认为机体发生病变后，随即处不停顿的抵御修复变化之中，正邪交争，决定了疾病的转归。《黄帝内经》从人体各层次机能的紊乱失调以至于衰竭离决认识病机变化规律。

中医学认为，疾病是阴阳矛盾运动失去平衡协调、升降出入的逆乱反常的结果。在疾病过程中，阴阳之间出现了消长失衡的矛盾运动，表现出"胜则阳病，阳胜则阴病"；或阴不制阳，阳不制阴；或阴损及阳，阳损及阴；或"重阴阳，重阳必阴"（《素问·阴阳应象大论》）的病理转化。

从五行学说的角度而言，疾病的传变又有相生传变和相克传变两大类型。

相生关系的传变是指疾病顺着或逆着五行相生次序的传变，临床归纳为"母病及子"和"子病犯母"两种类型。其中"母病及子"隔一相生而传变，预后多属良好。《难经·五十三难》曰："间藏者，传其所生也。假令心病传脾，脾传肺，肺传肾，肾传肝，肝传心，是母子相传，竟而复始，如环之无端，故言生也。"

相克关系的传变是指疾病顺着或逆着五行相克次序的传变，临床归纳为"相乘"和"相侮"两种类型。其中"相乘"隔七相克而传变，预后多不良。《难经·五十三难》曰："七传者，传其所胜也……何以言之？假令心病传肺，肺传肝，肝传脾，脾传肾，肾传心，一脏不再伤，故言七传者死也。"

对于外感疾病的传变，《素问·缪刺论》说"夫邪之客于形也，必先舍于皮毛；留而不去，入舍于孙脉；留而不去，入舍于络脉；留而不去，入舍于经脉，内连五脏，散于肠胃，阴阳俱感，五脏乃伤。此邪之从皮毛而入，极于五脏之次也"，总结出由表入里、由浅入深的传变规律。《素问·热论》中进一步明确提出，外感疾病的发展过程一般要经历太阳、阳明、少阳、太阴、少阴、厥阴六个阶段的变化。张仲景的《伤寒论》在此基础上提出了以三阴三阳为核心的六经辨证理论，认为太阳病经证不解，病情就会渐次发展至太阳之腑，或入里化热成为阳明经证或腑证，或成为寒热往来的少阳证。若三阳病证仍不解，则病情进一步变化，渐次发生太阴、少阴、厥阴三阴病证。

（三）变易思维在治疗中应用

疾病及其证候的演变，常常受人体内外多种因素的影响而呈现出复杂多变的态势。因此，辨证治疗时必须考虑影响疾病变化、治疗效果的所有因素，如患者年龄、性别、家庭、职业、体质状况、情志爱好等的差异，患者所处的空间与时间环境，以及不同个体可能存在和主病相关的其他疾病与并发症等，因人、因时、因地制宜，灵活权变、顺变而动，以期药证相合，更好地取得疗效。

1. 顺应天时、地理之势

（1）顺应天时　包括顺应四时阴阳变化和昼夜阴阳变化。

“春夏则阳气多而阴气少，秋冬则阴气盛而阳气衰”（《素问·厥论》），影响于疾病常表现为春夏易于热化，秋冬易于寒化。因此治疗疾病时，春夏之令宜抑阳助阴，药宜寒凉，慎用温热；秋冬之时，助阳抑阴，药宜温热，慎施寒凉。

顺应昼夜阴阳消长治疗疾病，主要反映在服药时间的选择上。一般来说，上午阳气渐旺，因此凡治阳分、气分病变，具有温阳、益气、健脾等作用的方药宜清晨、上午服，可借助人体阳气欲盛之势，强化药物作用；黄昏时阴气渐生而盛，因此凡治阴分、血分病变，具有滋阴养血、滋补肝肾作用的方药宜黄昏、夜晚服，可顺应人体阴气欲盛之势，彰显药物疗效。

（2）顺应不同地理环境　地质、地形、气候、水土等不同，人们的生活条件、饮食构成、风俗习惯相异，从而造成不同地域人群体质和疾病的差异，因此治疗疾病当顺应地理差异之势。如我国西北地区，地势高而寒冷少雨，其病多燥寒，治宜辛润；东南地区，地势低而湿热多雨，其病多湿热，治宜清化。同为外感风寒证辛温解表，西北严寒地区药量宜重，且宜用麻、桂之属；东南温热地带，则药量宜轻，且多用荆、防之类。

2. 顺应人体脏腑喜恶、气机升降出入而变　苦欲喜恶是脏腑特性的反映，顺应脏腑特性，是治疗脏腑病证的重要环节。《素问·脏气法时论》对五脏苦欲之治设有专论，指出“肝欲散，急食辛以散之，用辛补之，酸泻之”；“心欲软，急食咸以软之，用咸补之，甘泻之”；“脾欲缓，急食甘以缓之，用苦泻之，甘补之”；“肺欲收，急食酸以收之，用酸补之，辛泻之”；“肾欲坚，急食苦以坚之，用苦补之，咸泻之”，其中所谓的“补”“泻”，即是就五脏本身喜恶而言，顺其性者为补，逆其性者为泻。

气是构成和维持人体生命活动的基本物质，升降出入是其运动的基本形式。就人的人体整体而言，气机的升降出入是保持相对平衡的，但人体每一个脏腑的气机却有琴同的活动倾向或趋势，如肺主宣降而宜乎降，脾升清则健，胃降浊则和，肝、胆升发阳气，心肾水升火降则阴阳交通，五脏主贮藏，六腑主降泻等。所以治疗不同脏腑病证时应顺其性而治之，如治疗肺病以宣散肺邪、降气宽胸，治脾病以益气升提，治胃病以通腑和胃，脏虚偏于静补，腑虚偏于通补等，如此才能顺应脏腑气机之势。

人体气机变化还受季节因素的影响，一般而言春升、夏浮、秋降、冬沉，这种四时气机的

NOTE

升降运动，不仅使人体生理产生相应变动，也会影响疾病病位之深浅及病势之逆陷，因此治病也应顺应四时气机升降之势。如李东垣说“凡治病服药，必知时禁。夫时禁者，必本四时升降之理，汗、下、吐、利之宜”（《脾胃论·用药宜禁论》），如吐法鼓舞胃气上逆，以鼓涌邪气自上而出，其势上行，故一般春夏无忌，而秋冬则不宜；汗法透邪，药势上行外散，宜用于春夏气升之时，而于秋冬气机降沉，尤其冬月闭藏之令，则宜慎用；下法功在推荡邪气自下而出，药势趋下，不利于人体气机之升浮，故春夏不宜。

3. 顺应病者的体质、情绪而治　中医治疗疾病以辨证论治为特点，体质是形成病证的内在基础，影响着个体对某种致病因素的易感性，产生病变类型和传变的倾向性，以及治疗反应的差异性，证是各种致病因素作用于体质以后形成的临床类型。体质受年龄、性别、生活条件等因素影响，所谓因人制宜，其核心是顺应患者体质的治疗。如叶天士在《外感温热篇》中指出：“吾吴湿邪害人最广，如面色白者，须要顾其阳气，湿胜则阳微也。法应清凉，然则十分之六七，即不可过于寒凉，恐成功反弃，何以故也？湿热一去，阳亦衰微也。面色苍者，须要顾其津液，清凉到十分之六七，往往热减身寒者，不可就云虚寒而投补剂，恐炉烟虽熄，灰中有火也。须细察精详，方少少与之，慎不可直率而往也。”

病者情绪变化与疾病息息相关。不良情绪的产生缘于客观事物不能满足人的需要。因此，为了使患者保持愉快的心境，以利于疾病的康复，医生在临证时应在合理的范围内，尽可能顺从满足患者的需要。《素问·移精变气论》指出，“闭户塞牖，系之病者，数问其情，以从其意”，强调医生在治疗上要“顺其志”“便病人”。《石室秘录·治法》中亦云“医者，意也。因病人之意而用之，一法也；因病症之意而用之，又一法也；因药味之意而用之，又一法也”，指出医生治病既要着眼于疾病的证候表现，更要注意患者的性情好恶和精神状态，即使遣方用药也应照顾到患者的心理特点。

4. 未病防病，既病防变　《素问·四气调神大论》云“圣人不治已病治未病，不治已乱治未乱”，强调未病之前，应重视预防。《素问·阴阳应象大论》云“故善治者治皮毛，其次治肌肤，其次治筋脉，其次治六腑，其次治五脏。治五脏者，半死半生也”，认为有病早治可以降低病害，提高治愈率。《灵枢·逆顺》云：“上工刺其未生者也，其次刺其未盛者也。下工刺其方袭者也，与其形盛者也，与其病之与脉相逆者也。故曰上工治未病，不治已病。”《金匮要略·脏腑经络先后病脉证》云“夫治未病者，见肝之病，知肝传脾，当先实脾，四季脾旺不受邪，即无补之。中工不晓相传，见肝之病，不解实脾，惟治肝也”，主张已病之后，当谨防疾病的传变、恶化，应及时截断疾病向相关脏腑传变的趋势，扭转疾病蔓延发展的势态。未病防病、有病早治、已病防变的思想，是着眼于疾病发展演变而提出的治疗原则，也是变易思维在中医学领域的运用。

第三节　中医哲学思维的特征

中医思维方式以经验思维为基础，以象数思维为主导，以整体思维、变易思维、中和思维为核心，具有经验性、整体性、辩证性、直观性等一系列特征，固然有其优势和特色，这是中医之所以能够长久不衰的原因。但中医思维方式也有其保守、机械、对事物本质探求不够、缺

NOTE

乏事物定量分析等诸方面的不足，需要在实验、实践中进一步验证、完善和发展。中医思维中的这种优势与不足同时互存的现象，可以表述为经验思维重于理论思维、形象思维重于抽象思维、整体思维重于分析思维、关系思维重于实体思维、直觉思维重于逻辑思维。中医思维方式的这些特点，通过与西医思维方式的比较显得更为明显。

一、形象思维重于抽象思维

以比类取象为基础的中医象数思维，通过发现事物之间的相似性，以人为中心，在人与自然、人与社会、人自身的各组成部分之间建立起广泛的联系，建立起众多的象数模型，这种思维方式将人的生命状态放在自然和社会环境中加以考察，强调从人与自然、人与社会、人自身各部分之间整体关系上去理解生命运动、疾病的发生、疾病诊断和治疗，使中医学具有无比开阔的视野，有助于充分认识和挖掘事物之间的各种有机联系，有助于保存认识对象信息的丰富性、完整性。这与西方医学相比具有一定的优势，蕴含和孕育着自然医学、环境医学、社会医学、心理医学、精神医学等众多的现代医学的萌芽，代表着未来医学科学的发展方向。但传统思想文化影响下的中医象数思维也有其不足。

象数思维及其影响下产生的阴阳、五行、八卦等模型，在对事物进行分类、类比时往往只注意事物之间可以感知的表象，并以此表象作为现象与事物分类的依据。然而，这种分类的思路，常常从其可以感知的表象出发，进而产生相当广泛的联想，从而导致对事物的分类不像现代意义上的门类种属那样有分类学上的依据。象数思维在自然、社会和人类之间进行广泛地类比，但这些众多的类比之中有一些是有可比性的、是真实的、是科学的，而有很多则有一定的主观比附色彩。由于象数思维的类比取象注重事物之间表象的相似，而不注重在事物表面之象的基础上通过“抽象”发现其本质上的联系，因而也不能全面、深入、精确地研究和揭示构成人体生命的基本物质、人体形态学的构成、中药的实有成分等。同一物象、象喻可以对应着众多不同的意义，而同一意义又可以通过不同的物象、象喻来表示，这固然给医者的想象、领悟留下很大的空间，有助于医者想象力和创造力的发挥，但也使物象、象喻的意义变得具有模糊性、不确定性。

恩格斯曾说：“依靠经验性自然科学本身所提供的材料，可以对作为连贯性整体看的自然界总情景给一个颇有系统的说明。对自然界总情景给一个这样的说明，在从前是所谓自然哲学的任务，而自然哲学所能用以执行这个任务的唯一的办法就是拿理想的、幻想的联系来代替它还不知道的真实的现象联系，拿虚构来代替缺乏的事实，单只在想象中把真实的缺陷填补起来。这样做时，自然哲学吐露了好多天才的思想和猜到了好多后来的发现，但也有过不少的废话和胡说。这在当时也不能不如此。”对于中医象数思维中这种优势与不足同时互存的现象也当作如是观，给予历史、客观、公正地看待与评价。

二、整体思维重于分析思维

中医整体思维不仅把人体生命作为一个整体来认识，运用阴阳五行理论，总结宇宙规律，模拟生命现象，建立系统整体普遍适用的一般结构模型，而且揭示了联系和运动的不可分性，把生命、健康和疾病作为一个动态的过程来理解，重视人体整体、功能、运动的特点，既考虑到了自然、社会环境中不同因素对机体产生的不同反应，又考虑了同一自然环境中不同机体的

NOTE

不同反应，因而能够很好地处理类别和个体、共性和个性、常时和瞬时的关系，因时制宜、因地制宜、因人制宜，顺应人体气机与天地日月相应之势，顺应人身正气抗邪之势，顺应脏腑、体质好恶之势，辨证地诊断治疗疾病，在探索认识生命这一复杂的运动形态方面，具有超前的科学性、先进性、实用性。

人是一个异常复杂的生命体，是一个非线性的自组织结构，仅用有限的几个固定功能模型去描述是简单粗略的。同时，这样的模型虽然能够在一定范围和一定程度上反映事物运动的某些规律，但往往更强调事物的变化是一个循环反复的过程，把事物运动的周期性看作原封不动的封闭圆圈，带有循环论的倾向。

正如爱丁顿所说："科学需要予以注意的任何事物，都是用对客体的微观解剖来发现的。"近代科学的发展靠的是分析，分析也是西医学的优势所在。分析既是明确认识统一体的各部分、要素的本质和属性的必然方法，也是再度辩证综合认识该统一体的必需前提。中医思维方式虽然勾画出了人体生命运动的画面，但缺乏对微观的分析，借用现代科学技术和研究成果，实现中医学整体、宏观把握与局部、微观分析的有机结合，将是中医趋向完善的不二法门。

三、关系思维重于实体思维

在象数思维、整体思维、中和思维指导下，中医通过各种模型在人与自然、社会之间，在人体的器官各部分之间建立起广泛地联系。就人体与外部的联系看，它把人体与天时、气候、区域、人际、知识、运动、食物、药物等联结在一起，构成了人体外界的多层次系统结构。就人体自身内部关系看，它把精、气、神、藏象、经络、五志、五神、五液、气血营卫、三焦九窍等联结在一起，构成人体内部的系统结构。这样内外相互联系、相互制约，使人体这个小宇宙与大宇宙融为一个整体。医家在诊病时，根据精、气、神的多种表现，结合时间、空间、体质、病史进行阴阳、表里、寒热、虚实之八纲分析，恰切地诊断出病证。在治疗时要根据时间的不同、年龄的不同、脏腑虚实的不同，采取不同的方案。处方用药时，考虑到脏腑功能、老少盛衰、时空条件、贵贱之别，决定药物君、臣、佐、使的配伍。这无疑是这种思维的优势所在。

但象数思维、整体思维、中和思维在重视关系功能时，却受"重道轻器""身体发肤，受之父母，不敢毁伤"等传统思想的影响和局限，轻视和忽略了对具体的物质实体的分析。

如在病因的认识上，中医采取辨证求因的认识方式，以病证的临床表现及病变规律推求病因。如六淫病因，主要不是物质性实体而是功能性概念。脏腑概念虽然也包括一些实物功能，但主要属性是指动态功能。由于缺乏严密的解剖学实验，囿于"重功能，轻形质"的气化图，使脏这一概念最初的内涵已经发生了由实质器官到功能系统组合的转移，外延扩大化。对于机体的各组成部分，并不探求它组成的物质实体，而着重探讨它在机体中的作用和行为方式；不是从解剖学的脏腑实质器官出发研究各自的功能，而是把显露于外的功能现象当作研究的基础，根据整体体表各种功能现象之间的联系确定脏腑概念和脏腑之间的联系。

对于中医思维中的这种重关系而轻实体的倾向，李约瑟博士在《中国科学技术史》第 2 卷中指出："西方人的头脑问它本质上是什么？而中国人的头脑则问它在其开始、活动和终结的各阶段与其他事物的关系是怎样的，我们应该怎样对它做出反应？"

NOTE

在中国传统文化及中医这种重关系而轻实体倾向的影响下，后世多数医家不再去探求物质形体的构造与具体特性，从而阻碍了中医向微观、实体层面的发展。

四、直觉思维重于逻辑思维

中国汉字象形、图画性的特点，从一开始就决定了中国人的思维具有很强的直观性、直觉性。中医的思维方式的个人意会性、直觉性的特色。

1. 与中医的本质相符　就思维者个人而言，直觉思维方式达到了思维的极致状态，是思维的一种最高境界。这种思维方式与中医学的本质和特点相符，或者说可以真正地反映和体现出中医学的本质和特点。

2. 有利于正确诊治疾病　一旦进入到虚心静神、全心贯注的状态，能够调动思维者潜意识，真正消除主体思维与客观对象二元对立的关系，进入“天地与我并生，而万物与我为一”（《庄子・齐物论》）、物我两忘、天人合一、表象与本质统一的状态，从而提高大脑的感受能和思维能力，敏锐地感知和把握到人体生命每时每刻的细微运动变化，做出经验思维、抽象思维、逻辑思维等思维状态下一时难以做出的正确结论和判断。

3. 有益于养生　意会、直觉思维中需要虚心静气，全神贯注，排除外物的干扰，而虚心静气、全神贯注本身就是一种有益的养生方法，有利于抗病能力的增强、寿命的延长和疾病的康复。

但这种思维也有其不足和运用上的局限。在这种思维方式作用下，中医著作中往往只直接给出结论，而缺少或隐去了逻辑论证和理论解释环节。如五脏与五腑、五体之间究竟有什么内在的生理机制关系，并没有从具体的逻辑论证上得以解释和揭示。直觉思维的结果往往难以用语言表达，难以用文字记录，难以重复、传授，具有极强的个人经验性、不可重复性、不可传授性。直觉、意会的思维方式要求思维者虚心静神、全心贯注、机智聪明、反应敏锐等，对学医、业医者提出了高标准、严要求，适用范围比较狭窄，只有少数的医者才能达到这样的境界，因而也在一定程度上阻碍了中医学的发展。

第四节　中医哲学思维能力的培养

中医哲学思维方式受中国思维方式影响，是与传统中医学的发展同步发展起来的思维方式，其中优势与不足共存。在现代科学文化环境中，要使传统中医学进一步发扬光大，必须扬其长补其短，培养良好的中医思维能力，必须从几方面做起。

一、培养传统文化素养

培养传统文化素养，是指中医从业者要具备一定的中国古代哲学、科学、文学、史学等方面的知识和修养。

中医学是中国传统文化的组成部分，植根于中国传统文化，在其发生发展过程中时刻受中国传统思想文化的影响，中医思维方式尤其如此。中国传统文化为中医思维提供了丰富的文化资源，犹如肥沃的土壤滋养着中医思维活动。古代医家在认识和解决医学问题的实践中，不断地从传统文化的土壤中汲取营养，使中医思维始终保持着活力。

NOTE

在古代，中国社会的文化环境与传统中医学呈现出同构互动的良性互动关系，这样的文化环境有利于学习中医学，也有利于中医学及时吸收当代其他学科的知识营养。所谓的“秀才学医，笼中抓鸡”说的就是这个意思。但是近代以来，随着西学东渐，西方文化涌入中国，中医所处的社会文化环境发生了质的变化，传统中医面临严峻挑战，这首先是思维方式上的挑战。

在接受西方文化的过程中，人们逐渐地习惯主客二分和逻辑分析的思维方式。这种与中医思维存在着根本差异的思维方式，在很大程度上干扰对传统中医知识的学习。因此，在现今社会，继承和发展中医，很重要的是要为自己在一定程度一上重新打造和中医同构的一种知识结构，培养传统文化的素养。如果没有深厚的传统文化底蕴，很容易混淆两种文化形态，不利于按中医的思维规律诊治疾病。

欲继承中医学，必须熟悉和了解中国传统文化，进入中国传统文化的氛围，自觉地培养符合中医特点的中医思维方式。否则不可能把握中医学的内涵，难以学到中医学的真谛。

二、阅读中医经典原著

中医学是一门博大精深的学科，现存古典医籍达数万种，现代中医著作更是层出不穷，数不胜数。要想打下扎实的中医理论基础，首先应该深入、系统学好中医经典原著，然后要有计划、有重点、有目的地阅读其他古典医籍原著，逐步积累专业知识，夯实中医理论基础，这是提高中医思维能力的重要环节。

近代中医教育家张山雷曾为弟子们开列了应读的古典医籍书目，分主用书、采用书、参考书三类。其中主用书凡 37 种，包括《黄帝内经》《难经》《伤寒论》《金匮要略》等，谓“此类之书，皆医家必需知识，譬如布帛、菽粟之不可一日而缺”；采用书凡 49 种，包括《类经》《备急千金要方》《河间六书》《温病条辨》等，谓“此类之书，多深切著名，风行宇宙之名作，亦皆学者必备之书，必由之道”；参考书凡 22 种，包括《外台秘要》《圣济总录》《证治准绳》《本草纲目》《医宗金鉴》等，谓“此类之书，多鸿篇巨制，洋洋大观……然皆考订详明，博而不杂，且其所录古书，今多遗失，其全已不可复见，得于此中，稍识古人涯略，抱残守缺，存什一于千百，其功尤大”。

三、总结临床实践经验

中医学是融科学、经验与技艺为一体的学科。在从事医疗活动时，要求思维敏捷，机圆法活，娴熟地运用各种诊疗技术。因此，在夯实中医理论基础的同时，积累、总结临证经验尤为重要。

因此，学习中医，要多临证、早临证、反复临证，尤其是要注意总结临证经验。通过读书－临证－再读书－再临证，认识－实践－再认识－再实践这种循环往复的过程，不断进入到更高一级的境界，使中医思维能力在实践中得到不断升华，是中医成才的必经之路。

关于临证学习，目前最好的途径就是学生跟师傅的形式。在跟师过程中，更重要的是学习名医的思维方式与思维技巧，通过师傅的点拨，使得所学的书本知识与临床实践融会贯通。

在临证的同时，还可以通过学习名家医案来总结诊疗经验，勤求古训，博采众方。通过学习名家医案，可以明白古代医家是怎样思考的，是怎样在思维过程中形成理论的，怎样认识疾病和构思治法方药的。我们就可以逐步掌握中医学的思维规律，弄清中医名家的思维技巧，从而真正把握中医学的精髓，真正把握古代医家认识和解决问题的本领，为学好中医提供思维经验，正如近代国学大师章太炎所说：“中医之成绩，医案最著。欲求前人之经验心得，医案最有线索可寻，寻此钻研，事半功倍。”

四、发展丰富的想象力

爱因斯坦说过，想象力是科学研究中的实在因素。列宁认为，最严密的数学也离不开想象。

中医思维比其他学科中的思维活动更需要想象力，它是中医思维中的首要实在因素。如经络学说的形成，纯粹是发挥想象力的思维产物。因为在当时的医疗条件下，古代医家不可能测试到经络实体，也不可能观察到气血运行的情景，因而完全是在长期的实践中，根据针灸、按摩、气功和药物治疗的反应，想象气血在体内运行的路线。因此，要理解、运用经络学说，也离不开想象力，离不开思维中想象能力的训练。

1. 积累知识是发展想象力的基础　没有一定的知识，或知识贫乏，是不能发挥出良好的想象力，因为想象力是在一定知识基础上的认识活动。知识基础包括专业知识和非专业的多学科知识。思维能力的发挥对知识的基本要求是专业知识要精深，理论知识要系统，必要知识应充分，所掌握的各类知识应有机结合，有主有从，有专有博，运用知识时应及时准确地提取。一般说来，医生的知识越丰富，想象的潜力就越大，想象驰骋的面就越广，想象的内容就越丰富。

2. 中医临床实践经验是发展想象力的客观基础　从历代医案记载可以看出，凡是临床经验丰富的医生，他们的想象力也比较丰富，医案的记载总是深入浅出，说理充分；同时，应注意经常内省自我想象力发挥的方法与效率，总结想象的经验教训；另外，还应注意利用与患者交谈的机会，努力深入浅出地描述清楚患病的病因、病机、治疗和预防措施等，这是培养想象力的极好途径。

3. 注意观察事物形象，丰富记忆表象　想象的基本要素是借助客观事物的形象。因为自然、社会事物中的许多形象与认识中的事物有着某些相似或相关的联系，因此应当经常有意地观察周围事物，如自然现象中的大海波涛、云腾雨降、鱼游戏波等；社会事物中的人际交流、生产劳动、饮食生活等。古代医家正是通过对周围事物的仔细观察，发挥丰富的想象力，把握了事物的普遍联系，使整体观念成为中医理论的一大特色。如果能在学习中医知识时，注意发挥想象力，依据书中内容的描述，经过再造想象，在大脑中形成记忆对象的形象，既便于记忆，又容易记牢。

4. 丰富人文素养，培养想象素质　古代医家想象力丰富的一个重要原因，是他们一般都与中国古代文学艺术结下了不解之缘。丰富的文学艺术作品阅读，是他们培养想象力的一个有效途径。培养思维中的想象力，一方面可阅读一些中国古代文学作品，增强人文素养；另一方面，还应参加现代文化生活实践，以便培养想象素质和想象力。

5. 保持乐观向上情绪　想象活动一般是在乐观情绪中进行的，乐观情绪的良好程度与想象力的发挥程度成正比。医生应注意保持乐观向上的情绪，这对于发展中医思维想象力是不可缺少的。

主要参考书目

[1] 冯友兰．中国哲学史．上海：华东师范大学出版社，2000.
[2] 牟宗三．中国哲学十九讲．上海：上海古籍出版社，1997.
[3] 张岱年．中国哲学大纲．北京：中国社会科学出版社，1982.
[4] 任继愈．中国哲学史．北京：人民出版社，1963.
[5] 李泽厚．中国古代思想史论．北京：人民出版社，1986.
[6] 葛兆光．中国思想史．上海：复旦大学出版社，2001.
[7] 朱伯崑．易学哲学史．北京：华夏出版社，1995.
[8] 张其成．易道主干．北京：中国书店，1999.
[9] 张其成．易学与中医．北京：中国书店，1999.
[10] [法] 列维·布留尔．原始思维．北京：商务印书馆，1985.
[11] 刘长林．内经的哲学和中医学的方法．北京：科学出版社，1982.
[12] 张其成．中医哲学基础．北京：中国中医药出版社，2002.
[13] 程雅君．中医哲学史．成都：巴蜀书社，2009.
[14] 马伯英．中国医学文化史．上海：上海人民出版社，2010.
[15] 祝世讷．中医方法论研究．济南：山东科技出版社，1985.
[16] 邢玉瑞．中医思维方法．北京：人民卫生出版社，2010.
[17] 李约瑟．中国科学技术史．北京：科学出版社，1990.

NOTE